# Psychische Störungen verstehen

Elisabeth Wagner

# Psychische Störungen verstehen

Orientierungshilfe für Angehörige

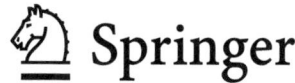

Elisabeth Wagner
Baden, Österreich

ISBN 978-3-662-63155-3   ISBN 978-3-662-63156-0  (eBook)
https://doi.org/10.1007/978-3-662-63156-0

Die Deutsche Nationalbibliothek verzeichnet diese Publikation in der Deutschen Nationalbibliografie; detaillierte bibliografische Daten sind im Internet über http://dnb.d-nb.de abrufbar.

© Der/die Herausgeber bzw. der/die Autor(en), exklusiv lizenziert durch Springer-Verlag GmbH, DE, ein Teil von Springer Nature 2021
Das Werk einschließlich aller seiner Teile ist urheberrechtlich geschützt. Jede Verwertung, die nicht ausdrücklich vom Urheberrechtsgesetz zugelassen ist, bedarf der vorherigen Zustimmung der Verlage. Das gilt insbesondere für Vervielfältigungen, Bearbeitungen, Übersetzungen, Mikroverfilmungen und die Einspeicherung und Verarbeitung in elektronischen Systemen.
Die Wiedergabe von allgemein beschreibenden Bezeichnungen, Marken, Unternehmensnamen etc. in diesem Werk bedeutet nicht, dass diese frei durch jedermann benutzt werden dürfen. Die Berechtigung zur Benutzung unterliegt, auch ohne gesonderten Hinweis hierzu, den Regeln des Markenrechts. Die Rechte des jeweiligen Zeicheninhabers sind zu beachten.
Der Verlag, die Autoren und die Herausgeber gehen davon aus, dass die Angaben und Informationen in diesem Werk zum Zeitpunkt der Veröffentlichung vollständig und korrekt sind. Weder der Verlag, noch die Autoren oder die Herausgeber übernehmen, ausdrücklich oder implizit, Gewähr für den Inhalt des Werkes, etwaige Fehler oder Äußerungen. Der Verlag bleibt im Hinblick auf geografische Zuordnungen und Gebietsbezeichnungen in veröffentlichten Karten und Institutionsadressen neutral.

(c) ia_64 / stock.adobe.com

Springer ist ein Imprint der eingetragenen Gesellschaft Springer-Verlag GmbH, DE und ist ein Teil von Springer Nature.
Die Anschrift der Gesellschaft ist: Heidelberger Platz 3, 14197 Berlin, Germany

# Vorwort

Mehr als ein Viertel der erwachsenen Bevölkerung in Deutschland ist jedes Jahr von einer psychischen Erkrankung betroffen. Daher ist davon auszugehen, dass es jeder Mensch in seinem nahen Umfeld zumindest mit einem oder einer psychisch Kranken zu tun hat. Viele fragen sich: Wie kann ich diese Krankheit oder Störung verstehen? Was ist die Ursache? Wie ist die Prognose? Wie soll ich mit dem oder der Betroffenen umgehen? Wie kann ich helfen? Wer kann helfen? Worin unterscheiden sich die Tätigkeiten der Fachleute aus den Disziplinen Psychiatrie, Psychologie und Psychotherapie? Wann sind Psychopharmaka nötig und sind sie wirklich gefährlich? Wann braucht man professionelle Hilfe und wann kann man auch einfach abwarten, bis sich die Symptome von alleine zurückbilden, bis Menschen einfach wieder „ins Lot" kommen?

In einer digitalisierten Welt gibt es keinen Mangel an verfügbaren Informationen. Von subjektiven Erfahrungsberichten bis zu wissenschaftlichen Studien ist alles im Netz zu finden, auf unzähligen Homepages findet sich mehr oder weniger gut aufbereitetes Fachwissen. Der Buchhandel bietet Ratgeber zu allen erdenklichen Störungen, in den Medien werden psychische Krankheiten so offen wie nie zuvor dargestellt. Seit 2020 werden darüber hinaus auch die psychischen Auswirkungen der COVID-19 Pandemie allerorts diskutiert. Der Überfluss an Informationen macht allerdings eine angemessen differenzierte Meinungsbildung keineswegs leichter, da die Darstellungen sehr widersprüchlich sind. Das Erkennen nützlichen und fundierten Wissens ist schwieriger als je zuvor.

Was dürfen Sie sich, geschätzte Leserin, lieber Leser, nun von diesem Buch erwarten? Leider keine einfachen Antworten auf schwierige Fragen. Einstein soll einmal gesagt haben: „Man muss die Dinge so einfach wie möglich machen. Aber nicht einfacher." Wahrscheinlich hat er dabei nicht an psychische Störungen gedacht, dennoch gilt auch hier: Die Diagnostik von psychischen Störungen und die Frage nach angemessener Behandlung sind komplexe Themen, die nicht unabhängig von gesellschaftlichen Diskursen und soziokulturellen Gegebenheiten zu diskutieren sind. Die grundlegenden Fragen sind oft nicht eindeutig zu beantworten: Wer bestimmt, was psychisch krank ist? Wie verlässlich sind psychiatrische Diagnosen? Was erklären wir mit den Begriffen Persönlichkeit oder Charakter und wo genau beginnt die psychische Störung? Sind psychische Störungen mehr durch die Genetik, durch frühe familiäre Beziehungserfahrungen oder durch aktuelle Belastungen zu erklären?

Dieses Buch soll Menschen, die in ihrem Umfeld mit psychischen Störungen konfrontiert sind, eine Orientierung geben. Es soll Angehörigen dabei helfen, psychische Störungen besser zu verstehen. Dafür werden die wichtigsten Krankheitsbilder beschrieben, das Wissen um die Entstehungsbedingungen wird in verständlicher Art dargestellt. Es informiert über adäquate Behandlungsangebote und vermittelt einen Überblick über die Zuständigkeit der verschiedenen Professionen. Mit welchen Beschwerden ist man bei wem am besten aufgehoben? Das Buch rührt weder die Werbetrommel für die Psycho-Professionen, noch betreibt es Psychiatrie-Bashing. Es bietet einen Überblick über die im deutschen Sprachraum gut ausdifferenzierte Versorgungslandschaft, thematisiert aber auch problematische Entwicklungen im Bereich Psychiatrie und Psychotherapie. Ziel dieses Buches ist die Unterstützung bei einer kritisch-selbstbewussten, nicht „gläubigen" Kooperation mit den Behandelnden. Dabei werden konsequent die Bedürfnisse und Fragen der Angehörigen in den Mittelpunkt gestellt.

Das vorliegende Buch ist das Ergebnis eines langen Entwicklungsprozesses – seit fast dreißig Jahren beschäftigt mich die Frage, wie man psychische Störungen verstehen und angemessen behandeln kann. Zuerst in meiner Ausbildung zur Fachärztin für Psychiatrie an der Universitätsklinik für Psychiatrie in Wien und zur systemischen Familientherapeutin, später als niedergelassene Fachärztin und Psychotherapeutin, in den letzten fünfzehn Jahren auch als Ausbildnerin für Systemische Therapie. Als Psychiaterin und Familientherapeutin war es für mich immer naheliegend, die Angehörigen in die Behandlung miteinzubeziehen. Je nach Störungsbild und Beziehungskonstellation waren sie teilweise Auftraggebende der Behandlung (z. B. die Ehefrau, die ihren depressiven und trinkenden Mann in Behandlung schickt), teilweise Mitbehandelnde (z. B. die Mutter eines schulpflichtigen Mädchens mit Schulangst), teilweise Mitbehandelte (z. B. der alleinerziehende Vater eines Jugendlichen mit einem problematischen Drogenkonsum) – in jedem Fall aber waren Angehörige geschätzte Gäste im Behandlungssetting, die eine berücksichtigungswürdige Außenperspektive auf das subjektive Leiden der Betroffenen beisteuern konnten. Von ihnen lernte ich im Laufe der Jahre viel darüber, wie sich psychische Störungen auf nahe Beziehungen auswirken und gemeinsam entwickelten wir Ideen, wie sie als wichtige Bezugspersonen der Betroffenen günstig auf den Verlauf Einfluss nehmen können oder aber, wenn sie das nicht können, wie sie die negativen Auswirkungen der psychischen Störung auf ihr Leben geringhalten können. All diese Erfahrungen fließen in dieses Buch ein.

Ein Ratgeber im klassischen Sinn ist es dennoch nicht. Nach fünfundzwanzigjähriger Berufserfahrung als Psychiaterin und Psychotherapeutin weiß ich, wie viel ich über einen konkreten Fall wissen muss, wieviel ich fragen muss, um individuell passend beraten zu können. Es gibt keine allgemeingültigen Ratschläge: Mehr Rücksicht nehmen oder weniger, mehr entlasten und schonen oder mehr fordern, über die Beeinträchtigungen wortlos hinwegschauen oder explizit darauf ansprechen – alles kann gleichermaßen richtig aber auch falsch sein – in Abhängigkeit von der Art der Störung, dem Verlauf und der aktuellen Beziehungssituation. Wenig überraschend wird der Mutter einer magersüchtigen Jugendlichen etwas anderes empfohlen werden als der Verlobten eines Kokainabhängigen, der Tochter eines schizophrenen Vaters oder der Arbeitskollegin einer Mitarbeiterin, die von einem Burnout betroffen ist.

Jedem professionellen Rat für Angehörige geht ein ausführliches Gespräch voraus, in dem ich mich nicht nur für das Krankheitsbild der Betroffenen, sondern vor allem für die Art der Beziehung und die Wünsche und Ängste der Angehörigen interessiere. Erst wenn ich mich auf diese Art kundig gemacht habe, kann ich gemeinsam mit den Ratsuchenden erarbeiten, wie sie die Situation konstruktiv bewältigen können. Ratgeben ohne konkretes Wissen um die individuelle Situation ist unprofessionell. Orientierung geben ist allerdings möglich – und nötig. Dazu möchte ich mit diesem Buch beitragen.

Angehörige und andere enge Bezugspersonen sind Teil der Lebenswelt der Betroffenen, ihre Reaktionen auf deren Symptome und Beschwerden haben unmittelbare Auswirkungen auf den weiteren Verlauf. Je besser Angehörige über das Wesen der einzelnen psychischen Störungen und ihre aufrechterhaltenden Bedingungen informiert sind, desto eher werden sie in ihrer konkreten Situation abschätzen können, wie sie sich dazu positionieren und auch, wann und zu welchen Fragen sie die Unterstützung einer professionellen Begleitung benötigen.

Meine Erfahrung in der Begleitung oder Beratung von Angehörigen hat mir gezeigt, wie schädlich manche Überzeugungen sein können: Wenn reflexartig nach einem Schuldigen in der Familie gesucht wird oder die gesellschaftlichen Verhältnisse verantwortlich gemacht werden, kann dies eine konstruktive Auseinandersetzung mit den Symptomen und Auswirkungen der psychischen Störung ebenso erschweren, wie wenn die psychische Störung ausschließlich auf eine biochemische Störung des Gehirns zurückgeführt wird. Das vorliegende Buch gibt daher keine einfachen Antworten, sondern soll dazu ermutigen, ein individuell angemessenes Verständnis der Situation zu entwickeln. Es stellt nützliches Wissen zur Verfügung und bietet viele Überlegungen und Erfahrungen, die in der persönlichen Auseinandersetzung mit den Betroffenen hilfreich sein können. Es soll Ihnen, liebe Leserin, lieber Leser, dabei helfen, Ihren individuell passenden Umgang mit den auftretenden Problemen zu finden und abzuschätzen, wann Sie zusätzliche Unterstützung durch Beratung oder Therapie brauchen. Vor allem soll es Ihnen dabei helfen, gut mit Ihrem betroffenen Gegenüber ins Gespräch zu kommen, es soll Ihre Sorgen, etwas falsch zu machen, reduzieren und Sie dabei unterstützen, eine hilfreiche Haltung gegenüber der erkrankten Person einzunehmen und dabei nicht sich selbst zu vergessen.

# Danksagung

Mein besonderer Dank gilt nicht nur den Angehörigen, mit denen ich gearbeitet habe, sondern auch den Expert:innen der Angehörigenarbeit vom Verein HPE (Hilfe für Angehörige psychisch Erkrankter), allen voran Irene Burdich, Monika Stockinger und Edwin Ladinser, die das Manuskript gelesen haben und durch ihre Hinweise viel dazu beigetragen haben, dass dieses Buch hilfreiche Orientierung für Angehörige bietet. Weitere wichtige Anregungen verdanke ich Elli Schlintl, Cathrin Kahlweit, Ines Pedoth, Sigrid Binnenstein, Lisbeth Lenzinger, Christoph Eckert, Vera Praschek, Walburga Fröhlich, Ursula Goedl-Fleischhacker und meinem Mann, Michael Meyer, der bei diesem Buch mehr als bei allen früheren in die Entstehung eingebunden war. Bei der angemessenen Beschreibung der Gegebenheiten in Deutschland und der Schweiz halfen mir Bernhard Strauß und Sebastian Baumann bzw. Martin Rufer und Helene Haker Rössler. Ganz besonders möchte ich mich auch bei Monika Radecki vom Springer Verlag bedanken, die mich dazu ermutigt hat, dieses Buch zu schreiben. Ohne sie hätte ich den Übergang von der Fachbuch- zur Sachbuchautorin nicht geschafft.

Bei einem Buch, das voraussichtlich hauptsächlich von Frauen gelesen wird und in einem professionellen Umfeld, das von Frauen dominiert wird, schien mir die Nutzung des generischen Maskulinums nicht akzeptabel. Solange Frauen den Großteil der Beziehungs- und Betreuungsarbeit leisten – laut einer Umfrage des europäischen Dachverbandes aller Angehörigenverbände (EUFAMI) sollen es 80 % sein – können sie in Sachbüchern nicht einfach bei der männlichen Form „mitgemeint" sein. Um den Lesefluss nicht zu stören, wird daher im Singular meist abwechselnd die männliche und die weibliche Form verwendet. Nur bei Krankheitsbildern oder Themen, die vor allem ein Geschlecht betreffen, wird von dieser Regel abgewichen.

# Inhaltsverzeichnis

1   **Warum gibt es so viel Verwirrung in der Psycho-Landschaft?**    1

2   **Verbreitung psychischer Störungen: Leben wir in einer Gesellschaft psychisch Kranker?** .......................... 5
  - 2.1   Wie werden die Daten über die Verbreitung psychischer Störungen erhoben? ...................... 7
  - 2.2   Wie lässt sich die Zunahme psychischer Störungen in den administrativen Daten interpretieren? ............. 7
  - 2.3   Die Auswirkungen der COVID-19 Pandemie auf die Prävalenz psychischer Störungen...................... 8
  - 2.4   Über den Zusammenhang von Depression und Arbeitswelt ................................. 9
  - 2.5   Die Ausweitung der Diagnosekriterien für psychische Störungen....................................... 10
  - 2.6   Pathologisierung und Medikalisierung menschlicher Leidenszustände .................................. 11
  - 2.7   Wie sollten Angehörige mit dem Verdacht einer psychischen Störung umgehen? ................... 12
  - Literatur ............................................. 13

3   **Was ist eine psychische Störung? Wie werden psychische Störungen diagnostiziert?** ................................ 15
  - 3.1   Der Krankheitsbegriff in der Psychiatrie ................. 16
  - 3.2   Die psychiatrische Untersuchung ...................... 19

3.3 Die Klassifikation psychischer Störungen im DSM 5 und ICD-10 .................. 22
3.4 Die Rolle der Angehörigen bei der Erstellung der psychiatrischen Diagnose .................. 26
Literatur .................. 28

**4 Was wissen wir über die Ursachen psychischer Störungen?** .................. 29
4.1 Psychische Aktivität ist neuronale Aktivität – was heißt das für die Erklärung psychischer Störungen? .................. 30
4.2 Die Plastizität des Gehirns – Erfahrungen hinterlassen Spuren .................. 32
4.3 Machen Kränkungen krank? .................. 35
4.4 Wie belastungsabhängig sind psychische Störungen? .................. 37
4.5 Wie sinnvoll ist es, über die „Ursachen" psychischer Störungen nachzudenken? .................. 39
4.6 Resilienz .................. 40
Literatur .................. 41

**5 Wie und von wem werden psychische Störungen behandelt?** .................. 43
5.1 Psychopharmakologische Behandlung .................. 45
5.1.1 Antidepressiva .................. 47
5.1.2 Tranquilizer, „Beruhigungsmittel" .................. 48
5.1.3 Antipsychotika (früher: „Neuroleptika") und Mood Stabilizer .................. 50
5.1.4 Psychopharmaka in der Schwangerschaft .................. 51
5.1.5 Die Rolle naher Angehöriger bei der psychopharmakologischen Behandlung .................. 52
5.2 Psychotherapeutische Behandlung .................. 54
5.2.1 Die Wirksamkeit von Psychotherapie steht außer Zweifel .................. 55
5.2.2 Die Rolle des Angehörigen in der Psychotherapie .................. 57
5.3 Stationäre psychiatrische oder psychotherapeutische Behandlung .................. 58
Literatur .................. 61

**6 Schizophrenie und andere psychotische Störungen** .................. 63
6.1 Was ist der Unterschied zwischen Schizophrenie und Psychose? .................. 64
6.2 Wie erkenne ich eine Psychose? .................. 64

|   |   |   |
|---|---|---|
| 6.3 | Verlaufsformen psychotischer Störungen. | 65 |
| 6.4 | Krankheitshäufigkeit. | 67 |
| 6.5 | Krankheitsursachen | 67 |
| 6.6 | Diagnose und Behandlung | 69 |
| 6.7 | Was bedeutet die Psychose für Angehörige? | 72 |
| Literatur | | 77 |

**7 Depression, Dysthymie und Burnout** ........................... 79
- 7.1 Was ist der Unterschied zwischen einer depressiven Störung und einer „normalen Traurigkeit"? ............... 80
- 7.2 Wie erkenne ich eine behandlungsbedürftige Depression? ... 81
- 7.3 Burnout ................................................. 82
- 7.4 Verlaufsformen depressiver Störungen. ................... 84
- 7.5 Was sind die Ursachen einer Depression? ................. 86
- 7.6 Die Depression hat keinen Absender ...................... 87
- 7.7 Die Behandlung depressiver Störungen. ................... 89
- 7.8 Was bedeuten depressive Störungen für Angehörige? ....... 91
- Literatur ..................................................... 94

**8 Die bipolare Störung, früher manisch-depressive Erkrankung** ................................................... 95
- 8.1 Was versteht man unter einer bipolaren Störung? ......... 95
- 8.2 Vorkommen und Verlauf .................................. 96
- 8.3 Diagnose und Behandlung der bipolaren Störung. ......... 97
- 8.4 Was bedeutet die bipolare Störung für die Angehörigen? ...100
- Literatur ....................................................105

**9 Angststörungen** ..............................................107
- 9.1 Welche Angststörungen werden unterschieden? ...........109
- 9.2 Ursachen von Angststörungen ............................109
- 9.3 Die Behandlung von Angststörungen .....................110
  - 9.3.1 Medikamentöse Therapie der Angststörung .......110
  - 9.3.2 Psychotherapie bei Angststörungen ..............112
- 9.4 Die Rolle der Angehörigen ..............................113
- Literatur ....................................................118

**10 Zwangsstörungen** ...........................................119
- 10.1 Symptomatik und Verlauf von Zwangsstörungen .........120
- 10.2 Ursachen von Zwangsstörungen ........................121

10.3 Diagnostik von Zwangsstörungen........................122
10.4 Behandlung der Zwangsstörung........................122
10.5 Wie Angehörige mit Zwangssymptomen umgehen sollten...123
Literatur....................................................127

**11 Essstörungen**................................................129
11.1 Welche Arten von Essstörungen werden unterschieden?.....130
11.2 Verlauf von Essstörungen............................131
11.3 Ursachen von Essstörungen..........................132
11.4 Diagnose von Essstörungen – der Stellenwert
     körperlicher Untersuchungen........................133
11.5 Wie gefährlich sind Anorexie und Bulimie?.............133
11.6 Behandlung von Essstörungen.......................134
11.7 Die Herausforderung für Eltern......................135
Literatur....................................................139

**12 Traumafolgestörungen**.....................................141
12.1 Welche Traumafolgestörungen werden unterschieden?......142
12.2 Wie spezifisch ist der Zusammenhang zwischen
     Trauma und psychischen Erkrankungen?................143
12.3 Können nur außergewöhnliche Bedrohungen und
     katastrophale Belastungen posttraumatische
     Belastungsstörungen auslösen?........................144
12.4 Erste Hilfe nach einem traumatischen Ereignis..........146
12.5 Die angemessene Unterstützung in den ersten Wochen
     und Monaten nach dem traumatischen Ereignis..........148
12.6 Die Behandlung der Posttraumatischen Belastungsstörung...150
12.7 Die Rolle der Angehörigen bei den Anpassungsstörungen....151
Literatur....................................................152

**13 Borderline-Störung**........................................153
13.1 Wann spricht man von einer Borderline-Störung?........154
13.2 Verlauf und Prognose der Borderline-Störung............155
13.3 Entstehungsbedingungen............................155
13.4 Behandlung der Borderline-Störung...................158
13.5 Was bedeuten Selbstverletzungen im Jugendalter?........159
13.6 Die Herausforderungen für Angehörige................161
Literatur....................................................164

## 14 Der Umgang mit Suizidgefahr ... 165
14.1 Wie lässt sich die Suizidgefahr einschätzen? ... 166
14.2 Das An- und Aussprechen von Suizidgedanken ... 167
14.3 Suizidversuche von Kindern und Jugendlichen ... 168
14.4 Beziehungsaufnahme nach einem Selbstmordversuch ... 169
14.5 Chronische Suizidalität ... 171
Literatur ... 171

## 15 Psychiatrische Behandlung gegen den Willen des/der Betroffenen ... 173
15.1 Die gesetzlichen Grundlagen ... 174
15.2 Wie häufig sind unfreiwillige Behandlungen in der Psychiatrie? ... 176
15.3 Maßnahmen zur Prävention von Zwangsausübung in der Psychiatrie ... 176
15.4 Belastung von Angehörigen durch die Veranlassung einer unfreiwilligen psychiatrischen Behandlung ... 177
15.5 Belastung von Angehörigen durch die gesetzlichen Einschränkungen unfreiwilliger Behandlungen ... 178
Literatur ... 180

## 16 Psychische Störungen in spezifischen Beziehungskonstellationen ... 181
16.1 Wenn Jugendliche oder junge Erwachsene psychisch erkranken ... 182
16.2 Die Probleme von Erwachsenen mit ihren betagten Eltern ... 184
16.3 Psychische Störungen in der Partnerschaft ... 186
16.4 Ein Gesprächsangebot für nahestehende Menschen mit psychischen Problemen ... 188

## 17 Zwischen Selbstaufopferung und Beziehungsabbruch ... 191
17.1 Suchen Sie das Gespräch ... 192
17.2 Rücksichtnehmen ist nötig – eigene Interessen sind dennoch berechtigt ... 192
17.3 Die Grenzen der Verantwortung ... 194
17.4 Selbstfürsorge ... 198
17.5 Aushalten oder verändern? ... 199

**Stichwortverzeichnis** ... 201

# 1

# Warum gibt es so viel Verwirrung in der Psycho-Landschaft?

> Psychische Störungen nehmen in der öffentlichen Aufmerksamkeit einen breiten Raum ein. Die Zeit der Tabuisierung ist vorbei, allerorts werden Erklärungen für psychische Störungen und Ratschläge für den richtigen Umgang damit gegeben. Dennoch bleibt die Lage widersprüchlich und unübersichtlich: Kann man der Psychiatrie trauen, sind Psychopharmaka gefährlich, ist Psychotherapie eine seriöse Behandlungsmethode? In diesem Kapitel wird erklärt, wie durch unzulässige Verallgemeinerungen Widersprüche erzeugt werden und wie dieses Buch zur Orientierung im Informationsdschungel beitragen soll.

Die Psychiatrie ist immer wieder Gegenstand eines kontroversiellen öffentlichen Diskurses. Während es bei den Volkskrankheiten Diabetes und Bluthochdruck keine öffentlichkeitswirksamen radikalen Infragestellungen der medizinischen Behandlungsstandards gibt, schaffen es psychiatriekritische Publikationen, in denen von gefährlichen Psychopharmaka, erfundenen Krankheiten und menschlichen Versuchskaninchen berichtet wird, immer wieder auf die Bestsellerlisten. Dass sie eine angemessene Darstellung des psychiatrischen Versorgungssystems bieten, bezweifle ich.

Viele Betroffene und Angehörige misstrauen der Psychiatrie und setzen auf Psychotherapie oder alternative Heilmethoden. Aber sind sie da besser aufgehoben? Ist der Wissensstand hier konsistenter und in widerspruchsfreier Art allgemein verfügbar? Im Gegenteil – die Vielfalt der Psychotherapiemethoden, die sich in ihren Grundannahmen, aber auch in Frequenz und Dauer der Behandlung erheblich unterscheiden, verunsichert viele. Kann es wirklich sein, dass eine systemische Kurztherapie in zehn Sitzungen genauso wirksam ist wie eine dreijährige Psychoanalyse mit vier Sitzungen pro Woche? Muss man sich wirklich mit seiner Kindheit beschäftigen, wenn man Panikattacken hat? Kann andererseits eine Psychotherapie langfristig wirksam sein, wenn sie sich nur mit den aktuellen Symptomen und nicht mit den zugrundeliegenden Ursachen beschäftigt? Auch hier ist die Verunsicherung groß, und die Orientierung und kundige Entscheidung schwierig.

**Die Gefahren der Verallgemeinerung**
Die letztgültige Antwort auf die Frage, ob gesamtgesellschaftlich mehr Schaden durch den unkritischen Gebrauch von Psychopharmaka oder durch das Unterlassen professioneller Behandlung entsteht, bleibt im Bereich des Spekulativen. Dennoch sollten die beiden Probleme unabhängig voneinander beobachtet werden: Der unkritische Einsatz von Psychopharmaka durch mangelhaft ausgebildete oder im Druck der Versorgung überforderte Ärzt:innen stellt ein gravierendes Problem dar, die Unterlassung einer adäquaten professionellen Behandlung psychisch Kranker und die daraus folgende Einschränkung von Lebens- und Entfaltungsmöglichkeiten ein anderes. Es gibt hier keine Logik des Entweder – oder sondern des Sowohl – als auch. Psychiatrische Störungen sind sowohl über- als auch unterdiagnostiziert, sie sind sowohl überschießend wie auch unzureichend psychopharmakologisch behandelt. Ähnliches gilt auch für andere Behandlungsstrategien: Psychotherapie wird in ihrem Wert für die Behandlung psychischer Störungen sowohl über- als auch unterbewertet. Das ist kein Widerspruch, wie bei näherer Betrachtung schnell einleuchtet. Dass in ein und derselben Gesellschaft unbehandelte Angststörungen oder unbehandelter Abhängigkeitserkrankungen zu chronifizierten Krankheitsverläufen mit deutlichen Beeinträchtigungen führen und gleichzeitig andere Personen unkritisch und überschießend behandelt werden, kann eigentlich nicht verwundern. Nicht die Gleichzeitigkeit unterschiedlicher Probleme erzeugt den Widerspruch, sondern der gleichzeitige Gültigkeitsanspruch von verallgemeinernden Behauptungen.

Aussagen wie „Es werden zu viele Psychopharmaka verschrieben", „Psychische Störungen sind noch immer unterdiagnostiziert", „Die heutige Arbeitswelt macht krank" enthalten einen Funken Wahrheit, sind aber unzutreffend und irreführend, sobald ein allgemeiner Gültigkeitsanspruch erhoben wird: Ja, vielen Menschen werden unkritisch Psychopharmaka verschrieben. Andere erhalten sie nicht, obwohl sie davon profitieren würden. Ja, in vielen Bereichen sind psychische Störungen unterdiagnostiziert, in anderen Bereichen ist eher die inflationäre Anwendung psychiatrischer Diagnosen das Problem. Ja, manche Menschen leiden unter Merkmalen der heutigen Arbeitswelt. Für viele Menschen ist aber Erwerbstätigkeit ein stabilisierender Faktor. In diesem Buch soll daher auf ideologisch motivierte Verallgemeinerungen verzichtet werden. Stattdessen versuche ich,

Angehörigen und interessierten Laien durch eine ausgewogene Darstellung des relevanten Wissens die Orientierung zu erleichtern.

**Zum Aufbau des Buches**

In den einleitenden Kap. 1, 2, 3, 4 und 5 wird zunächst der Stellenwert psychischer Störungen in modernen Zivilisationsgesellschaften dargestellt. Was wissen wir über die Häufigkeit psychischer Störungen und über die gesellschaftlichen Folgekosten? Nehmen psychische Störungen wirklich ständig zu? Im Zusammenhang damit müssen natürlich auch die Diagnosestandards vorgestellt werden – wie verlässlich sind psychiatrische Störungen zu diagnostizieren, wie „modeabhängig", inflationär oder auch zurückhaltend werden verschiedene Störungen diagnostiziert? Ein weiteres Kapitel widmet sich den wichtigsten Ursachen psychischer Störungen. Dabei werden Genetik und Epigenetik, frühe Kindheitserfahrungen und Traumata genauso thematisiert wie aktuelle Belastungen und gesellschaftliche Faktoren. Das letzte einführende Kapitel gibt einen Überblick über die wichtigsten Behandlungsstrategien (Psychopharmakologie und Psychotherapie) und beschreibt die Versorgungslandschaft im deutschen Sprachraum.

Danach werden in den Kap. 6, 7, 8, 9, 10, 11, 12 und 13 einzelne Störungsbilder, nämlich die Schizophrenie, die Depression, die bipolare Störung, Angsterkrankungen, die Zwangsstörung, Essstörungen, Traumafolgestörungen und die Borderlinestörung hinsichtlich der Symptome und des Behandlungsbedarfes beschrieben. Der Stellenwert der psychopharmakologischen und der psychotherapeutischen Behandlung wird für jede Störung dargestellt, um die Orientierung im Behandlungssystem zu erleichtern. Darüber hinaus finden sich jeweils Literaturverweise zu diagnosespezifischen Ratgebern für Angehörige sowie Hinweise auf hilfreiche Links im Netz. Bei jedem Krankheitsbild wird auch auf die Rolle der Angehörigen eingegangen, soweit hier bestimmte störungsspezifische Aspekte von Bedeutung sind. Auf eine Darstellung der Suchterkrankungen wurde verzichtet, da hier je nach verwendeter Substanz und Konsummuster soviel individualisierte Information nötig wäre, dass dies den Rahmen dieses Buches sprengen würde. Dasselbe gilt für die Verhaltenssüchte wie Kaufsucht, Spielsucht, Internetsucht, etc.

In den abschließenden Kapiteln werden störungsübergreifende Themen, die für Angehörige relevant sind, behandelt: der Umgang mit Selbstmordgefahr, die psychiatrische Behandlung gegen den Willen von Betroffenen, typische Beziehungskonstellationen aber auch Überlegungen zur angemessenen Selbstfürsorge und zur gelingenden Kooperation mit den professionell Helfenden.

# 2

# Verbreitung psychischer Störungen: Leben wir in einer Gesellschaft psychisch Kranker?

**Inhaltsverzeichnis**
2.1 Wie werden die Daten über die Verbreitung psychischer Störungen erhoben? .................................................................... 7
2.2 Wie lässt sich die Zunahme psychischer Störungen in den administrativen Daten interpretieren? ............................................ 7
2.3 Die Auswirkungen der COVID-19 Pandemie auf die Prävalenz psychischer Störungen ........................................................... 8
2.4 Über den Zusammenhang von Depression und Arbeitswelt ................. 9
2.5 Die Ausweitung der Diagnosekriterien für psychische Störungen .......... 10
2.6 Pathologisierung und Medikalisierung menschlicher Leidenszustände ................................................................... 11
2.7 Wie sollten Angehörige mit dem Verdacht einer psychischen Störung umgehen? ............................................................ 12
Literatur ................................................................................ 13

> Laut Medienberichten werden psychische Störungen, allen voran Angststörungen, Depressionen und Abhängigkeitserkrankungen immer häufiger. Auch die Verordnung von Antidepressiva und anderen Psychopharmaka ist in den letzten 15 Jahren eklatant angestiegen. Wie sind diese Daten zu interpretieren? Treten psychische Störungen heute tatsächlich häufiger auf oder haben sich nur die Diagnosegewohnheiten der Behandelnden sowie das Inanspruchnahme-Verhalten der Betroffenen verändert? Dieses Kapitel soll bei der Orientierung helfen und dazu ermutigen, die dominanten gesellschaftlichen Diskurse zu diesem Thema zu hinterfragen. Dies soll Angehörige dabei unterstützen, die gesellschaftliche Dimension psychischer Störungen zu erkennen.

© Der/die Autor(en), exklusiv lizenziert durch Springer-Verlag GmbH, DE, ein Teil von Springer Nature 2021
E. Wagner, *Psychische Störungen verstehen*, https://doi.org/10.1007/978-3-662-63156-0_2

Immer wieder finden sich in den Medien alarmierende Meldungen über den Zuwachs psychischer Störungen. Jede zweite in Deutschland befragte Person fühlt sich Burnout gefährdet, die Depression könnte laut WHO bereits 2020 die zweithäufigste Volkskrankheit sein, auch Angst- und Abhängigkeitserkrankungen nehmen zu. Fachleute aus dem Bereich Soziologie, Psychologie und Psychiatrie nehmen sich dieses Themas an und verorten die Ursachen in der Gesellschaft: Vom erschöpften Selbst ist die Rede (Ehrenberg 2008), von der narzisstischen Gesellschaft (Maaz 2014), von der krankmachenden Beschleunigung der Arbeitswelt durch Digitalisierung und neue Medien. Unterschiedlichste soziale Faktoren und gesellschaftliche Entwicklungen werden in diesen kulturkritischen Schriften als pathogen – also krankmachend – beschrieben und liefern damit Erklärungen für die zunehmende Verbreitung und damit das Verständnis psychischer Störungen. Warum ist das für Angehörige und Betroffene relevant?

**Die gesellschaftliche Dimension psychischer Störungen**
Das Erleben einer psychischen Störung ist nicht unabhängig von der gesellschaftlichen Wahrnehmung dieser Phänomene. In keinem anderen Fach der Medizin ist Krankheit so eng mit dem sozialen und gesellschaftlichen Kontext verbunden wie in der Psychiatrie – und dieser Einfluss gilt in beide Richtungen: Gesellschaftliche Faktoren können krank machen, psychisches Leiden verursachen, daran besteht kein Zweifel. Andererseits bestimmen gesellschaftliche Diskurse auch, wie Unbehagen, Unzufriedenheit, subjektives Leid von den Betroffenen und ihren Angehörigen gedeutet wird. Der dauernde Verweis auf die Zunahme psychischer Störungen in den Medien enthält implizit auch die Einladung, jede Unzufriedenheit als Ausdruck einer psychischen Störung zu deuten. Dies kann zu einer weiteren „Medikalisierung" normaler und unvermeidlicher menschlicher Leidenszustände beitragen. Angehörige sind neben den Medien wichtige „Bedeutungskonstrukteure" von psychischen Problemen und sollten daher medial verbreitete Deutungsangebote nicht unreflektiert übernehmen. Vor allem die einseitige Darstellung der modernen Arbeitswelt und der schulischen Leistungsanforderungen als Gefahr für die psychische Gesundheit kann zu einer unproduktiven Opferhaltung beitragen und sollte daher kritisch hinterfragt werden.

## 2.1 Wie werden die Daten über die Verbreitung psychischer Störungen erhoben?

Es ist wichtig, hier verschiedene Datenquellen zu unterscheiden: Die wichtigste Datenquelle für die Erfassung psychischer Störungen sind die jährlich erscheinenden Berichte von Krankenkassen und Rentenversicherungen, also administrative Daten . Diese Routinedaten beinhalten die Diagnosen, die im Versorgungsalltag von den Leistungserbringern, also Arztpraxen und Krankenhäusern, an die Krankenkassen übermittelt werden. Administrative Daten geben damit Auskunft darüber, welche Leistungen des Gesundheitssystems aufgrund welcher Diagnose in Anspruch genommen werden und haben daher eine hohe Bedeutung vor allem für die Versorgungsforschung. Die administrativen Daten belegen eine Zunahme psychischer Störungen. Da die Nennung von Diagnosen nur der Administration und Abrechnung der erbrachten Leistungen dient, geben sie allerdings keine zuverlässige Auskunft über die tatsächliche Verbreitung psychischer Störungen.

Um die tatsächliche Verbreitung psychischer Störungen zu erheben, braucht es epidemiologische Studien, in denen repräsentative Stichproben der Bevölkerung hinsichtlich des Vorliegens einer psychischen Störung befragt werden. Damit werden alle Personen erfasst, die nach den aktuellen wissenschaftlichen Kriterien die Diagnosekriterien einer psychischen Störung erfüllen und nicht nur jene, die sich in Behandlung begeben. In solchen Studien können auch wichtige Fragen der Versorgungsforschung untersucht werden: Wie viele Personen mit welchen Störungen werden von wem behandelt, wie viele bleiben unbehandelt? Im Gegensatz zu den Medienberichten und den administrativen Daten der Kranken- und Rentenversicherungen zeigen diese epidemiologischen Studien für die letzten 50 Jahre keine Zunahme von psychischen Störungen im Allgemeinen noch für Depression im Speziellen (Jacobi et al. 2014).

## 2.2 Wie lässt sich die Zunahme psychischer Störungen in den administrativen Daten interpretieren?

Am deutlichsten nehmen in den administrativen Daten die Depressionsdiagnosen zu. Fast 30 % der Versicherten der Gesetzlichen Krankenversicherung erhalten innerhalb eines Jahres in Deutschland die Diagnose einer psychischen Störung, bei ca. 10 % der Versicherten wird eine depressive Störung diagnostiziert (DGPPN-Dossier 2018). Die Verschreibung von Antidepressiva ist in Deutschland von 2008 bis 2017 um 50 % angestiegen, derzeit werden im deutschen Sprachraum ca. 60 Tagesdosen pro 1000 Einwohner verordnet (Janson 2019). Mehr als die Hälfte der an einer psychischen Störung Leidenden wird nur hausärztlich behandelt.

Heißt dies, dass Antidepressiva leichtfertig und überschießend verordnet werden? Das mag vorkommen, aber auch andere Faktoren spielen eine Rolle: Die Zunahme an Depressionsdiagnosen in der Hausarztpraxis könnte auch auf eine höhere Sensibilität gegenüber depressiven Störungen durch bessere Schulung der Allgemeinmediziner:innen zurückzuführen sein. Die Enttabuisierung psychischer Störungen könnte dazu beigetragen haben, dass Betroffene offener ihre diesbezüglichen Beschwerden schildern und sich nicht auf die Präsentation ihrer somatischen Symptome (Schmerzen, Schwindel, Übelkeit, …) beschränken – beides durchaus wünschenswerte Folgen der wachsenden gesellschaftlichen Akzeptanz psychischer Störungen. Auch die zunehmende Verordnung von Antidepressiva durch Allgemeinmediziner:innen verweist nicht primär auf eine fahrlässige Verschreibungspraxis sondern unter anderem auch darauf, dass in den letzten dreißig Jahren gut verträgliche, nebenwirkungsarme Medikamente entwickelt wurden, die als „First-Line-Therapie" auch in der Hausarztpraxis sicher verschrieben werden können.

Dennoch ist eine kritische Auseinandersetzung mit der aktuell zu beobachtenden niederschwelligen Verordnung von Psychopharmaka und der vergleichsweise seltenen Inanspruchnahme von Psychotherapie notwendig (siehe dazu Abschn. 7.6), ebenso eine Auseinandersetzung mit der Frage, bei welchen psychischen Störungen eine fachärztliche Expertise sinnvoll bzw. notwendig ist.

## 2.3 Die Auswirkungen der COVID-19 Pandemie auf die Prävalenz psychischer Störungen

Für eine genaue Einschätzung der Auswirkungen der Pandemie auf die Häufigkeit psychischer Störungen ist der Beobachtungszeitraum noch zu kurz. Zu einer eindeutigen Zunahme psychischer Störungen kam es jedenfalls im Kindes- und Jugendalter. Eine repräsentative Studie des Robert-Koch-Instituts zeigt, dass in der Corona-Situation die Punktprävalenz von 10 auf 16 % gestiegen ist, das heißt, dass zum Untersuchungszeitpunkt nun bei 16 % aller befragten Kinder und Jugendlichen eine psychische Störung vorlag (Ravens-Sieberer et al. 2021). Sowohl im niedergelassenen Bereich, also bei Kinder- und Jugendpsychiater:innen und Psychotherapeut:innen, wie auch im stationären Bereich ist dieser vermehrte Bedarf spürbar. Verfügbare Behandlungsplätze werden knapp, Eltern fühlen sich zunehmend allein gelassen. Kinder aus bildungsfernen und sozial schwachen Familien sind besonders hart betroffen, viele von ihnen können vom Lehrpersonal nicht mehr erreicht werden und verlieren so den Anschluss an die Schule. In diesen Fällen ist auch mit langfristigen negativen psychosozialen Folgen zu rechnen.

Auch unter Erwachsenen haben Angststörungen, Depressionen und Alkoholabhängigkeit im Jahr der Pandemie zugenommen. Die Suizidrate ist aber bislang in Europa nicht angestiegen.

## 2.4 Über den Zusammenhang von Depression und Arbeitswelt

Vier Fünftel aller Personen mit einer Depressionsdiagnose bleiben arbeitsfähig und nehmen nur ambulante Leistungen in Anspruch. Dass die Mehrzahl dieser leicht Depressiven nur medikamentös behandelt wird, dass nur bei einem Fünftel der antidepressiv Behandelten auch Psychotherapie zum Einsatz kommt, ist, wie bereits ausgeführt, kritisch zu betrachten.

Obwohl nur ein Fünftel aller Personen, bei denen eine Depression diagnostiziert wurde, das sind nur 1,6 Prozent aller Erwerbstätigen, deshalb in einem Beobachtungszeitraum von einem Jahr auch krankgeschrieben werden, kommt es aufgrund der außergewöhnlichen Dauer der Arbeitsunfähigkeit zu einer stetigen Zunahme von Fehlzeiten aufgrund psychischer Störungen. So ist das Arbeitsausfallvolumen aufgrund psychischer Störungen im vergangenen Jahrzehnt um knapp 70 % gestiegen. Im Jahr 2016 wurden 15 % der Arbeitsunfähigkeitstage durch eine psychische Erkrankung verursacht, womit diese zur zweithäufigsten Ursache für Krankschreibungen geworden sind (Statista Research Department 2019).

Auch wenn sich die Aufmerksamkeit der Medien speziell auf die durch psychische Störungen bedingte Arbeitsunfähigkeit richtet, sollte daraus nicht geschlossen werden, dass die Erwerbstätigen einem besonders hohen Depressionsrisiko ausgesetzt sind, dass also „Arbeit krank macht". Während jedes Jahr bei 5 % der erwerbstätigen Versicherten eine Depression diagnostiziert wird, ist der Anteil bei den Arbeitslosen ca. viermal so hoch. Und auch im hohen Lebensalter kommt es zu einem deutlichen Anstieg der Depressionsdiagnosen: Im 85. Lebensjahr werden 25 % der Frauen und 15 % der Männer als depressiv diagnostiziert. Ohne die Belastungen moderner Arbeitswelt damit leugnen zu wollen, spricht viel dafür, Berufstätigkeit auch als Beitrag zu psychischer Gesundheit zu interpretieren.

Auch dass heute über 40 % aller Erwerbsminderungsrenten aufgrund psychischer Störungen bewilligt werden, ist kein Beweis für die krankmachende Wirkung der Arbeitswelt. Eher ist anzunehmen, dass die moderne Informations- und Dienstleistungsgesellschaft vor allem durch die Notwendigkeit von lebenslangem Lernen und die Häufigkeit von Umstrukturierungen höhere Anforderungen an die Flexibilität und psychische Funktionsfähigkeit der Beschäftigten stellt. Während früher ein durchschnittlicher Arbeitnehmer gute Chancen hatte, seinen erlernten Beruf jahrzehntelang in relativ unveränderter Art durchführen und dabei entlastende Routinen entwickeln zu können, ist heute in den meisten Jobs aufgrund regelmäßiger technischer Veränderungen eine hohe Anpassungs- und Lernfähigkeit gefordert. Die moderne Arbeitswelt bietet immer weniger Nischen für Menschen, die nur einfache handwerkliche oder gleichförmige körperliche Tätigkeiten durchführen können, da diese Jobs entweder durch Maschinen oder billige ausländische Arbeitskräfte erledigt werden. Die moderne Arbeitswelt macht daher nicht unbedingt krank, stellt aber höhere Anforderungen an die psychische Funktionsfähigkeit und ist damit weniger tolerant gegenüber psychischen Beeinträchtigungen, die dadurch häufiger als früher zu Arbeitsunfähigkeit und Frühverrentung führen.

## 2.5 Die Ausweitung der Diagnosekriterien für psychische Störungen

Dass in epidemiologischen Studien keine Zunahme an psychischen Störungen zu verzeichnen ist, könnte sich allerdings bald ändern, da in den letzten Überarbeitungen der modernen psychiatrischen Diagnoseschemata ein deutlicher Trend zur Verschiebung der Grenze zwischen gesund und krank zu bemerken ist. Dieser Trend betrifft die gesamte Medizin: Allgemeine Leidens- und Risikozustände wie etwa die Adipositas (Übergewicht), die in der Renaissance noch als Statussymptom galt, werden heute mit Diagnosen belegt. Die Schwellenwerte z. B. für Bluthochdruck und Hyperlipidämie (erhöhte Blutfettwerte) wurden herabgesetzt. Begründet wird dies jeweils damit, dass eine frühere Behandlung langfristig zu geringeren gesundheitlichen Schäden führt. Ähnliches gilt für die Diagnose psychiatrischer Störungen: Durch die Ausweitung der Diagnosekriterien für Alkoholmissbrauch kann Personen mit einem problematischen Alkoholkonsum, auch wenn sie noch nicht schwer abhängig sind, ein spezifisches Behandlungsangebot gemacht werden. Das ist sicher sinnvoll. Heikler wird es schon bei der Diagnose „Soziale Phobie", die seit der Ausweitung der Definitionskriterien zu einer der häufigsten psychischen Störungen wurde. Dass damit Menschen, die unter ihrer Schüchternheit leiden und davon beeinträchtigt sind, nun ein therapeutisches Angebot gemacht wird, ist der positive Aspekt. Dass auf der anderen Seite eine normale menschliche Eigenschaft, nämlich Schüchternheit, zur psychiatrischen Störung stilisiert wird, ist nicht zwingend zum Vorteil der Betroffenen. Ebenso erscheint es mir bedenklich, wenige Wochen nach dem Tod eines nahen Angehörigen eine depressive Episode zu diagnostizieren. Früher war ein Todesfall eines nahen Angehörigen in den letzten 12 Monaten vor der Diagnosestellung noch ein Ausschlusskriterium einer Depression. In der letzten Überarbeitung der Diagnosekriterien konnte schon nach zwei Monaten, jetzt kann schon zwei Wochen nach einem Todesfall eine Depression diagnostiziert werden – als dürfte eine Trauerreaktion nicht mehr länger als zwei Wochen andauern.

## 2.6 Pathologisierung und Medikalisierung menschlicher Leidenszustände

Ein problematischer Trend moderner psychiatrischer Diagnostik ist die die zunehmende Pathologisierung und Medikalisierung aller leidvollen Zustände und Beeinträchtigungen. Damit wird den Menschen suggeriert, dass ein gesunder Mensch immer ausgeglichen, zufrieden und angstfrei sein muss. Das ist aber nicht die Realität menschlicher Existenz. Auf die ungünstigen Folgen dieser Erwartungshaltung wird im Abschn. 4.3 genauer eingegangen. Kritische Stimmen haben jedenfalls wiederholt darauf hingewiesen, dass viel zu oft Gesunde beunruhigt und therapiert werden, während für wirklich Kranke die Ressourcen fehlen. Auch wenn es für solche Veränderungen der Diagnosekriterien Daten aus unabhängigen Langzeitstudien geben muss, besteht immer der Verdacht, dass hier auch Interessen der Pharmaindustrie wirksam werden. Ein zurückhaltender Umgang mit der Vergabe psychiatrischer Diagnosen für leichte Störungen, für Persönlichkeitsvarianten und erwartbare menschliche Leidenszustände ist zweifelsohne anzuraten. Interessierte seien hier auf das höchst lesenswerte Buch des amerikanischen Psychiaters Allen Frances (2014) „Normal. Gegen die Inflation psychiatrischer Diagnosen" hingewiesen.

Leichtere Beeinträchtigungen, die aus Lebenskrisen, Verlusten oder Enttäuschungen resultieren, können oft auch ohne professionelle Behandlung bewältigt werden. Beratungs- und Interventionsbedarf besteht dann, wenn die individuellen Verarbeitungsmöglichkeiten mittelfristig nicht ausreichen, um wieder eine ausreichende Lebensqualität zu erreichen.

## 2.7 Wie sollten Angehörige mit dem Verdacht einer psychischen Störung umgehen?

Auch Angehörigen ist in diesem Zusammenhang zu raten, nicht vorschnell den Verdacht einer psychischen Störung in den Raum zu stellen und psychiatrische Behandlung einzufordern, da die Vergabe psychiatrischer Diagnosen im privaten Umfeld häufig Ärger und Abwehr hervorruft. Wohl aber sollten wahrnehmbare Veränderungen der Stimmung oder des Verhaltens wie Rückzug, übertriebene Ängstlichkeit oder nicht nachvollziehbare Sorgen bei den Betroffenen angesprochen und nach ihrem subjektiven Erleben gefragt werden. „Ich habe den Eindruck, dass du in der letzten Zeit oft schlecht drauf bist, du ziehst dich zurück, triffst dich kaum mehr mit Freunden, verbringst viel Zeit mit Computerspielen. Wie erlebst du das? Bist du zufrieden mit diesem Leben?" Wenn man eigene Wahrnehmungen zur Verfügung stellt („Mir fällt auf, dass du, ... Ich habe den Eindruck, dass du ...") und sich dann ehrlich für das Erleben und die Sichtweise des Gegenübers interessiert, ist die Wahrscheinlichkeit, gemeinsam zu einer adäquaten Einschätzung der Situation zu kommen, sicher größer, als wenn man der betroffenen Person eine psychiatrische Störung zuschreibt.

### Zusammenfassung

- Mehr als ein Viertel der Bevölkerung ist jedes Jahr von einer psychischen Störung betroffen. Während Frauen etwa doppelt so häufig wie Männer unter Angststörungen und depressiven Störungen leiden, bestehen bei Männern deutlich häufiger Störungen durch Substanzkonsum.
- Die administrativen Daten von Kranken- und Rentenversicherungen legen eine ständige Zunahme von psychischen Störungen, allen voran Depression und Angsterkrankungen sowie Alkoholmissbrauch nahe. Diese Zunahme dürfte vor allem auf veränderte Diagnosegewohnheiten der Behandelnden und ein verändertes Inanspruchnahme-Verhalten der Betroffenen bedingt sein – beides wohl Folgen einer zunehmenden Akzeptanz psychischer Störungen.
- Epidemiologische Studien bestätigen diese Zunahme psychischer Störungen nicht. Auch der vermeintliche Zusammenhang mit krankmachenden Effekten der modernen Arbeitswelt kann empirisch nicht bestätigt werden. Die moderne Arbeitswelt macht nicht krank, ist aber durch Flexibilisierung und Digitalisierung anspruchsvoller geworden in Hinblick auf Funktionsfähigkeit und Belastbarkeit, sodass Einschränkungen nun schneller zur Überforderung führen.
- Die bei vielen Menschen gelegentlich auftretenden leichten Symptome wie grundlose Traurigkeit, innere Unruhe oder Ängstlichkeit, Schlafstörungen oder schädlicher Substanzgebrauch sind häufig selbstlimitiert und müssen nicht zwingend behandelt werden. Erschütterungen, die zu jedem menschlichen Leben gehören, sollten nicht zu psychiatrischen Diagnosen aufgebläht werden. Die inflationäre Verwendung psychiatrischer Diagnosen ist eine problematische Entwicklung und sollte von Angehörigen nicht unreflektiert übernommen werden.

# Literatur

DGPPN Dossier (2018): Psychische Erkrankungen in Deutschland: Schwerpunkt Versorgung, https://www.dgppn.de/_Resources/Persistent/f80fb3f112b4eda48f6c-5f3c68d23632a03ba599/DGPPN_Dossier%20web.pdf, Zugegriffen 12.12.2020

Ehrenberg, A. (2008): Das erschöpfte Selbst. Suhrkamp

Frances, A. (2014): Normal. Gegen die Inflation psychiatrischer Diagnosen. Dumont

Jacobi, F., Höfler, M., Mack, S., et al. (2014): Psychische Störungen in der Allgemeinbevölkerung. Studie zur Gesundheit Erwachsener in Deutschland und ihr Zusatzmodul Psychische Gesundheit DEGS1-MH; in Nervenarzt 85, 77–87; DOI https://doi.org/10.1007/s00115-013-3961-y

Maaz, H. J. (2014): Die narzisstische Gesellschaft. Ein Psychogramm. Dtv

Janson, M. (2019): „Immer mehr Medikamente gegen Depressionen", https://de.statista.com/infografik/16707/verordnungen-von-antidepressiva-in-deutschland/ Zugegriffen 12.12.2020

Ravens-Sieberer, U., Kaman, A., Erhart, M, et al. (2021): Impact of the COVID-19 pandemic on quality of life and mental health in children and adolecents in Germany. In: European Child & Adolescent Psychiatry, https://link.springer.com/article/10.1007/s00787-021-01726-5

Statista Research Department (2019) https://de.statista.com/themen/1318/psychische-erkrankungen/ Zugegriffen 12.12.2020

# 3

# Was ist eine psychische Störung? Wie werden psychische Störungen diagnostiziert?

**Inhaltsverzeichnis**

3.1 Der Krankheitsbegriff in der Psychiatrie ............................................. 16
3.2 Die psychiatrische Untersuchung ........................................................ 19
3.3 Die Klassifikation psychischer Störungen im DSM 5 und ICD-10 ...... 22
3.4 Die Rolle der Angehörigen bei der Erstellung der psychiatrischen
Diagnose ............................................................................................... 26
Literatur ......................................................................................................... 28

> Genie oder Wahnsinn? Mad or bad? Krank oder gekränkt? Schon diese Gegenüberstellungen verweisen darauf, dass eine klare Abgrenzung krankheitswertiger psychischer Störungen von anderen Formen des „Andersseins" oder des „Schlechtgehens" oft unmöglich oder nur willkürlich zu vollziehen ist. Warum ist das so? Warum ist es so viel schwieriger, psychische Störungen zweifelsfrei zu bestimmen als körperliche Krankheiten? Wie nützlich ist überhaupt der Krankheitsbegriff im Bereich psychischer Störungen? Und inwiefern ist das für Angehörige relevant? In diesem Kapitel sollen die häufigsten Fragen, die sich in Bezug auf psychiatrische Diagnostik stellen, aufgegriffen und verständliche Antworten formuliert werden, die dennoch der Komplexität des Gegenstandes gerecht werden. Angehörige sollen damit soweit über die Möglichkeiten und Grenzen psychiatrischer Diagnostik informiert werden, dass sie realistische Erwartungen an die Feststellung einer psychischen Störung stellen und diese von den Behandelnden auch einfordern können. In diesem Zusammenhang werden auch die wichtigsten kritischen Argumente bezüglich psychiatrischer Diagnostik dargestellt.

Wenn Menschen wegen einer Depression, einer Angststörung oder einer Alkoholabhängigkeit (- um die drei häufigsten psychischen Störungen zu nennen) in ihrem Leben beeinträchtigt sind, wenn sich ihre Leistungsfähigkeit in der Arbeit, ihr Freizeit- und Sozialverhalten verändern, fragen sich Angehörige oft: „Ist das eine Krankheit?" „Ist meine Mutter nur unzufrieden mit ihrem Leben, enttäuscht und unglücklich und zieht sich deshalb zurück oder ist sie *wirklich* krank"?

Warum ist diese Frage für Angehörige oft so wichtig? Genaueres Nachfragen führt meist zur dahinterliegenden Unterscheidung von Nicht-Können im Gegensatz zu Nicht-Wollen: „Kann sie nicht arbeiten gehen oder will sie nicht? Kann er nicht mehr in die Schule gehen oder will er nicht? Kann sie sich nicht mehr mit ihren Freundinnen treffen oder will sie nicht? Kann er nicht zu trinken aufhören oder will er nicht?" Neben der Unterscheidung von Nicht-Können und Nicht-Wollen ist es für Angehörige oft auch wichtig, psychologische von biologischen Ursachen der Veränderung zu unterscheiden. Wenn die Depression auf eine Neurotransmitterstörung im Gehirn zurückzuführen ist, legt dies andere Behandlungsschritte nahe, als wenn Antriebsarmut und sozialer Rückzug als Ausdruck von Unzufriedenheit mit konkreten Lebensumständen und Resignation verstanden wird.

Es ist also verständlich und legitim, dass Angehörige diese Fragen stellen – und dennoch müssen wir akzeptieren, dass die Fragen nach der „Wirklichkeit" einer psychischen Erkrankung nicht immer befriedigend beantwortet werden können, da in der Regel die Beschwerden durch komplexe Wechselwirkungen von körperlichen, psychischen und sozialen Faktoren hervorgebracht werden. Es besteht weitgehende Einigkeit, dass die meisten psychischen Störungen multifaktoriell bedingt sind, das heißt, dass sie sich nicht auf eine einzelne Ursache (z. B. eine Neurotransmitterstörung, eine unglückliche Kindheit oder belastende Lebensumstände, etc.) zurückführen lassen. Auf den Stellenwert der neurobiologischen Ursachen der einzelnen psychischen Störungen wird in den jeweilgen Kapiteln konkret eingegangen. In diesem einführenden Kapitel soll es um das grundsätzliche Störungsverständnis bei psychischen Auffälligkeiten gehen, da der in der Medizin übliche Krankheitsbegriff nicht immer hilfreich ist.

## 3.1 Der Krankheitsbegriff in der Psychiatrie

Im allgemeinen Sprachgebrauch wird Krankheit als etwas rein Körperliches verstanden. Die subjektiv erlebten Symptome sind auf einen Krankheitsprozess eines oder mehrerer Organe zurückzuführen, der meist durch objektivierende Untersuchungen nachgewiesen werden kann. Eine Vielzahl an bildgebenden Verfahren (Röntgen, CT, MR, Ultraschall, …) und Laboruntersuchungen helfen dem Arzt bei der Diagnosestellung, die Beschwerden können so dem zugrundeliegenden Krankheitsgeschehen zugeordnet, durch die Diagnose „erklärt" werden. Das Verständnis des zugrundeliegenden Krankheitsprozesses ist Voraussetzung für die adäquate Behandlung, bei der je nach Krankheit sowohl medizinische Maßnahmen im engeren Sinn (Medikamente, Operationen etc.) wie auch Lebensstilmodifikationen (Umstellung der Ernährung, …) empfohlen werden.

Für manche psychische Störungen, vor allem für schizophrene Psychosen, schizoaffektive und bipolare Störungen (die frühere „manisch-depressive Erkrankung") und schwere depressive Episoden ist das oben beschriebene Krankheitsverständnis durchaus zutreffend: Diese Erkrankungen nehmen oft einen eigengesetzlichen Verlauf, die Erkrankung verläuft in Phasen, kommt und geht häufig, ohne dass typische Auslöser in der Lebenswelt erkannt werden können. Hier dürften Neurotransmitterstörungen des Gehirns eine wesentliche Rolle spielen, eine psychopharmakologische Behandlung ist meist unverzichtbar. Psychische und soziale Faktoren sind für den Umgang mit der Erkrankung und damit für den Verlauf relevant, bestimmen aber nicht vorrangig das Wesen der Erkrankung. Diese „Störungen" entsprechen weitestgehend dem allgemeinen Verständnis von „Krankheit" in der Medizin – ein Geschehen, das sich ereignet, dem der Betroffene ausgeliefert ist, für das er medizinische Hilfe in Anspruch nimmt, um den Verlauf bestmöglich zu beeinflussen. Wie auch bei somatischen Erkrankungen sind unterschiedliche Verlaufsformen möglich – denken Sie an die Multiple Sklerose oder die rheumatoide Arthritis, die bei einigen Menschen einen raschen invalidisierenden Verlauf nimmt während andere nur wenige leichte Krankheitsschübe verzeichnen. Auch das Ansprechen auf die medikamentöse Behandlung kann variieren: Viele Betroffene vertragen die Medikamente gut und profitieren deutlich von der Wirkung, bei anderen helfen die Medikamente wenig oder verursachen starke Nebenwirkungen. Diese Unterschiede im Verlauf, im Ansprechen auf Behandlung und damit in der Prognose zeichnen viele chronisch rezidivierende (also immer wiederkehrende) körperliche Krankheiten aus.

**Die Besonderheit psychischer Krankheiten**
Es gibt allerdings einen wesentlichen Unterschied zwischen den genannten psychischen Störungen und den meisten körperlichen Krankheiten – nämlich das Fehlen von diagnostisch verwertbaren strukturellen oder biochemisch nachweisbaren Veränderungen im Körper. Auch für jene psychischen Störungen, bei denen biochemische oder morphologische Auffälligkeiten des Ge-

hirns als gesichert gelten, finden sich keine Biomarker, also keine messbaren Parameter biologischer Prozesse, die als Beweis für diese Störung herangezogen werden können. Während die meisten somatischen Erkrankungen durch typische Befunde in bildgebenden Verfahren (Röntgen, CT, MR, …) oder spezifische Laborparameter zweifelsfrei diagnostiziert werden können, gilt dies in der Psychiatrie nur für die symptomatischen psychischen Störungen (das sind Störungen, die auf eine Schädigung oder Funktionsstörung des Gehirns zurückgeführt werden können) sowie für einige Formen der Demenz. Trotz aller Fortschritte der neurobiologischen Forschung und der Bildgebung des Gehirns, bei allem Wissen über die molekularbiologischen Funktionsweisen des Nervensystems und die genetischen und epigenetischen Mechanismen, gibt es doch abgesehen von Hirntumoren, organischen Schädigungen durch eine Verletzung oder einen Schlaganfall oder Demenzen keine einzige psychische Störung, die durch eine apparative Untersuchung diagnostiziert werden könnte. Auch die mancherorts beworbenen Messungen des Serotoninspiegels als Beweis für eine Depression entspringen eher den Geschäftsinteressen der Anbieter, als dass sie bei der Erstellung einer psychiatrischen Diagnose hilfreich wären, weil der Serotoninspiegel im Blut nichts über die Verfügbarkeit von Serotonin in der Synapse aussagt.

**Der Stellenwert körperlicher Untersuchungen bei psychischen Störungen**
Heißt dies, dass körperliche Untersuchungen in der psychiatrischen Diagnostik überflüssig sind? Nein – keineswegs. Aber sie dienen vor allem dem Ausschluss körperlicher Ursachen, nicht der Diagnose einer psychischen Krankheit. Niedergeschlagenheit, Lustlosigkeit und Antriebslosigkeit können z. B. Symptome eines Eisenmangels oder einer Schilddrüsenunterfunktion sein – also körperliche Ursachen haben, die spezifisch behandelt werden können. Die häufigsten körperlichen Ursachen von diesen scheinbar depressiven Verstimmungen lassen sich durch eine einfache Laboruntersuchung ausschließen, daher gehört diese meist zum Routinevorgehen bei psychiatrischen Erstuntersuchungen. Häufig wird sie allerdings auch schon vom Allgemeinmediziner im Vorfeld veranlasst. Erst wenn diese möglichen Ursachen ausgeschlossen worden sind, sollte z. B. eine depressive Störung diagnostiziert werden. Auch bei anderen psychischen Störungen gibt es Leitlinienempfehlungen, welche Untersuchungen zum Ausschluss körperlicher Ursachen sinnvoll sind. Bildgebende Verfahren kommen immer wieder zum Einsatz, v. a. bei besonderen Verdachtsmomenten (untypischer Verlauf,

neurologische Symptome, …), sie tragen aber in der Regel wenig zur Diagnose bei. Im Unterschied dazu können bestimmte psychologische Tests die klinische Diagnostik ergänzen. Vor allem für die genauere Erfassung von Aufmerksamkeits-, Konzentrations- und Merkfähigkeitsstörungen sind spezifische psychologische Testverfahren unverzichtbar.

## 3.2 Die psychiatrische Untersuchung

Die wichtigste Möglichkeit, psychische Störungen zu diagnostizieren, bleibt das Gespräch. In einer psychiatrischen Untersuchung werden nicht nur die aktuellen Beschwerden und die Symptome im „Längsschnitt" (also über eine längere Zeitspanne), sondern auch die Familienanamnese (das Auftreten psychischer Störungen bei anderen Familienmitgliedern), eine zumindest grobe biographische Anamnese (die Lebensgeschichte), sowie die aktuelle Lebenssituation erfragt. Ein Gespräch mit Angehörigen ist in den meisten Fällen hilfreich, in manchen Fällen sogar unverzichtbar. Gerade wenn Patient:innen durch akute Symptome massiv belastet sind und nicht vollständig und adäquat Auskunft geben können, sind Sie als Angehörige wichtig. Auf die Möglichkeiten der Angehörigen, sich in den diagnostischen Prozess einzubringen, werde ich später noch einmal zurückkommen. Zunächst soll auf den diagnostischen Wert des psychiatrischen Gesprächs weiter eingegangen werden.

Psychiater:innen fragen ihre Patient:innen nicht nur nach ihren Beschwerden und ihrer Lebenssituation, sie berücksichtigen dabei auch das nonverbale Ausdrucksverhalten (Körperhaltung, Mimik, Gestik) und auffällige Merkmale des Denkens und Sprechens. Sowohl die erfragten Symptome als auch die von außen wahrnehmbaren Hinweise auf gestörte psychische Funktionen fließen in den sogenannten „psychopathologischen Status", die systematische Beschreibung psychischer Funktionen, ein. Insbesondere im Bereich der Denk- und Wahrnehmungsstörungen sowie im Bereich des Ich-Erlebens braucht es spezielle Gesprächs- und Fragetechniken, um charakteristische Symptome erheben und bestimmten Störungen zuordnen zu können. Die erfahrene Psychiaterin ähnelt in diesem Fall einem Internisten, der durch Abhören der Herztöne oder der Lungengeräusche Hinweise auf eine Krankheit findet. Die Erfassung psychopathologischer Symptome jenseits der Selbstbeschreibung der Betroffenen ist die „hohe Schule" psychiatrischer Diagnostik, die einiges an Erfahrung, aber auch ausreichende zeitliche Ressourcen voraussetzt. Einen massiv wahnhaften und halluzinierenden Psychotiker erkennt man auch als Passant auf der Straße, diskrete Störungen des Ich-Erlebens, Beziehungsideen, einen intrusiven Wahrnehmungsmodus (eine spezielle Form sich aufdrängender Wahrnehmungen) muss man aber gezielt erfragen, um sie bei der Diagnose berücksichtigen zu können.

Auch wenn es keine Laborparameter oder Bildgebungen gibt, die psychische Störungen objektiv nachweisen, wird die psychiatrische Diagnose nicht nur auf der Basis der vom Betroffenen berichteten Beschwerden gestellt („Ich bin depressiv, ich habe Angst, ich kann nicht schlafen"). Vielmehr werden auch psychopathologische Symptome berücksichtigt, die so vom Betroffenen nicht berichtet werden, aber auf der Basis von Ausbildung und klinischer Erfahrung objektiv beschrieben werden können. Diese müssen dann in Zusammenhang mit anderen Symptomen, dem Krankheitsverlauf und den aktuellen Belastungsfaktoren interpretiert werden, um zu einer adäquaten Diagnose zu gelangen.

> **Beispiel**
> Die Mutter der 16 jährigen Anna kommt gemeinsam mit ihrer Tochter in die psychiatrische Ordination, weil Anna ihr unter Tränen berichtet hat, dass sie Stimmen höre. Diese Stimmen würden ihr befehlen, den Inhalt ihres Kastens neu zu ordnen, ihr Bett frisch zu überziehen oder, wie sie mir unter vier Augen erzählt, sich selbst zu befriedigen. Die beiden haben „Dr. Google" befragt und fürchten nun, dass Anna unter einer Schizophrenie leidet. Die psychiatrische Exploration bestätigt diese Befürchtung nicht. Anna ist leistungsmäßig nicht beeinträchtigt, Art und Inhalt der Stimmen sprechen eher für „lautwerdende Zwangsgedanken", die im Spannungsfeld der anstehenden Entwicklungsaufgaben (Autonomieentwicklung, Annäherung an sexuelle Erfahrungen, …) entstanden sind und keiner spezifischen Medikation sondern einer psychotherapeutischen Behandlung bedürfen.

Auch ohne Bildgebung und Laborbefund kann hier mit größter Wahrscheinlichkeit durch das Gesamtbild der psychischen Funktionen und Symptome vor dem Hintergrund ausreichender klinischer Erfahrung eine Diagnose gestellt und ein Behandlungsvorschlag formuliert werden. Für diese Einschätzung genügt es nicht, die im Internet zu findenden Diagnosekriterien zu lesen, es bedarf diagnostischer Erfahrung, um den Ausprägungsgrad der Symptome zu gewichten und in ein Gesamtverständnis einordnen zu können.

> **Beispiel**
>
> In die psychiatrische Ordination kommt eine besorgte Mutter mit ihrem 20 jährigen Sohn. Bereits am Telefon hat sie berichtet, dass ihr Sohn seit dem Ende einer Liebesbeziehung vor einem halben Jahr depressiv sei und immer wieder unter Angstzuständen leide. Frau Müller hat ihren Sohn motiviert, eine Psychotherapie zu machen, um die Trennung zu verarbeiten, aber da sei er nur dreimal hingegangen, das viele Reden würde ihm auch nicht helfen. Bei der psychiatrischen Exploration wird deutlich, dass ein Leistungsabfall und eine Stimmungsänderung schon dem Beziehungsende vorangegangen waren. Martin hatte schon in den letzten Monaten der Beziehung kaum mehr an den Lehrveranstaltungen an der Universität teilgenommen, er konnte sich immer schlechter zum Lernen motivieren und verbrachte immer mehr Zeit mit Computerspielen. Auf genaue Nachfrage berichtet er, dass er sich damit von seiner zunehmenden Eifersucht ablenken wollte. Dies könnte man nun so deuten, dass Rückzug und Leistungsabfall psychologisch nachvollziehbare Reaktionen auf die vom Scheitern bedrohte Beziehung waren und es daher primär psychotherapeutischer Hilfe und evtl. einer medikamentösen antidepressiven Therapie bedarf. Da aber darüber hinaus eine diskrete Störung des Ich-Erlebens (im Sinne von Gedankenausbreitung) und doch recht ausgeprägte Beziehungsideen (die Tendenz, zufällige Ereignisse in bedeutungsvoller Art mit sich selbst in Beziehung zu setzen) bestanden, wurde eine psychotische Störung diagnostiziert und entsprechend behandelt.

Nicht zufällig wurden für diese beiden Fallbeispiele Personen gewählt, bei denen eine Psychose diagnostiziert oder ausgeschlossen werden sollte. Hier kommt vor allem in frühen Stadien und bei nicht akuten Verlaufsformen der diagnostischen Expertise eine besondere Bedeutung zu. In anderen Fällen ist eine möglichst exakte psychiatrische Diagnostik nicht zwingend nötig. Viele Differenzierungen, die sich in den modernen Klassifikationsschemata psychischer Störungen finden, haben wenig praktische Relevanz, wie das folgende Beispiel darstellen soll.

> **Beispiel**
>
> Frau Gruber, eine 24 jährige Studentin, kommt zur psychiatrischen Untersuchung. Sie leidet seit Jahren unter der Angst, dass sich ihre Zähne verfärben. Anfänglich mied sie daher nur stark färbige Lebensmittel wie Heidelbeeren, Rotwein und Spinat und gewöhnte sich an, nach jeder Mahlzeit Zähne zu putzen. Im Laufe der Jahre weiteten sich die Symptome aus: Frau Gruber konnte nur mehr völlig farblose oder weiße Lebensmittel zu sich nehmen, was mit einem massiven Gewichtsverlust einherging. Außerdem begann sie auch, ihre Haut zunehmend ängstlich zu beobachten und bei jeder minimalen Veränderung den Arzt aufzusuchen. Letztlich war es der Zahnarzt, der die psychiatrische Abklärung nahelegte, weil Frau Gruber durch forciertes Zähneputzen ihren Zahnschmelz geschädigt hatte. Zum Zeitpunkt der psychiatrischen Erstuntersuchung ist Frau

> Gruber deutlich untergewichtig und so sehr auf ihre Ängste fixiert, dass sie seit Wochen nicht mehr ihrem Studium nachgegangen ist und sich auch aus allen sozialen Beziehungen weitgehend zurückgezogen hatte. Dass dies mit einer leichten depressiven Verstimmung einherging, wird wohl niemanden verwundern. Befragt man das ICD-10 (die internationale Klassifikation psychischer Störungen) könnte man neben einer körperdysmorphen Störung (anhaltende Beschäftigung mit einer angenommenen Entstellung), einer Dysthymie (eine chronische leichte depressive Verstimmung) evtl. auch eine Angststörung, eine Zwangsstörung und eine hypochondrische Störung diagnostizieren – aber heißt das, dass die junge Frau nun unter fünf psychischen Störungen leidet?

Das ist einer der Fälle, in denen eine exakte psychiatrische Diagnostik für die weitere Behandlung nicht relevant ist. Die Frage der besorgten Mutter „Was hat meine Tochter denn wirklich? Hat sie nicht in Wirklichkeit eine Depression?" macht die Unschärfe des Depressionsbegriffes deutlich – denn: Was ist die Wirklichkeit einer Depression? Dieser Frage werden wir im Kap. 7 weiter nachgehen. Meine Antwort lautete jedenfalls: „Ihre Tochter hat Angst, dass sich ihre Zähne verfärben und diese Angst hat immer größere Kreise gezogen, immer mehr Macht bekommen und bestimmt jetzt weite Bereiche des Lebens ihrer Tochter. Das macht sie verzweifelt und depressiv. Wir müssen gemeinsam versuchen, dass diese Angst an Macht verliert, dass ihre Tochter beginnen kann, sich gegen die Tyrannei dieser Angst zur Wehr zu setzen." Dafür könnte ein Serotonin-Wiederaufnahmehemmer hilfreich sein (ein modernes Antidepressivum, das auch zur Behandlung von Angst- und Zwangsstörungen eingesetzt wird), weil er bei der Distanzierung von überwertigen Ideen hilft und die Belastung durch die Angst reduziert, vor allem wird es aber einer intensiveren Psychotherapie bedürfen, um den Zustand zu verbessern. Eine detaillierte Diagnostik zur Abgrenzung von definierten „Krankheitseinheiten", wie sie in psychiatrischen Diagnoseschemata definiert sind oder die Suche nach körperlichen Ursachen ist hingegen verzichtbar. Das komplexe Störungsbild hat zwar körperliche Auswirkungen (Mangelernährung, geschädigter Zahnschmelz, …), aber keine „Ursache" im Gehirn.

## 3.3 Die Klassifikation psychischer Störungen im DSM 5 und ICD-10

Wie jede medizinische Disziplin strebt auch die Psychiatrie nach einer möglichst eindeutigen Unterscheidung und Beschreibung der Krankheiten in ihrem Fachbereich. Neben der Symptomatik werden dabei auch Aussagen über die Ätiologie (die Krankheitsursachen), die Pathogenese (den Krankheitsverlauf) und die Pathophysiologie (den zugrundeliegenden Krankheitsprozess) gemacht.

Aufgrund unterschiedlicher Annahmen über die Ursachen psychischer Krankheiten bestanden lange Zeit viele psychiatrische Klassifikationen nebeneinander. 1980 stellte die American Psychiatric Association nach langjährigen Vorarbeiten mit dem DSM-III (Diagnostic and Statistical Manual of Mental Disorders) ein Diagnosemanual vor, das die Reliabilität (Verlässlichkeit) psychiatrischer Diagnosen radikal verbessern sollte. Dies gelang durch einen rein beschreibenden Ansatz und den weitgehenden Verzicht auf die Berücksichtigung ätiologischer Annahmen. So wurde zum Beispiel bei der Depression die Unterscheidung zwischen endogen (biologisch bedingt) und neurotisch aufgegeben. Für jede psychische Störung werden die Diagnosekriterien detailliert und explizit ausformuliert. Die Definition einer Störung besteht damit in der möglichst konkreten Beschreibung ihrer klinischen Merkmale. Dabei werden vor allem jene Symptome beschrieben, die durch Fragen und Beobachtung zuverlässig erfasst werden können. Die für die Diagnose nötige Zahl und Dauer der Symptome, sowie alle relevanten Ausschlusskriterien werden explizit benannt.

Im Jahr 1992 wurde dieser Ansatz auch im ICD-10, der Internationalen Klassifikation psychischer Störungen, das in Europa verwendet wird, übernommen. Hier wurde übrigens auch erstmals konsequent auf den Begriff „psychische Krankheit" verzichtet und stattdessen der Begriff der „psychischen Störung" verwendet. Während eine „Krankheit" eindeutig dem von ihr Betroffenen zugeschrieben werden kann, eignet sich der Begriff der Störung auch für leidvolle Zustände, deren Ursachen nicht primär im Betroffenen sondern in seinen sozialen Beziehungen liegen. Die Absicht bei der Einführung des Störungsbegriffes war also die Distanzierung vom medizinischen Krankheitsbegriff, der implizit immer auf eine organische Störung verweist und die stärkere Berücksichtigung psychosozialer Faktoren. Allerdings bleibt zu bedenken, dass mit dem Krankheitsbegriff durchaus auch eine entlastende Wirkung einhergehen kann, weil damit der schicksalhafte Aspekt mehr Berücksichtigung findet.

Trotz der unbestreitbaren Vorteile gegenüber früheren Diagnoseschemata ist Kritik an der heute üblichen typologischen, deskriptiven Diagnostik weit verbreitet: Von neurowissenschaftlicher Seite wird argumentiert, dass eine rein beschreibende Klassifikation zwangsläufig zu einer fehlerhaften Klassifikation psychischer Krankheiten führt, da sie verschiedene Ursachen, die zu ähnlichen Syndromen führen, nicht unterscheidet. Auch in anderen Bereichen der Medizin – so wird argumentiert – bestimmt nicht das Symptom

(z. B. Fieber oder Ausschlag) die Diagnose, sondern der zugrundeliegende pathophysiologische Mechanismus. So nachvollziehbar diese Forderung aus Forschungsperspektive ist, so zweifelsfrei ist doch andererseits festzustellen, dass der Anspruch, psychische Störungen auf spezifische neurobiologische Mechanismen zurückzuführen, nicht zu erfüllen ist. „Noch nicht" sagen die optimistischen Wissenschaftsgläubigen. „Grundsätzlich nicht" sagen jene Fachleute, die daran zweifeln, dass sich psychische Störungen ausschließlich durch neurobiologische Mechanismen erklären lassen. Wo im Gehirn, in welchem Neurotransmittersystem würde man zum Beispiel die Ursache der Anorexie (Magersucht) suchen?

Dass sich psychiatrische Klassifikation auf die beobachtbare Symptomebene beschränkt und auf die Nennung von Krankheitsursachen verzichtet, ist dann nicht auf ein „Noch-nicht-Wissen" sondern auf ein grundsätzliches „Nicht-Wissen-Können" zurückzuführen. Wenn sich die Störung nicht primär im Körper „ereignet", wenn es keine Ursache im Körper gibt, liegt es nicht an der Unreife der mit dieser Störung befassten Profession, dass sie die Störung nicht durch zugrundeliegende körperliche Prozesse erklärt. Das ist das Dilemma psychiatrischer Diagnostik. Wir sollten nicht versuchen, es durch Pseudoexaktheit zu verdecken.

Die besondere Anforderung liegt daher darin, auf unzulässige Vereinfachungen zu verzichten und ein flexibles mehrdimensionales Störungsverständnis zu entwickeln, das sowohl körperliche, als auch psychische und soziale Faktoren berücksichtigt. Für manche Störungen sind neurobiologische Prozesse hochrelevant, auch wenn wir sie (noch) nicht eindeutig nachweisen können, bei anderen tragen sie nur wenig zur Erklärung bei. Bei einigen Störungen, v. a. bei der Depression, muss die Bedeutung der einzelnen Faktoren jeweils im Einzelfall beurteilt und die Behandlung dementsprechend geplant werden: Medikamente und/oder Psychotherapie, Einzel-, Paar-, Familien- oder Gruppentherapie? Ambulante, tagesklinische oder stationäre Behandlung? Die individuelle Therapieplanung erfordert neben diagnostischer Kompetenz auch Kenntnis der Lebenssituation und der Präferenzen der Betroffenen, da nie spezifische Krankheiten, sondern immer Menschen mit objektivierbaren Symptomen aber vor allem mit subjektiven Problemen, Leiden und Wünschen behandelt werden.

**Die Klassifikation psychischer Störungen ist das Ergebnis eines Expertenabstimmungsprozesses**
Die Hoffnung, dass mit der detaillierten deskriptiven Definition psychischer Störungen die Abbildung einer natürlichen Ordnung gelingt, vergleichbar dem Ordnungssystem von Carl Linné, der das Pflanzen- und Tierreich be-

schrieben und akkurat kategorisiert hat, oder wie das von Mendelejew entwickelte Periodensystem der Elemente, hat sich jedenfalls nicht erfüllt. Auch hier mag es optimistische Wissenschaftsgläubige geben, die meinen „noch nicht" – ich persönlich würde es eher für eine grundlegende Verkennung des Wesens psychischer Störungen halten: Im Unterschied zu den Klassifikationssystemen in den Naturwissenschaften werden hier keine Dinge der materiellen Welt geordnet. Es wird keine Ordnung abgebildet, die von der Natur hervorgebracht wurde. Wenn wir im Auge behalten, dass es komplexe biopsychosoziale Phänomene sind, die wir klassifizieren, dann ist klar, dass es sich um jeweils vorläufige Ordnungen handelt, die das Ergebnis eines Expertenabstimmungsprozesses darstellen. In regelmäßigen Abständen werden diese Diagnosemanuale von internationalen Expert:innen überarbeitet, um neue wissenschaftliche Erkenntnisse aber auch gesellschaftliche Entwicklungen zu berücksichtigen. Dabei werden nicht nur neue Störungsbilder beschrieben, wie z. B. die Internetsucht, vereinzelt werden auch Störungen „verabschiedet". 1987 wurde Homosexualität aus dem DSM-III-R gestrichen, 1991 aus dem ICD-10. In der im Juni 2018 von der WHO vorgestellten 11. Überarbeitung des ICD werden nun auch die Diagnosen Transsexualismus und Transvestitismus nicht mehr als psychische Störungen klassifiziert. Stattdessen finden sich diese Phänomene in einem neuen Abschnitt mit dem Übertitel „Conditions related to sexual health" (Probleme/Zustände im Bereich der sexuellen Gesundheit) mit dem Namen „Geschlechts-Inkongruenz". An solchen Beispielen wird deutlich, dass psychiatrische Diagnosen keine „natürlichen Einheiten" darstellen, sondern Konventionen sind, auf die sich Diagnosekommissionen unter Berücksichtigung von Forschungsergebnissen, klinischen Erfahrungen aber auch gesellschaftlichen Entwicklungen geeinigt haben. Dies sollten sowohl Betroffene als auch Angehörige nicht vergessen, wenn eine „psychiatrische Störung" diagnostiziert wird.

**Warum psychiatrische Klassifikationssysteme trotz aller Schwächen unverzichtbar sind**
Trotz aller kritischen Argumente gegenüber der gängigen Klassifikation psychischer Störungen, bleibt doch unbestritten, dass eine international einheitliche Systematik psychischer Störungen und ein differenziertes diagnostisches Klassifikationssystem unverzichtbar sind. Auf diese Weise werden Krankheitseinheiten definiert, für die dann verallgemeinerbares Wissen bezüglich Behandlung und Prognose verfügbar ist. Man könnte nie die Wirksamkeit von verschiedenen Behandlungsstrategien vergleichen, wenn das behandelte Störungsmuster nicht verlässlich beschrieben werden kann. Auch der kolle-

giale und interdisziplinäre wissenschaftliche Austausch ist an eine verbindliche Systematik psychischer Störungen gebunden, ebenso wie epidemiologische Fragestellungen und die Versorgungsforschung (Wer nimmt aufgrund welcher Störung welche Leistung des Gesundheitssystems in Anspruch?). Eine verbindliche Klassifikation psychischer Störungen ist damit die Basis für den Aufbau von Wissen – sowohl für die wissenschaftlich fundierte Praxis als auch für die Forschung.

## 3.4 Die Rolle der Angehörigen bei der Erstellung der psychiatrischen Diagnose

Angehörige sollten von Behandelnden gehört werden. Die Reduktion des Angehörigengespräches auf Aufklärung und Schulung, halte ich für ebenso unpassend wie einen kurz angebundenen Verweis auf die Verschwiegenheitspflicht. Diese betrifft das Auskunftgeben: Psychiater:innen und Psychotherapeut:innen dürfen über ihre Patient:innen nicht ohne deren explizites Einverständnis Auskunft geben. Sie betrifft aber nicht das Zuhören. Auch wenn nicht jedes Behandlungssetting eine intensive Einbindung der Angehörigen erlaubt, ist das Erfragen der Sichtweise der Angehörigen als Teil der Außenanamnese ein üblicher Teil der psychiatrischen Behandlung, der auch eingefordert werden kann. Informierte und „kundige" Angehörige können den Betroffenen bei der Suche nach einem passenden Behandlungsangebot unterstützen, sie können aber auch die Möglichkeiten und Grenzen ihrer eigenen Einflussnahme besser abschätzen.

Je nach Kontext werden Angehörige in unterschiedlichem Ausmaß in die Anfangsphase der psychiatrischen Behandlung einbezogen. In der Kinder- und Jugendpsychiatrie ist das Gespräch mit den Eltern eine Selbstverständlichkeit, um diagnostische Informationen zu gewinnen und die Möglichkeiten der Kooperation auszuloten – immerhin sind hier die Eltern oft „Auftraggebende" der Behandlung, jedenfalls aber für die Durchführung der Behandlung nötig. Im Unterschied dazu ist die Einbeziehung der Partner:innen oder anderer naher Bezugspersonen in der psychiatrischen Behandlung Erwachsener keineswegs Routine. Oft wünschen die Betroffenen keine Einbeziehung der Angehörigen, oft scheint es auch sinnvoll, die Betroffenen in einer akuten Krankheitsphase vor bestimmten Angehörigen zu schützen. Stellen Sie sich einen drohenden oder gewalttätigen Ehemann vor, der seine depressiv-ängstliche Frau auf der psychiatrischen Abteilung besucht und unter Druck setzt. Hier ist eine intensive Einbeziehung des Mannes in die Behandlung der Frau nicht nützlich und daher abzulehnen. Neben den vielen besorgten und wohlwollenden Angehörigen gibt es eben auch solche, die für die akut Kranken eine Belastung oder Bedrohung darstellen. Diese Einschätzung obliegt dem behandelnden Arzt. Im Zweifelsfall wird er sich für den Schutz der Patientin bzw. für den Schutz des Vertrauensverhältnisses zwischen Arzt und Patientin entscheiden.

Aber auch wenn Sie von den Behandelnden nicht eingeladen werden, können Sie als Angehörige in Absprache mit dem Betroffenen das Gespräch mit der Ärztin suchen, wenn Sie Ihre Sichtweise einbringen oder sich über die Sichtweise der Behandelnden informieren wollen. Idealerweise wird dieses Gespräch mit dem Betroffenen und der Ärztin gemeinsam geführt. Für mich als Systemische Therapeutin sind diese Angehörigengespräche auch bei ambulanten psychiatrischen und psychotherapeutischen Behandlungen häufig sinnvoll, für andere Therapiemethoden ist das allerdings weniger naheliegend.

Wenn Sie als Angehörige den Arzt kontaktieren, können Sie allerdings nicht davon ausgehen, dass dies ein Geheimnis bleibt. In der Regel wird der Arzt Sie darauf aufmerksam machen, dass er dem Patienten von der Kontaktaufnahme berichtet und Sie motivieren, Ihrem Angehörigen selbst davon zu erzählen. Nur in Ausnahmefällen, bei besonders berücksichtigungswürdigen Gründen, wird der Arzt Ihnen zusagen, dass er über das von Ihnen gewünschte Gespräch Stillschweigen bewahrt. Das stellt die Behandelnden aber vor das Problem, Informationen berücksichtigen zu sollen, die sie offiziell gar nicht haben. Daher ist grundsätzlich dem gemeinsamen Gespräch der Vorzug zu geben. Alles andere kann das Vertrauensverhältnis zwischen Arzt und Patienten belasten.

Wenn die Ärztin in einer stationären Behandlungseinrichtung zu der Einschätzung kommt, dass ihr die für eine verantwortungsvolle Behandlung nötigen Informationen fehlen, kann sie sich – sofern der Patient einverstanden ist – an die nächste Bezugsperson wenden. Fallweise werden solche Gespräche mit Angehörigen auch ohne die betroffenen Patient:innen geführt, wenn nämlich angenommen wird, dass die Angehörigen sich in Anwesenheit des Betroffenen nicht trauen, ihre Sichtweise zu äußern und daher wichtige Informationen verloren gehen. Wenn das Gespräch von der Ärztin angeregt und ohne den Betroffenen vereinbart wird, dient es der Erhebung der „Außenanamnese" (dem Erfragen der Sichtweise relevanter Anderer). Hier hat die Ärztin die Gesprächssituation extra so eingerichtet, dass sie Informationen erhält, von denen sie vermutet, dass sie im Beisein des Patienten nicht leicht mitgeteilt werden können – in diesem Ausnahmefall wird es ihr eher möglich sein, Ihnen Vertraulichkeit zuzusagen. Allerdings sollten Sie das am Anfang des Gespräches abklären, um keine unliebsamen Überraschungen zu erleben.

**Ärzt:innen unterliegen einer Verschwiegenheitspflicht, Angehörige nicht**
Wenn die Betroffene keinen Austausch zwischen Arzt und Angehörigen wünscht, ist der Arzt durch die Verschwiegenheitspflicht daran gehindert, Auskunft zu geben. Allerdings ist es ihm nicht verboten, Angehörigen zuzuhören. Sie haben als nahe Bezugsperson das Recht, Ihre Sichtweise an den behandelnden Arzt heranzutragen und von ihm gehört zu werden, denn als Angehörige unterliegen Sie keiner Verschwiegenheitspflicht.

### Zusammenfassung

- Der Wert jeder Diagnostik besteht darin, das therapeutische Handeln anzuleiten. Die Psychiatrie nimmt insofern eine Sonderstellung ein, als die Ursachen und biologischen Grundlagen vieler psychischer Störungen zumeist nicht aufzuklären sind. Daher hat man sich darauf geeinigt, psychische Störungen rein deskriptiv zu beschreiben und darauf zu verzichten, sie auf bestimmte Ursachen zurückzuführen. Auf diese Weise wurde die Verlässlichkeit psychiatrischer Diagnostik deutlich erhöht.
- Für manche psychische Störungen – allen voran für schizophrene und bipolare Störungen, ist dennoch ein medizinischer Krankheitsbegriff hilfreich, indem er auf eine zugrundeliegende biologische Störung verweist, die pharmakologisch behandelt werden sollte. In diesen Fällen ist eine exakte psychiatrische Diagnostik nötig.
- Dennoch bleibt zu beachten, dass die Diagnose keine Erklärung, sondern nur eine Kategorisierung der erlebten Beeinträchtigung ist. Psychiater:innen sprechen z. B. von einer Depression, wenn fünf von neun definierten Depressionsmerkmalen erfüllt sind. Damit wurde die veränderte Stimmungslage nur benannt, nicht erklärt. Im Einzelfall muss dann auf der Basis eines biopsychosozialen Störungsverständnisses der Einfluss der einzelnen Faktoren (biologisch, psychisch und sozial) gewichtet und daraus eine individuell passende Behandlungsempfehlung formuliert werden.
- Unterschiedliche psychische Störungen beeinträchtigen in unterschiedlichem Ausmaß die Fähigkeit der Betroffenen, die Veränderungen bewusst wahrzunehmen und mit den Behandelnden zu kooperieren. Für eine angemessene diagnostische Einschätzung ist daher in vielen Fällen die Einbeziehung der Beobachtungen naher Bezugspersonen wichtig. Im Regelfall geschieht dies mit dem Wissen, dem Einverständnis und im Beisein der Betroffenen. Kontakte mit Angehörigen in Abwesenheit der Patientin belasten das Vertrauensverhältnis und müssen daher besonders begründet werden.

# Literatur

ICD-10: Internationale Klassifikation psychischer Störungen. Verlag Hans Huber
DSM-5: Diagnostisches und Statistisches Manual Psychischer Störungen DSM-5, Hogrefe

# 4

# Was wissen wir über die Ursachen psychischer Störungen?

**Inhaltsverzeichnis**

4.1 Psychische Aktivität ist neuronale Aktivität – was heißt das für die Erklärung psychischer Störungen? .................................................. 30
4.2 Die Plastizität des Gehirns – Erfahrungen hinterlassen Spuren ................... 32
4.3 Machen Kränkungen krank? ................................................................. 35
4.4 Wie belastungsabhängig sind psychische Störungen? ............................. 37
4.5 Wie sinnvoll ist es, über die „Ursachen" psychischer Störungen nachzudenken? ............................................................................................. 39
4.6 Resilienz ............................................................................................. 40
Literatur ..................................................................................................... 41

> Alle psychischen Prozesse sind auf neuronale Aktivität des Gehirns zurückzuführen. Heißt dies, dass psychische Störungen durch Störungen des Gehirns, z. B. durch Neurotransmitterstörungen erklärt werden können? Und sind diese vielleicht genetisch verursacht? Welche Rolle spielen dann aktuelle Belastungen und leidvolle Kindheitserfahrungen? Oder ist es doch die Gesellschaft, die krank macht? In diesem Kapitel sollen die wichtigsten Faktoren, die für die Entstehung psychischer Störungen relevant sind, in ihren komplexen Wechselwirkungen dargestellt werden, statt mit einfachen Erklärungen eine trügerische Sicherheit in Bezug auf die Ursachen psychischer Störungen zu befördern.

## 4.1 Psychische Aktivität ist neuronale Aktivität – was heißt das für die Erklärung psychischer Störungen?

Das menschliche Gehirn ist das bei weitem komplizierteste System im Universum. Es enthält rund 100 Milliarden Nervenzellen, von denen jede mit bis zu 1000 anderen verknüpft ist, was insgesamt 100 Billionen Synapsen (Kontaktstellen zwischen Nervenzellen) ergibt. Pro Sekunde werden diese Synapsen von Hunderten elektrischer Signale durchlaufen. Die einzelne Synapse besteht wieder aus verschiedenen Molekültypen, die das elektrische Signal durch die Freisetzung von Neurotransmittern (chemischen Botenstoffen) in ein chemisches Signal umwandeln. In den nachgeordneten Nervenzellen wird nach Modifikation (Abschwächung oder Verstärkung) das chemische Signal wieder zu einem elektrischen Signal transformiert. Diese Neurotransmitter sind die wichtigste „Angriffsstelle" jeder psychopharmakologischen Behandlung.

Es gibt keinen Zweifel, dass alle psychischen Prozesse, von der Sinneswahrnehmung, über das Denken, Fühlen, Erinnern, alle Vorstellungen und Handlungen mit spezifischer neuronaler Aktivität verbunden sind. Während viele motorische und vegetative Funktionen sowie auch die Verarbeitung von Sinnesreizen einem bestimmten Hirnbereich zugeordnet werden können (weshalb z. B. ein Schlaganfall spezifische Lähmungen hervorruft), ist dies bei psychischen Funktionen nicht möglich. Wenn wir uns freuen, wenn wir Angst haben, wenn wir uns erinnern, wenn wir über unser Leben oder unsere Ziele nachdenken, sind jeweils weit verbreitete neuronale Netzwerke aus verschiedenen Hirnregionen beteiligt. Bei allen Fortschritten der Neurobiologie sind wir der Antwort auf die grundlegende Frage, wie Bewusstsein im Gehirn entsteht, nicht deutlich nähergekommen.

**Der Zusammenhang zwischen psychischem Erleben und neuronalen Prozessen**
Das Verhältnis zwischen psychischen und neuronalen Prozessen können wir nach wie vor nicht exakt erfassen. Nicht einmal die einfachsten Phänomene, wie z. B. die Farb- oder Geruchswahrnehmung lassen sich neurobiologisch genau erklären. Wir wissen nicht, wie aus bestimmten Lichtfrequenzen in der Außenwelt in unseren Köpfen Farben entstehen, noch viel weniger wissen wir, wie Zellverbände von Millionen Neuronen zusammenarbeiten, um komplexe Leistungen wie Kopfrechnen, Philosophieren, Lieben oder Verzeihen zu erbringen. Kritische Neurobiologen betonen, dass alle einfachen Zu-

schreibungen – z. B. die Angst wird von der Amygdala erzeugt, das Belohnungssystem findet sich im Nuceus accumbens, das Gewissen im orbitofrontalen Cortex – unzulässige Vereinfachungen darstellen. Wir wissen wenig darüber, welche Netzwerke auf welche Weise Gedächtnis, Willen oder Aufmerksamkeit produzieren, noch weniger wissen wir darüber, welche neuronalen Prozesse mit Depression, Wahnvorstellungen, Höhenangst oder Magersucht verbunden sind.

Dass alle mentalen Phänomene und Prozesse auf spezifischen neuronalen Aktivitätsmustern basieren, heißt nicht, dass sie neurobiologisch verursacht sind. Schließlich bestimmt unser Geist, unser Wille die neuronale Aktivität ebenso – oder bei den höheren kognitiven Funktionen sogar mehr, als dass diese durch neuronale Aktivität „verursacht" wären. Wenn ich Sie, liebe Leserin, lieber Leser, auffordere, von 100 in Viererschritten runter zu zählen und Sie sich entscheiden, dieser Aufforderung zu folgen (100, 96, 92, 88, ... sind Sie dabei?), dann wird dies mit einer spezifischen neuronalen Aktivität verbunden sein. Ebenso, wenn ich Sie bitte, mir das Rezept Ihrer Lieblingsspeise oder den schönsten Urlaubsort, den Sie kennen, zu beschreiben. Dennoch ist dieses neuronale Aktivitätsmuster nicht Ursache dieser kognitiven Leistungen, sondern eben nur „damit einhergehend". Das „Ich" als Quelle bewusster psychischer Aktivität kann übrigens nirgendwo im Gehirn verortet werden. Bewusstsein, Ich-Erleben, aber auch konkrete Gedächtnisinhalte, wie z. B. der Beginn des zweiten Weltkrieges, sind nur der denkenden Person zuzuschreiben – sie finden sich nirgendwo im Gehirn.

**Gehirn und Körper**
Das Gehirn stellt aber nicht nur die neuronale Basis psychischer Prozesse dar, es vermittelt dabei auch die Einflüsse psychischer Zustände auf den Körper und umgekehrt. Jeder Millimeter des Körpers ist von Nervenfasern durchsetzt, wodurch Gehirn und Körper aufs engste rückgekoppelt sind. Das Gehirn erhält in jedem Moment unzählige Informationen aus dem Körper, gleichzeitig können psychische Prozesse, auch wenn sie unbewusst ablaufen, über das vegetative Nervensystem Körperfunktionen wie den Blutdruck oder die Hautdurchblutung beeinflussen und dabei auch unterschiedlichste Symptome produzieren. In einem gewissen und nicht genau zu bestimmenden Ausmaß sind psychische Funktionen damit auch vom Körper bzw. einzelnen Organen beeinflusst. Besondere Aufmerksamkeit hat hier in den letzten Jahren die Erforschung des Mikrobioms (Gesamtheit der Mikroorganismen) im Darm erregt. Da sich der Gemütszustand beim Menschen auf die Darmtätigkeit auswirkt, können länger bestehende psychische Störungen auch Einfluss

auf das Mikrobiom haben. Die Darmmikroben wiederum dürften in einer noch nicht im Detail bekannten Art mit den Neurotransmittern interagieren. Viele Fachleute gehen davon aus, dass das Mikrobiom im Darm für die Synthese wichtiger Neurotransmitter bedeutsam ist, manche vermuten sogar, dass die Darmmikroben an der Entstehung von diversen psychischen Störungen beteiligt sind. Allerdings stehen diese Forschungen erst am Anfang, sodass noch keine wissenschaftlich seriösen Aussagen über den Zusammenhang zwischen psychischen Störungen und Darmmikrobiom getroffen werden können.

## 4.2 Die Plastizität des Gehirns – Erfahrungen hinterlassen Spuren

Das Gehirn wird durch psychische Prozesse, also Auswirkungen von Biografie und Lernerfahrungen, fortwährend verändert. Unter neuronaler Plastizität versteht man die Fähigkeit von Nervenzellen, sich nutzungsabhängig in ihrer Anatomie und Funktion anzupassen. Neurowissenschaftlich ist bewiesen, dass sich die Stärke der synaptischen Verbindungen aktivitätsabhängig verändert. Das ist ein wichtiger neurophysiologischer Mechanismus für Lernprozesse und Gedächtnis.

Die überwiegende Zahl der Nervenzellen wird bereits vor der Geburt gebildet. Im Gegensatz zur Neurogenese (Entstehung neuer Nerven), die zum Zeitpunkt der Geburt weitgehend abgeschlossenen ist, hält die „Synaptogenese" (Bildung neuer Synapsen) bis zum Lebensende an. Zum Zeitpunkt der Geburt sind Synapsen im Überschuss vorhanden, es werden jedoch nur jene beibehalten, die aktiv sind, während sich die nicht-genutzten Verbindungen zurückbilden. Die Entwicklung des Gehirns ist damit ein erlebnisabhängiger Prozess: Bei jedem Erleben werden bestimmte Netzwerke aktiviert und dadurch bereits bestehende Verbindungen gestärkt, nicht genutzte Verbindungen gehen wieder verloren. Die nutzungsabhängige Verstärkung synaptischer Verbindungen wird als „Bahnung" bezeichnet, als Metapher wird hier der Ausbau des „Wegenetzes" verwendet. Durch wiederholte Erfahrung wird aus einem schmalen, nur langsam zu begehenden Weg eine Autobahn. Am besten untersucht sind in diesem Zusammenhang die Effekte von motorischem Training wie Jonglieren, Klavierspielen, aber auch Smartphone-Nutzung. Hier sind oft schon nach wenigen Wochen Training Vergrößerungen der zuständigen Hirnareale nachweisbar.

## Wie können wir uns die Wirkung von Erlebnissen auf unser Gehirn vorstellen?

Bei der Betrachtung der psychischen Auswirkungen von Lebensereignissen dürfen wir eines nicht übersehen: Biographische Ereignisse, „life events" wirken nie direkt auf das Gehirn ein und bewirken dort in vorhersagbarer Weise etwas Bestimmtes. Auf welche Weise Ereignisse auf Gehirn oder Psyche Einfluss ausüben, ist nicht durch Naturgesetze festgelegt – außer bei Gehirnquetschungen oder Gehirnerschütterungen, also bei mechanischer Einwirkung oder plötzlicher Störung der Durchblutung wie bei einem Schlaganfall. In allen anderen Fällen können Ereignisse im Außen nur bestimmte Verarbeitungsprozesse auslösen, die aber individuell durchaus unterschiedlich ausfallen. Der Zusammenhang zwischen Ereignis und Erleben ist nur zum Teil festgelegt. Natürlich macht ein bedrohliches Ereignis eher Angst als Freude, aber was als Bedrohung erlebt wird, ist wiederum sehr individuell. Grundsätzlich kann man auf Ereignisse immer unterschiedlich reagieren: Man kann sich bei Kränkungen zurückziehen oder ärgern und in die Konfrontation gehen, sich bei Übervorteilung zur Wehr setzen oder unterordnen, beim Scheitern aufgeben oder die Bemühungen verstärken. Wenn wir hier von Bahnung sprechen, muss uns bewusst sein, dass die jeweils spezifische Reaktionsweise gebahnt wird. Wenn man auf Zurückweisung immer mit ängstlichem Rückzug reagiert hat, wird diese Erlebnisweise gebahnt. Zu dieser Erlebnisweise gehört eine bestimmte Wahrnehmung von sich selbst und vom Anderen sowie meist ein bestimmtes Gefühl. In diesem Fall wird man den Anderen als feindselig und sich selbst als hilflos erleben. Wenn sich diese Erfahrungen wiederholen und keine neuen Bewältigungsstrategien ausprobiert werden, können sich diese zunächst situationsspezifischen Interpretationen zu Überzeugungen entwickeln – sie generalisieren und werden zu Schablonen, die immer weiteren Gültigkeitsbereich erlangen. Die „Ursache" eines bestimmten Erlebnismusters, das schließlich – gut gebahnt – immer weitere Bereiche psychischer Aktivität bestimmt, ist dann nicht ein bestimmtes Ereignis sondern die Wiederholung des Erlebens. Psychotherapie kann dazu beitragen, alternative, weniger leidvolle Erlebnisweisen zu ermöglichen – aber davon später.

### Epigenetik

Die konkreten Erfahrungen, die ein Mensch macht, beeinflussen die Aktivierbarkeit bestimmter Gene. Durch konkrete Erlebnisse bzw. durch die mit konkreten Erlebnissen verbundene spezifische neuronale Aktivität werden in den beteiligten Nervenzellen Gene aktiviert, die dann Proteine erzeugen, welche z. B. die Entstehung von Neuronen und die Bildung von Synapsen fördern. Insofern beeinflusst das Erleben – die Aktivierung spezifischer neuronaler Netzwerke – unmittelbar die Funktion bestimmter Gene und führt so zur Erhaltung oder Verstärkung von Synapsen, die dann die neuronale Grundlage des Geistes sind. Die Disziplin, die sich mit dieser Frage beschäftigt nennt sich Epigenetik.

Wir fragen uns heute nicht mehr, ob die Vererbung oder das Erleben entscheidend für die Persönlichkeitsentwicklung oder das Auftreten von psychischen Störungen sind – diese Frage hat sich durch das Wissen um die Auswirkungen von Erfahrung auf die Genaktivität überholt. Die einzig sinnvolle Frage lautet nun: „Wie wirken Erbgut und Erleben bei der Entwicklung der Persönlichkeit zusammen?"

Viele Forschungsergebnisse weisen darauf hin, dass die genetischen Anlagen in Abhängigkeit von frühen Erlebnissen wirksam werden, indem je nach Lebenserfahrung die Ablesemöglichkeiten verändert werden. Gene werden abgeschaltet, indem sie durch die Anlagerung von Methylgruppen gleichsam „versiegelt" werden. So entscheidet z. B. die Qualität der Bemutterung von Ratten, ob ein bestimmtes Gen, das die spätere Stressanfälligkeit beeinflusst, demethyliert und damit ablesbar wird. Einige Forschungsergebnisse weisen darauf hin, dass dieser Prozess reversibel ist. Genetisch belastete Tiere können später symptomfrei werden, wenn sie Ratten mit gutem Bemutterungsverhalten zugeführt werden.

**Weder psychische Störungen noch Charaktereigenschaften lassen sich bestimmten Genen zuordnen**

Genetik und Epigenetik bieten keine einfachen Erklärungen für das Auftreten psychischer Störungen. Es gibt kein Gen für Traurigkeit, für Verlassenheitsängste oder Selbstüberschätzung. Kein einziges Persönlichkeitsmerkmal und keine einzige psychische Störung lassen sich auf einzelne Gene zurückführen. Selbst bei der Schizophrenie, bei der die genetischen Grundlagen vergleichsweise am besten erforscht sind und eine genetische Komponente zweifelsfrei belegt ist, sind es sehr viele verschiedene Gene, die in unterschiedlichem Ausmaß mit dem Auftreten der Krankheit assoziiert sind. Und auch hier treten ca. 80 % der Krankheitsfälle sporadisch, also ohne weitere Krankheitsfälle in der Familie auf. Ebenso dürften auch Persönlichkeitsmerkmale eine genetische Komponente haben, vor allem Temperamentsmerkmale (z. B. ruhig und gelassen versus ängstlich besorgt, aktiv und energisch versus passiv – lethargisch) werden daher häufig als sehr stabil über die Lebensspanne beschrieben. Der Ausprägungsgrad von Temperaments- und Persönlichkeitsmerkmalen kann aber im Laufe des Lebens beträchtlich schwanken – und auch diese Schwankungen sind nicht zur Gänze durch objektivierbare Belastungen zu erklären. Die Bewältigung von Anforderungen kann zu Reifungsschritten, das Scheitern zu Resignation und Symptombildung führen. Veränderungen der Persönlichkeit im Sinne der Akzentuierung oder Abschwächung von typischen Wesenszügen sind damit eher die Regel, nicht die Ausnahme. Grundlegende Veränderungen von Wesensmerkmalen sind hingegen selten. In Längsschnittuntersuchungen erweisen sich Persönlichkeitsprofile zwischen späterer Jugend und reiferem Erwachsenenalter als ziemlich stabil.

## 4.3 Machen Kränkungen krank?

Bevor wir uns weiter mit den psychischen Auswirkungen von Lebensereignissen beschäftigen, sei noch einmal daran erinnert, dass biographische Ereignisse nie direkt auf die Psyche einwirken und dort in vorhersagbarer Weise etwas Bestimmtes bewirken können. Es sind zumindest ab der späteren Kindheit immer psychische Verarbeitungsprozesse „dazwischen geschaltet".

Das gilt laut Ruth Klüger (1992), einer Auschwitz-Überlebenden, sogar für die extremsten Erfahrungen: „Die Rolle, die so ein KZ-Aufenthalt im Leben spielt, lässt sich von keiner wackeligen psychologischen Regel ableiten, sondern ist anders für jeden, hängt ab von dem, was vorausging, von dem, was nachher kam, …"

Umso mehr können auch belastende Lebenserfahrungen, wie sie in „normalen Biographien" vorkommen, unbeschadet überstanden werden, wenn ein produktiver Umgang damit gefunden wird. Zentral bedeutsam ist hier das Gefühl, etwas zur Verbesserung der Situation beitragen zu können und dass es sich daher lohnt, sich anzustrengen (Fachleute sprechen hier von hohen Selbstwirksamkeitserwartungen), sowie die Überzeugung, dass man etwas Besseres verdient hat und dass es einmal besser wird (positive Selbstbeziehung und Hoffnung). Ebenso können bei hoch dysfunktionalen psychischen Reaktionsweisen auch vor dem Hintergrund nur durchschnittlich belastender Lebensumstände schwere psychische Störungen entstehen. Ausgeprägtes Vermeidungsverhalten, eingeschränkte Emotionsregulation, eine niedrige Frustrationstoleranz, die Neigung zu Impulsdurchbrüchen, fehlende Selbststeuerungsfähigkeiten und damit verbunden die Unfähigkeit, langfristige Ziele zu verfolgen sind solche „dysfunktionalen" Muster, die die Fähigkeit, auch mit den normalen Anforderungen des Lebens fertig zu werden, erheblich reduzieren. Ob diese wiederum eher durch Genetik oder frühkindliche Erfahrung verursacht werden, kann, wie bereits ausgeführt, letztlich nicht geklärt werden.

So sind auch psychische Störungen eingebettet in einen komplexen Hintergrund, zu dem die biographische Entwicklung, die Persönlichkeitseigenschaften und die aktuelle Lebenssituation gehören. Life-events, also belastende Lebensereignisse, Persönlichkeitsmerkmale und individuelle Bewältigungs- oder Vermeidungsstrategien beeinflussen die Entstehung und den Verlauf psychischer Störungen, enthalten aber gleichzeitig das Potential für ihre Überwindung und Bewältigung.

Nicht zu vernachlässigen sind in diesem Zusammenhang auch die dominanten gesellschaftlichen Diskurse, die, wie schon im Kap. 2 dargelegt, als „Deutungsangebote" wirken und dazu einladen, verschiedenste Gefühle des Unwohlseins als Ausdruck psychischer Störungen zu interpretieren. Besonders bemerkenswert ist in diesem Zusammenhang die in den letzten zwanzig Jahren ungebremste Ausbreitung des Erklärungsprinzips Traumatisierung.

**Die Inflation des Traumabegriffes**
Während die verheerenden Auswirkungen von massiven Traumatisierungen nicht vernachlässigt werden dürfen und zurecht als Traumafolgestörung psychiatrisch klassifiziert werden (siehe dazu Kap. 12), ist die inflationäre Verwendung des Traumabegriffes in der (Fach)Öffentlichkeit kritisch zu betrachten. Wenn immer öfter nicht nur Ereignisse katastrophalen Ausmaßes, sondern auch Kränkungen, Zurücksetzungen und Beschämungen als Traumatisierungen bezeichnet werden, fördert man die Annahme, dass alles psychische Leid posttraumatisch bedingt sei. Wegbereiter dieser Einschätzung war der österreichische Psychiater Erwin Ringel mit seiner vielzitierten Aussage: „Was kränkt, macht krank." Ich halte diese Aussage für bedenklich, da Kränkungen ein unvermeidbarer Bestandteil des Lebens sind. Kränkungen gehören zum Leben und müssen bewältigt werden. Es gibt kein einklagbares Recht und keine realistische Hoffnung auf ein kränkungsfreies Leben. Wenn jede Kränkung in der Schulzeit, jede erlebte Lieblosigkeit zum psychischen Trauma hochstilisiert wird, führt dies zu einer Kultivierung einer Opfer- und Anspruchshaltung, die eher als Risikofaktor für seelische Gesundheit zu bewerten ist.

**Wie sollten Eltern auf Kränkungen reagieren, die ihrem Kind widerfahren?**
Vor allem Eltern werden hier vor eine schwierige Aufgabe gestellt: Sie müssen entscheiden, wann sie ihr Kind aktiv vor Übergriffen und Beschämungen, vor Mobbing und Ausgrenzung schützen, wann sie z. B. einen Schulwechsel ver-

anlassen oder professionelle Unterstützung beiziehen sollten und wann sie ihr Kind eher bei der konstruktiven Verarbeitung von Kränkungen und Zurücksetzungen unterstützen können. In diesen Fällen geht es um eine „Normalisierung" der schmerzhaften Erfahrung („Ja mein Schatz, das ist bitter, aber das haben wir alle erlebt. Das gehört zum Leben. Da kommt man drüber hinweg.") und um die Ermutigung zu konstruktivem Bewältigungsverhalten. Wenn ein Kind wegen seines Übergewichts gehänselt wird, kann man das als unfair bezeichnen und die Kränkung anerkennen („Ich verstehe, dass dich das kränkt"), kann aber gleichzeitig mit dem Kind gemeinsam darüber nachdenken, wie es sein Ess- und Bewegungsverhalten ändern kann, um ein paar Kilo zu verlieren. Ebenso kann man nach einer Beschämung durch einen Lehrer wegen einer fehlenden Kompetenz im Unterricht die kränkende Formulierung kritisieren („Das ist nicht ok, dass er dich deswegen so runtermacht") und gleichzeitig zu vermehrten Anstrengungen motivieren: „Na ja, Mathe ist halt nicht deine Stärke. Das fliegt dir nicht zu. Wenn du da Misserfolge vermeiden willst, musst du dich ganz schön anstrengen. Wie kann ich dich dabei unterstützen? Soll ich mit dir lernen, dich abprüfen, brauchst du Nachhilfe?"

Kränkungen, Zurücksetzungen und Misserfolge konstruktiv zu verarbeiten, als Herausforderung anzunehmen, statt sich als Opfer der Umstände zu erleben, erfordert einiges an psychischer Energie. Ermutigung durch nahe Angehörige ist hier wichtig, Mitgefühl sinnvoll, überschießendes Mitleid und Vorwürfe gegenüber dem vermeintlich „Schuldigen" aber häufig kontraproduktiv. Alfred Adler, der Begründer der Individualpsychologie, formulierte in diesem Zusammenhang: „Das Schönste, was eine Fee einem Kind in die Wiege legen kann, sind Schwierigkeiten, die es überwinden muss." Allerdings gilt dies wohl nur für Kinder, die ermutigende Bezugspersonen an ihrer Seite haben.

## 4.4 Wie belastungsabhängig sind psychische Störungen?

Zweifelsohne treten viele psychische Störungen belastungsabhängig auf. Chronischer Stress, Erschöpfung, Unterdrückung und Verlusterlebnisse sind bekannte Risikofaktoren für psychische Störungen. Je länger es Menschen nicht gelingt, ihre Lebenssituation ihren Grundbedürfnissen entsprechend zu gestalten, desto größer wird die Wahrscheinlichkeit, dass sich Störungssymptome entwickeln. Diese können somatischer oder psychischer Art sein. Menschen können bei länger bestehenden Belastungssituationen vegetative Beschwerden, Bluthochdruck, eine Gastritis, einen Tinnitus entwickeln oder eine Depression, eine Angststörung oder einen Alkoholabusus. Sie können allerdings auch gesund bleiben. Das nennt man dann Resilienz. Vielleicht ist es aber auch nur ein glücklicher Zufall.

**Nicht alle psychischen Störungen lassen sich durch psychische Belastungen erklären**
Es gibt auch psychische Störungen ohne erkennbare Belastungssituationen. Menschen können auch „aus heiterem Himmel" krank werden, ohne ersichtliche Ursachen. In der somatischen Medizin verwundert das nicht – nur die Infektionserkrankungen und „Erbkrankheiten", Verletzungen sowie einzelne andere Krankheiten (z. B. die Asbestose, eine Lungenkrankheit, die durch Asbestbelastung entsteht) haben eine Ursache im engeren Sinn. Für die meisten anderen Erkrankungen gibt es Risikofaktoren, wie Rauchen für den Lungenkrebs, UV-Belastung für den Hautkrebs oder Bewegungsarmut und Übergewicht für den Typ-2 Diabetes, aber eben keine eindeutigen Ursachen. Manche Menschen leben sehr gesund und werden krank, manche bleiben gesund, obwohl sie sehr unvernünftig leben. Ein gesunder Lebensstil reduziert die Wahrscheinlichkeit, die typischen Wohlstandserkrankungen zu entwickeln (Übergewicht, Bluthochdruck, Diabetes u. a.), hat aber auf die Entwicklung anderer Krankheiten keinen nennenswerten Einfluss.

Psychische Belastungen sind damit zweifelsohne und wenig überraschend ein Risikofaktor für die Entwicklung psychischer Störungen. Doch sollte dieser Zusammenhang nicht überstrapaziert werden. Die einzelnen psychischen Störungen unterscheiden sich in dem Ausmaß ihrer „Belastungsabhängigkeit". Während Depressionen, Angst- und Somatisierungsstörungen sowie Abhängigkeitserkrankungen deutlich häufiger unter belastenden Lebensumständen auftreten, ist dieser Zusammenhang bei der Schizophrenie, der bipolaren Störung, aber auch bei Autismus oder Zwangsstörungen sehr viel schwächer. Hier wird zwar der Verlauf durch Umweltfaktoren beeinflusst, was im Vulnerabilitäts-Stress-Modell beschrieben wird, das Auftreten der Erkrankung kann jedoch weit weniger auf psychosoziale Ursachen zurückgeführt werden.

**Belastung oder Schicksal?**
Genauso wenig wie an einer Krebserkrankung jemand „schuld" ist, gilt dies auch für die nicht belastungsabhängigen psychischen Störungen. Ein autistisches Kind, ein psychotischer oder bipolarer Angehöriger ist eine enorme Herausforderung für alle Familienmitglieder – die Familien verdienen Respekt und Unterstützung und keine impliziten Beschuldigungen. Ebensowe-

nig sollte den Betroffenen suggeriert werden, dass sie ihre Krankheit verlässlich überwinden werden, wenn sie „ihre Kindheit aufgearbeitet", die zugrunde liegenden inneren Konflikte überwunden haben oder verleugnete Wünsche zulassen können. Diese überschießende Psychologisierung schwerer psychischer Störungen führt zu Erwartungen, die Psychotherapie nicht erfüllen kann, und sollte daher vermieden werden. Stattdessen sollten die Behandelnden – wie auch die Angehörigen – das Schicksalhafte einer schweren Erkrankung anerkennen und bei einem konstruktiven Umgang damit unterstützen. Trauerprozesse sind respektvoll zu begleiten, die „Kraft des positiven Denkens" soll dabei nicht überstrapaziert werden.

## 4.5 Wie sinnvoll ist es, über die „Ursachen" psychischer Störungen nachzudenken?

Auch wenn wir Menschen unermüdliche Ursachensucher sind, sollten wir bei vermeintlichen Ursachen für psychische Störungen vorsichtig sein. Alle verfügbaren statistischen Aussagen betreffen nur Korrelationen, also Zusammenhänge und sind selten geeignet, Ursachen aufzuzeigen. Was löst der Satz „Menschen, die von Wohnungslosigkeit betroffen sind, haben ein besonders hohes Risiko für psychische Erkrankungen" bei Ihnen aus? Diese Formulierung legt eine Verursachung der psychischen Störung durch Wohnungslosigkeit nahe, ähnlich wie die Behauptung: „Menschen, die von einer hohen UV-Belastung betroffen sind, haben ein besonders hohes Risiko für Hautkrebs." Was nicht auf den ersten Blick sichtbar wird, ist, dass wir den Zusammenhang auch umgekehrt denken können. Wer in einem Sozialstaat wie Deutschland, Österreich oder Schweiz wohnungslos wird – so könnte man vermuten – muss schon durch eine psychische Störung in seinen Lösungsmöglichkeiten beeinträchtigt sein, sonst würde ihm das nicht passieren. Die psychische Störung wäre dann eine „Ursache" für Wohnungslosigkeit, sodass es wenig erstaunt, dass über 90 % der Obdachlosen im Laufe ihres Lebens unter einer psychischen Störung (v. a. Alkoholabhängigkeit) litten. Typisch für den Zusammenhang zwischen Lebensumständen und psychischen Störungen ist damit die Zirkularität: Sie bedingen sich wechselseitig, sodass Ursache und Folge nicht mehr mit Sicherheit zu unterscheiden sind. Diese zirkulären Zusammenhänge – auch als Henne-Ei-Problem bekannt – sind für psychische Störungen typisch, während sie in der somatischen Medizin seltener vorkommen. Auch in der somatischen Medizin sind Krankheiten häufig multifaktoriell verursacht, das heißt, erst das Zusammenwirken mehrerer Risikofaktoren wirkt pathogen. Allerdings ist dieser Zusammenhang in der

Regel nicht zirkulär: Es gibt keine Henne-Ei-Problematik zwischen UV-Strahlung und Hautkrebs, zwischen Rauchen und Lungenkrebs oder zwischen Helicobacter-Infektionen und Magengeschwüren.

**Allgemeingültige Aussagen über die „Ursachen" psychischer Störungen sind fast zwangsläufig falsch**
Egal, ob Genetik, Biologie, Kindheitserfahrungen, aktuelle Belastungsfaktoren oder gesellschaftlich Faktoren als zentrale Erklärungsprinzipien herangezogen werden – die Reduktion auf *einen* Einflussfaktor ist immer eine unzulässige Vereinfachung. Sollte daher überhaupt auf die Erklärung psychischer Störungen verzichtet werden? Sollten wir uns mit dem Verweis auf die „multifaktorielle Genese" (viele Einflussfaktoren haben eine Bedeutung) und die komplexen Wechselwirkungen zufriedengeben? Im Allgemeinen ja – das Vulnerabilitäts-Stress-Modell hat sich für ein basales Verständnis psychischer Störungen gut bewährt. Unter Vulnerabilität versteht man die Anfälligkeit für eine Störung, als „Stress" werden alle negativen Einflüsse von belastenden Kindheitserfahrungen über biologische, psychische oder soziale Belastungen zusammengefasst. Man geht also davon aus, dass bei vulnerablen Menschen durch belastende Außenfaktoren rascher die kritische Stressgrenze überschritten wird, was zum Ausbruch einer psychischen Störung führen kann.

## 4.6 Resilienz

Zunehmende Beachtung finden in den letzten Jahren aber die Ergebnisse der Resilienzforschung, die sich dafür interessiert, wie es Menschen gelingt, trotz ausgeprägter Belastungen ihr seelisches Gleichgewicht zu erhalten. Als Resilienz, oder psychische Widerstandsfähigkeit, bezeichnet man die Fähigkeit, Lebenskrisen zu bewältigen und sie durch Nutzung aller Ressourcen für eine konstruktive Entwicklung einzusetzen. Langzeitstudien haben bestätigt, was jeder kritisch denkende Mensch aus der Beobachtung wissen müsste: Auch bei hoch belasteten Lebensumständen werden nicht alle Menschen psychisch krank. Was zeichnet diese resilienten Personen aus? Sie vertrauen darauf, dass sie Einfluss auf den Verlauf ihres Lebens nehmen können, sie erleben sich handlungsfähig und übernehmen Verantwortung für ihr Leben.

Ein besonders berührendes Beispiel von Resilienz möchte ich an den Abschluss dieser Überlegungen stellen: Ein kleiner Junge wächst mit einer chronisch schizophrenen Mutter auf, die aufgrund ihrer Vergiftungsideen seinen Kontakt mit anderen Menschen massiv einschränkt. Sogar der Schulbesuch und der Kontakt zur wichtigsten Bezugsperson, der Großmutter, wurden von der wahnhaften Mutter immer wieder für längere Zeit verhindert. Wie naheliegend wäre hier die Annahme, dass dieses Kind eine massive psychische Störung entwickelt? Stattdessen bildete der Junge nicht nur früh eine hohe Selbständigkeit in allen praktischen Lebensbelangen aus sondern – v. a. in den Phasen der erzwungenen Isolation – eine wahre Lese- und Wissenswut, studierte Medizin und wurde zu einem der führenden Schizophrenie-Experten im deutschen Sprachraum. Diese Geschichte, die Luc Ciompi, ein Schweizer Sozialpsychiater, über sein Leben erzählt (Ciompi 2006), macht in eindrucksvoller Art deutlich, worauf auch Alfred Adler, Arzt und Begründer der Individualpsychologie, verweist: „Es gibt eine dritte Kraft, neben Genetik und Milieu: die freie schöpferische Kraft des Individuums trotz Genen und trotz Umwelt" (zitiert in Ciompi 2006).

### Zusammenfassung
- Psychische Störungen sind in der Regel multifaktoriell bedingt. Sowohl in der Entstehung wie in der Aufrechterhaltung kommt es zu komplexen Wechselwirkungen zwischen biologischen, psychischen und sozialen Faktoren. Allerdings unterscheiden sich die verschiedenen psychischen Störungen dahingehend, wie bedeutsam die biologischen oder psychosozialen Ursachen sind.
- Das Vulnerabilitäts-Stress-Modell bildet ein gutes Erklärungsmodell für die Entstehung psychischer Störungen durch das Zusammenwirken von biologischen, psychischen und sozialen Risikofaktoren. In jedem Fall müssen die einzelnen Faktoren in ihrer Bedeutung gewichtet werden, um einen adäquaten Umgang mit der Störung und ein sinnvolles Behandlungsangebot zu finden.
- Dabei sollten lineare Zusammenhänge zwischen Kindheitserfahrung und aktuellen Schwierigkeiten (weil damals, deshalb heute, …) zurückhaltend genützt und vor allem Verarbeitungsstile fokussiert werden, da diese auch beeinflussbar sind. Die Fragen: „Wie gehen Sie mit den Schwierigkeiten um?" bzw. „Wie könnten Sie idealerweise mit den Schwierigkeiten umgehen?" sind meist nützlicher als die Frage „Woher kommen diese Schwierigkeiten?"
- Die Suche nach Erklärungen und Ursachen für psychische Störungen sollte nicht auf Kosten der Bewältigungsperspektive gehen. Der Fokus darauf, wer in einer konkreten Situation was zur Verbesserung der Situation beitragen kann, fördert die Verantwortungsübernahme und eine konstruktive Haltung aller Beteiligten, während die Suche nach einem Schuldigen bestehende Beziehungen belastet und oft zu einer passiven Opferhaltung beiträgt.

## Literatur

Ciompi, L. (2006): Geschichten zur Resilienz aus der therapeutischen Wohngemeinschaft „Soteria Bern". In: Hildenbrand, B. (Hrsg.): Erhalten und Verändern. Carl Auer

Klüger, R. (1992): weiter leben. Eine Jugend. dtv

# 5

# Wie und von wem werden psychische Störungen behandelt?

**Inhaltsverzeichnis**
5.1 Psychopharmakologische Behandlung .................................................... 45
    5.1.1 Antidepressiva ........................................................................ 47
    5.1.2 Tranquilizer, „Beruhigungsmittel" ............................................ 48
    5.1.3 Antipsychotika (früher: „Neuroleptika") und Mood Stabilizer ... 50
    5.1.4 Psychopharmaka in der Schwangerschaft ................................ 51
    5.1.5 Die Rolle naher Angehöriger bei der psychopharmakologischen Behandlung ................................ 52
5.2 Psychotherapeutische Behandlung ......................................................... 54
    5.2.1 Die Wirksamkeit von Psychotherapie steht außer Zweifel ......... 55
    5.2.2 Die Rolle des Angehörigen in der Psychotherapie .................... 57
5.3 Stationäre psychiatrische oder psychotherapeutische Behandlung .......... 58
Literatur ...................................................................................................... 61

> In der Allgemeinbevölkerung, aber auch in den Medien, herrscht häufig Unklarheit über die verschiedenen Berufsgruppen, die für die Behandlung psychischer Störungen zuständig sind. Wohin wende ich mich, wenn ich depressiv bin? Bin ich beim Hausarzt gut aufgehoben oder brauche ich eine Fachärztin? Was genau machen Psycholog:innen und Psychotherapeut:innen? In diesem Kapitel sollen die Unterschiede aber auch Überlappungen zwischen den Zuständigkeiten und Kernkompetenzen verständlich dargestellt werden, damit klarer wird, wer im Bedarfsfall am besten helfen kann. Darüber hinaus werden die Grundprinzipien psychopharmakologischer und psychotherapeutischer Behandlungen kurz erläutert.

Die Behandlung psychischer Störungen kann einerseits medikamentös, also durch Psychopharmaka, andererseits nicht-medikamentös, also durch Psychotherapie und/oder psychologische Beratung, erfolgen. Während die medikamentöse Behandlung in allen europäischen Ländern Ärzt:innen vorbehalten ist, wird der Zugang zur Psychotherapie und die Anerkennung der einzelnen Verfahren sehr unterschiedlich geregelt.

Zunächst ein Überblick über die drei Berufsgruppen, die in erster Linie für die Behandlung psychischer Störungen zuständig sind:

- **Psychiater:innen** haben Medizin studiert und eine Facharztausbildung in Psychiatrie absolviert. In älteren Facharztausbildungsordnungen umfasste die Ausbildung zum Psychiater oder Nervenarzt nicht den Bereich Psychotherapie. In diesem Fall berechtigte in Deutschland erst eine psychotherapeutische Weiterbildung dazu, die Bezeichnung „Arzt für Psychotherapie" oder „Arzt für Psychoanalyse" zu führen. Bei neueren Facharztausbildungen für Psychiatrie sowie Kinder- und Jugend-Psychiatrie ist die Psychotherapie dagegen im gesamten deutschen Sprachraum bereits Teil der Ausbildung – und entsprechend auch Teil der Berufsbezeichnung (z. B. „Facharzt für Psychiatrie und Psychotherapie" oder „Facharzt für Psychiatrie und Psychotherapeutische Medizin").

  In Deutschland gibt es seit 2003 darüber hinaus den Facharzt für Psychosomatische Medizin und Psychotherapie (zuvor: „Facharzt für Psychotherapeutische Medizin"), der überwiegend psychotherapeutisch arbeitet.

- **Psycholog:innen** haben Psychologie, nicht Medizin studiert. Nach dem Abschluss des Masterstudiums sind sie noch nicht qualifiziert, psychische Störungen zu behandeln. Wollen Psycholog:innen in Deutschland und der Schweiz psychische Krankheiten behandeln, mussten sie bislang eine mehrjährige Psychotherapieausbildung an ihr Studium anschließen. Nach Abschluss erwerben sie eine staatliche Zulassung (Approbation) und gelten als „Psychologische Psychotherapeut:innen" oder als „Kinder- und Jugendlichenpsychotherapeut:innen (KJP)". 2020 wurde in Deutschland das Psychotherapeutengesetz insofern geändert, als es ab 2021 Studiengänge mit dem Masterabschluss Psychotherapie geben wird, der mit einer Approbation verbunden sein wird.

  In Österreich berechtigt die ein- bis zweijährige Ausbildung zur „Klinischen Psychologin" auch unabhängig von einer Psychotherapieausbildung zur Beratung und Behandlung von Menschen mit psychischen Störungen („psychologische Behandlung").

- **Psychotherapeut:innen** müssen in Deutschland zunächst Medizin oder Psychologie studieren, in Österreich und der Schweiz können sie auch eine andere Berufsausbildung oder ein anderes Studium abgeschlossen haben, bevor sie eine mehrjährige (meist vier- bis sechsjährige) methodenspezifische Psychotherapieausbildung absolvieren. Die Ausbildung zur Kinder- und Jugendlichenpsychotherapeutin (KJP) kann in Deutschland auch von Absolvent:innen der Fächer Pädagogik, Sozialpädagogik oder Soziale Arbeit absolviert werden. Im September 2020 ist in Deutschland ein neues Psychotherapeutengesetz in Kraft getreten, das die Ausbildung völlig neu ordnet. Der aktuelle Ausbildungsweg sieht ein fünfjähriges Hochschulstudium vor, das mit einer bundeseinheitlichen staatlichen Prüfung endet.

In Deutschland sind derzeit nur drei Verfahren wissenschaftlich und sozialrechtlich anerkannt – die psychoanalytisch begründeten Verfahren (Psychoanalyse und die tiefenpsychologisch fundierte Psychotherapie), die Verhaltenstherapie und die Systemische Therapie (letztere derzeit nur für die Behandlung von Erwachsenen). Nur diese Verfahren werden von den Sozialversicherungen bezahlt, viele andere Therapiemethoden werden in Deutschland von Heilpraktiker:innen angeboten und müssen daher privat bezahlt werden.

In Österreich und in der Schweiz sind im Unterschied dazu mehr als zwanzig Psychotherapiemethoden wissenschaftlich anerkannt und werden teilweise von den Krankenkassen finanziert. In der Schweiz konnten psychologische Psychotherapeut:innen ihre Leistungen im Rahmen der obligatorischen Grundversicherung bislang nur dann abrechnen, wenn sie in ärztlicher Verantwortung und Anstellung als „delegierte Psychotherapie" stattfinden. Der Wechsel vom Delegations- zum Anordnungsmodell war für Frühjahr 2021 beschlossen.

Die Unterschiede zwischen den Berufsgruppen sind am leichtesten über die verschiedenen Behandlungsstrategien zu erläutern. In diesem Kapitel sollen die Grundprinzipien psychopharmakologischer und psychotherapeutischer Behandlung dargestellt werden.

## 5.1 Psychopharmakologische Behandlung

Die Verschreibung von Medikamenten ist Ärzt:innen vorbehalten. Nur wer Medizin studiert und dann eine mehrjährige praktische Ausbildung zum Allgemeinmediziner oder Facharzt absolviert hat, darf Medikamente verordnen.

Psychopharmaka werden von verantwortungsvollen Ärzt:innen immer dann empfohlen, wenn der erwartbare Nutzen höher ist als die zu erwartenden Nebenwirkungen. Das ist vor allem bei den Serotonin-Wiederaufnahmehemmern aber auch bei anderen modernen, gut verträglichen Antidepressiva häufig der Fall. Dass jemand Psychopharmaka verschrieben bekommt, heißt nicht, dass er oder sie „schwer krank" ist. Viele Menschen mit leichten depressiven Verstimmungen oder Panikattacken sprechen auf eine psychopharmakologische Behandlung gut an, während es für andere psychische Störungen, die auch einen sehr schweren Verlauf nehmen können, wie z. B. die Anorexie (Magersucht) oder Borderline-Störung, keine wirksamen Medikamente gibt. Bei diesen Störungen kann nur Psychotherapie nachhaltige Besserung bringen, während Psychopharmaka nur adjuvant, also zur zusätzlichen Unterstützung eingesetzt werden. Bei wieder anderen psychischen Störungen, wie den psychotischen, bipolaren und schizoaffektiven Störungen sind Psychopharmaka der unverzichtbare Teil der Behandlung, während Psychotherapie flexibel als Unterstützung eingesetzt werden kann.

In der Psychiatrie haben Medikamente ein ungewöhnlich breites Wirkungsspektrum: Eine bestimmte Substanz kann bei Depression, Panikattacken, Sozialphobie, der generalisierten Angststörung aber auch bei der somatoformen Schmerzstörung und bei der Zwangsstörung eingesetzt werden. Das liegt daran, dass im Gehirn nur eine überschaubare Zahl an Neurotransmittern (chemischen Botenstoffen) an den unterschiedlichsten psychischen Funktionen beteiligt ist.

**Die meisten Psychopharmaka wirken auf die Neurotransmitter**
Serotonin, Noradrenalin, Dopamin und GABA sind die wichtigsten Neurotransmitter, deren Funktion auch medikamentös beeinflusst werden kann. Die meisten Psychopharmaka verstärken oder blockieren die Wirkung eines Neurotransmitters in der Synapse und entfalten so ihre Wirkung. Vielfach werden von Ärzt:innen und in den Medien sehr einfache Erklärungen von psychischen Störungen formuliert: „Die Depression ist auf einen Serotonin-Mangel zurückzuführen" oder „Die Psychose ist durch einen Dopamin-Überschuss verursacht". Solche Erklärungen sind nützlich, um das zentrale Wirkprinzip von Psychopharmaka zu erklären: Die meisten Antidepressiva entfalten ihre Wirkung, indem sie die Verfügbarkeit von Serotonin in der Synapse erhöhen, die meisten Antipsychotika wirken, indem sie die Dopamin-Rezeptoren blockieren. Dass wir den zentralen Wirkmechanismus eines Medikamentes kennen, heißt aber nicht, dass wir die Ursache der Störung, den zugrundeliegenden pathophysiologischen Mechanismus verstanden haben. Schließlich glauben wir ja auch nicht, dass Kopfschmerz eine

Aspirin-Mangelerkrankung ist, obwohl Aspirin nachweislich bei Kopfschmerz wirkt.

Eine detaillierte Bewertung der einzelnen Psychopharmaka würde den Rahmen dieses Buches sprengen, einige Erläuterungen zu den am häufigsten verordneten Medikamentengruppen sind aber bereits an dieser Stelle sinnvoll. Auf andere Psychopharmaka, v. a. Antipsychotika und Phasenprophylaktika wird in den störungsspezifischen Kapiteln eingegangen.

## 5.1.1 Antidepressiva

Die am häufigsten verordnete Substanzgruppe sind Antidepressiva. Seit der Entwicklung von Fluoxetin, dem ersten selektiven Serotonin-Wiederaufnahmehemmer (SSRI), das in den späten 80er-Jahren eingeführt wurde, wird diese Substanzgruppe immer häufiger verschrieben. Der Vorteil gegenüber älteren Antidepressiva ist v. a. ihre bessere Verträglichkeit und die höhere Anwendungssicherheit. Da Serotonin einer der wichtigsten Botenstoffe im Gehirn ist und an der Regulation unterschiedlichster psychischer Funktionen beteiligt ist, können Serotonin-Wiederaufnahmehemmer bei mehreren psychischen Störungen eingesetzt werden. Positive Effekte sind nicht nur bei der Depression, sondern auch bei verschiedenen Angststörungen, Zwangsstörungen und der somatoformen Schmerzstörung nachgewiesen. Allerdings treten diese positiven Effekte oft erst nach ein bis zwei Wochen ein, während sich die häufigste Nebenwirkung, nämlich Übelkeit, unmittelbar nach Behandlungsbeginn zeigt, dafür aber meist nach einigen Tagen abklingt. Gewichtszunahme ist selten, Abhängigkeit entwickelt sich nicht.

**Antidepressiva machen nicht abhängig**
Dass dennoch in vielen Fällen Antidepressiva lange eingenommen werden müssen und beim Absetzen die Krankheitssymptome wieder auftreten, verweist nicht auf eine Medikamentenabhängigkeit im medizinischen Sinn. In der Medizin spricht man von Abhängigkeit nur dann, wenn eine Toleranzentwicklung zu beobachten ist, das heißt, wenn die Dosis im Laufe der Zeit gesteigert werden muss, um den gewünschten Effekt zu erzielen. Dass eine Krankheit dauerhaft behandelt werden muss, weil durch Therapie keine Heilung sondern nur „Symptomreduktion" erzielt wird, gilt auch für Diabetes und Bluthochdruck. Bei diesen Krankheiten wird selbstverständlich angenommen, dass der Medikamenteneffekt nur solange andauert, wie die Medikamente eingenommen werden. Dennoch spricht man nicht von einer Medikamentenabhängigkeit, sondern eben von einer dauerhaft nötigen Be-

handlung. Die jahrelange Fortführung einer medikamentösen antidepressiven Therapie sollte dennoch im Einzelfall überprüft werden. Vor allem bei langanhaltenden aber leichteren Stimmungsbeeinträchtigungen sollte überlegt werden, ob eine Psychotherapie nicht die geeignetere Behandlungsmethode ist.

Eine Weiterentwicklung dieser selektiven Serotonin-Wiederaufnahmehemmer stellen die dualen Antidepressiva dar, die zusätzlich zum Serotonin auch die Wiederaufnahme von Noradrenalin blockieren und damit eine stärkere antriebssteigernde Wirkung haben. Andere Antidepressiva wirken besonders schlaffördernd oder dämpfen das Schmerzgedächtnis, weshalb sie bei chronischen Schmerzen eingesetzt werden. Antidepressiva unterscheiden sich hinsichtlich ihres Wirkprofils und der zu erwartenden Nebenwirkungen. Bei Nichtansprechen auf eine Substanz und/oder bei belastenden Nebenwirkungen ist ein Wechsel durchaus sinnvoll.

Deutschland und Österreich liegen beim Verbrauch von Antidepressiva im europäischen Mittelfeld. Es werden ca. 60 Tagesdosen pro 1000 Einwohner verschrieben (Janson 2019). Im Jahr 2000 waren es erst 21 Tagesdosen. Mehr als die Hälfte der Antidepressiva werden von Hausärzt:innen verordnet. Da aus diesen Daten nicht hervorgeht, wie oft es sich dabei um vom Facharzt verordnete Behandlungsfortsetzungen handelt, muss diese Zahl für sich genommen nicht beunruhigen. Grundsätzlich können Antidepressiva als First-Line-Therapie durchaus auch von Allgemeinmediziner:innen verordnet werden. Bei komplizierteren Krankheitsverläufen und/oder bei schlechtem Ansprechen sollte jedenfalls eine Fachärztin für Psychiatrie beigezogen werden. Außerdem sollten immer auch nicht-medikamentöse Behandlungsstrategien, also Psychotherapie und Beratung in Betracht gezogen werden. Vor allem bei leichteren psychischen Störungen dürften nicht-medikamentöse Therapien in Bezug auf eine langfristige Nutzen-Risiko-Abwägung den psychopharmakologischen Behandlungen überlegen sein.

### 5.1.2 Tranquilizer, „Beruhigungsmittel"

Seit der Markteinführung in den 60er-Jahren haben die Benzodiazepine alle anderen Beruhigungsmittel verdrängt. Der Vorteil der Benzodiazepine ist ihre große therapeutische Breite, das heißt, dass therapeutische und toxische Dosis weit auseinander liegen, gefährliche Überdosierungen daher selten sind. Die einzelnen Benzodiazepine wirken in unterschiedlichem Ausmaß angstlösend, muskelentspannend, schlaffördernd und antiepileptisch. Zur Akutbehandlung der Angststörungen wurden „Tagestranquilizer" entwickelt, die fast ausschließlich angstlösend wirken, aber nicht müde machen. Andere Benzodiazepine werden wegen ihrer starken schlaffördernden Wirkung als Schlafmittel eingesetzt.

Benzodiazepine werden in der Regel gut vertragen, sie haben aber ein beträchtliches Gewöhnungs- und Abhängigkeitspotential, weshalb sie sich nicht zur Langzeittherapie eignen. Durch die Toleranzentwicklung kommt es in vielen Fällen schnell zu einem Wirkungsverlust, sodass die Dosis gesteigert werden muss. Obwohl die Zulassungsbehörden in Deutschland die Anwendungsdauer auf zwei bis vier Wochen beschränkt haben, nehmen 1–2 % der Erwachsenen Benzodiazepine über ein Jahr ein. In Deutschland können Benzodiazepine nur in begründeten Ausnahmefällen länger als vier Wochen auf Kosten der gesetzlichen Krankenversicherung (GKV) verordnet werden. Die hat dazu geführt, dass ca. 50 % der Benzodiazepinverordnungen auf Privatrezepten getätigt werden. Benzodiazepine gehören damit zu den meist verschriebenen Psychopharmaka, in Deutschland dürften ca. 1 Million Erwachsener von Benzodiazepinen abhängig sein (Janhsen et al. 2015).

**Tranquilizer sollten wegen ihres Abhängigkeitspotentials nicht langfristig eingenommen werden**
Vor allem innerhalb der Psychiatrie wächst das Problembewusstsein hinsichtlich des Abhängigkeitspotentials von Benzodiazepinen und das Verordnungsvolumen ist in den letzten 20 Jahren stark rückläufig. Dass ein Großteil der Benzodiazepine aktuell von Allgemeinmediziner:innen und Internist:innen verordnet wird, ist durchaus kritisch zu bewerten. Auch die oft langfristige Verordnung der sogenannten Z-Substanzen (Zolpidem etc.), die den Benzodiazepinen verwandt sind und ein vergleichbares Abhängigkeitspotential haben, ist problematisch. Diese Medikamente sind nur für die kurzfristige Behandlung von Schlafstörungen geeignet. Bei länger bestehenden Schlafstörungen sollte ein Facharzt für Psychiatrie beigezogen werden sollte, um Behandlungsalternativen ohne Abhängigkeitspotential zu finden.

Als Akutbehandlung bei Panikattacken oder anderen massiven Angstsymptomen sowie zur kurzfristigen Behandlung von Schlafstörung können Benzodiazepine auch von Allgemeinmediziner:innen verschrieben werden. In weiterer Folge sollten Behandlungsalternativen, die nicht abhängig machen, gefunden werden, was meist die Einbeziehung einer Fachärztin für Psychiatrie nötig macht. Neben dem Abhängigkeitspotential sollten bei der Verordnung die Einschränkung der Fahrtüchtigkeit, mögliche Gedächtnisstörungen und die erhöhte Sturzgefahr berücksichtigt werden. Letzteres schränkt die sichere Anwendung von Benzodiazepinen und den verwandten Z-Substanzen vor allem bei älteren Personen deutlich ein.

## 5.1.3 Antipsychotika (früher: „Neuroleptika") und Mood Stabilizer

Antipsychotika können nach ihrem chemischen Aufbau oder nach ihrem Wirkungsschwerpunkt unterschieden werden. „Hochpotente" Substanzen werden vorwiegend zur Behandlung von Psychosen und Manien, „niedrigpotente" Substanzen zur unspezifischen Sedierung, also zur Beruhigung und als Schlafmedikation eingesetzt. Im Unterschied zu Benzodiazepinen haben Antipsychotika kein Gewöhnungs- oder Abhängigkeitspotential und sind damit auch für den langfristigen Einsatz geeignet.

**In der Behandlung von schizophrenen Psychosen und Manien sind Antipsychotika weitgehend unverzichtbar**
Antipsychotika werden sowohl zur Akutbehandlung als auch zur Prophylaxe psychotischer Episoden eingesetzt. Es ist eindeutig nachgewiesen, dass die Häufigkeit psychotischer Episoden dadurch reduziert werden kann. In vielen Fällen kann durch die antipsychotische Medikation eine langfristige Stabilisierung und uneingeschränkte Lebensführung erzielt werden. Die therapeutische Wirkung erklärt sich über die Reduktion der Dopamin-Aktivität im Gehirn, die meisten Antipsychotika sind also Dopamin-Antagonisten (Gegenspieler). Da Dopamin aber nicht nur mit der Entstehung psychotischer Symptome in Verbindung gebracht wird, sondern auch mit dem Erleben von Interesse und Neugierde, werden Antipsychotika oft als unangenehm dämpfend erlebt.

Phasenprophylaktika oder „Mood Stabilizer" (Stimmungsstabilisierende Substanzen) wie Lithium, Carbamazepin oder Valproinsäure werden in der Langzeitbehandlung der bipolaren und der schizoaffektiven Störung eingesetzt. Sie wirken selbst nicht antidepressiv, können aber Anzahl und Schwere von Krankheitsepisoden nachweislich reduzieren.

Allerdings sind sowohl Antipsychotika wie auch „Mood Stabilizer" keine unkomplizierten Substanzen. Einige können zur Gewichtszunahme führen und das Diabetesrisiko erhöhen, andere beeinflussen die Erregungsleitung im Herzen oder sonstige wichtige Stoffwechselfunktionen. Daher gehört die Verordnung von Antipsychotika und Stimmungsstabilisierern in fachärztliche Hand. Sowohl die Indikationsstellung (soll überhaupt ein Medikament dieser Art verabreicht werden?), als auch die Auswahl des passenden Medikamentes und die Dosisfindung erfordern viel psychiatrische Erfahrung. Wenn das richtige Medikament und die passende Dosis gefunden wurden, ist eine Weiterverordnung durch den Allgemeinmediziner vertretbar – umso mehr, als in regelmäßigen Abständen Labor- und EKG-Kontrollen durchzuführen sind. Regelmäßige psychiatrische Kontrollen sind jedenfalls sinnvoll, um langfristig ein optimales Behandlungsergebnis zu gewährleisten. Auch das Absetzen von Antipsychotika und Mood Stabilizern sollte unbedingt mit einem Facharzt besprochen werden, da es – je nach Krankheitsverlauf – mit einem deutlich erhöhten Rückfallrisiko einhergeht. Unbehandelt erleben 80–100 % der schizophrenen Patienten innerhalb von drei bis fünf Jahren eine neuerliche psychotische Episode – häufig mit schwersten Auswirkungen auf die Lebensqualität.

### 5.1.4 Psychopharmaka in der Schwangerschaft

Fast alle Frauen haben den nachvollziehbaren Wunsch, in der Schwangerschaft keine Medikamente einzunehmen. Infolge des Contergan-Skandals Anfang der 60er-Jahre (damals wurden nach Einnahme eines Schlaf- und Beruhigungsmittels weltweit mehrere Tausend Babys mit Missbildungen der Extremitäten geboren) gibt es heute in der Allgemeinbevölkerung ein hohes Bewusstsein für mögliche fruchtschädigende Effekte von Psychopharmaka. Die schädlichen Auswirkungen einer akuten psychischen Störung einer werdenden Mutter werden hingegen oft ausgeblendet. Nicht nur Depressionen und Psychosen, auch schwere Angst- und Zwangsstörungen beeinträchtigen die Fähigkeit der Mutter, ihr Kind emotional gut zu versorgen. Daher ist es bei einem geplanten Kinderwunsch sinnvoll, gemeinsam mit der behandelnden Psychiaterin das Restrisiko von unerwünschten Medikamenteneffekten gegen die Wahrscheinlichkeit einer Zustandsverschlechterung nach Absetzen der Medikation abzuwägen. Für jede psychische Störung gibt es heute Medikamente, die auch in der Schwangerschaft und der Stillzeit sicher angewendet werden können. Um das Risiko zu minimieren, kann es sinnvoll sein, in Schwangerschaft und Stillzeit auf jene Medikamente umzustellen, für die es die beste Datenlage gibt. In weltweiten Datenbanken (z. B. Embryotox) werden alle relevanten Informationen gesammelt und benutzerfreundlich aufbereitet.

Auch bei ungeplanten Schwangerschaften, die meist ja erst nach der 5. oder 6. Schwangerschaftswoche entdeckt werden, ist ein selbständiges Absetzen der Psychopharmaka nicht zu empfehlen. Da die Organbildung zu diesem Zeitpunkt schon weitgehend abgeschlossen ist, kann das Risiko einer Fehlbildung durch plötzliches Absetzen nicht mehr deutlich reduziert werden.

In den Wochen vor der Geburt wird zumeist empfohlen, die Dosis der Psychopharmaka um ca. ein Drittel oder die Hälfte zu reduzieren, um Nebenwirkungen für das Baby rund um die Geburt zu reduzieren.

Wenn sich Ihre Partnerin oder Ihre Tochter trotz einer behandlungsbedürftigen psychischen Störung ein Kind wünscht oder ein Kind erwartet, sollten Sie sie nicht reflexhaft zum Absetzen der Medikamente drängen, sondern sie ermutigen, dies mit einer erfahrenen Psychiaterin zu besprechen. Als Partner sind Sie sicher auch im Rahmen eines Angehörigengesprächs willkommen, um mögliche offene Fragen zu klären.

### 5.1.5 Die Rolle naher Angehöriger bei der psychopharmakologischen Behandlung

Viele Menschen haben massive Vorbehalte gegenüber einer psychopharmakologischen Behandlung. Manchmal drängen die Angehörigen auf medikamentöse Therapie, während die Betroffenen keinen Behandlungsbedarf sehen, manchmal ist es aber auch umgekehrt: Die Betroffenen verheimlichen ihre Medikation, da sie sich nicht den kritischen Argumenten ihrer Angehörigen ausliefern wollen.

Die häufigsten Argumente, die zu einer strikten Ablehnung von Psychopharmaka führen, sind nicht zutreffend. Weder machen alle Psychopharmaka abhängig, noch verändern sie die Persönlichkeit. Allerdings haben viele Psychopharmaka Nebenwirkungen, sodass ihr Einsatz individuell begründet sowie Vor- und Nachteile im Einzelfall abgewogen werden müssen. Psychopharmaka sollten daher nicht im Vorbeigehen verordnet werden. Patient:innen müssen über den erwarteten Nutzen einer Behandlung, aber auch über absehbare Nebenwirkungen und Risiken beim Verzicht auf eine angemessene Behandlung aufgeklärt werden. Es ist ein Unterschied, ob der Patient bei Ablehnung der psychopharmakologischen Behandlung ein Fortbestehen seiner leichten depressiven Verstimmung oder seiner milden Angstsymptomatik in Kauf nimmt oder aber einen psychotischen oder manischen Rückfall riskiert, der zu einer langen Krankenhausbehandlung, zum Verlust der Arbeitsfähigkeit und zur massiven Belastung aller sozialen Beziehungen führen kann. Außer in Momenten akuter Selbst- oder Fremdgefährdung, in denen der Psychiater auch gegen den Willen des Patienten behandeln darf, gilt das Prinzip des „Shared decision-making", was die explizite Berücksichtigung der subjektiven Einstellungen und Wünsche von Patient:innen beinhaltet. Die Indikationsstellung für eine psychopharmakologische Behandlung muss regelmäßig überprüft und der Therapieerfolg immer wieder evaluiert werden. Eine zumindest halbjährliche (fach)ärztliche Überprüfung der psychopharmakologischen Behandlung ist auch bei erreichter Stabilität sinnvoll.

## Die Anwendung von Psychopharmaka sollte nicht ideologisch aufgeladen werden

Für einige Krankheitsbilder, allen voran für schizophrene und bipolare Störungen, schwere depressive Episoden, aber auch schwere Angst- und Zwangsstörungen, ist ein positiver Effekt von Psychopharmaka zweifelsfrei nachgewiesen und der Verzicht auf eine medikamentöse Behandlung medizinisch kaum zu begründen. Bei der Wahl der Medikation muss aber auf die individuelle Verträglichkeit und auch auf die subjektive Empfindlichkeit gegenüber bestimmten Nebenwirkungen Rücksicht genommen werden. Hier können auch Angehörige ihre Wahrnehmungen einfließen lassen und diese sowohl dem Betroffenen als auch der behandelnden Ärztin mitteilen. Im besten Fall gibt es gemeinsame Gespräche mit Ärztin, Patientin und einem nahen Angehörigen, in denen die Effekte der medikamentösen Behandlung detailliert besprochen werden. Die Außenperspektive der Angehörigen ist hier häufig eine wichtige zusätzliche und berücksichtigungswürdige Informationsquelle.

## Die Kontrolle der Medikamenteneinnahme durch Angehörige

In der Regel sind nur die nächsten Angehörigen in die psychopharmakologische Behandlung involviert. Bei besonders schweren Krankheitsepisoden und geringer Compliance der Betroffenen (wenn diese die Medikamente nicht regelmäßig einnehmen) haben Eltern und Ehepartner:innen, aber auch erwachsene Kinder oft das Bedürfnis, die Einnahme der Medikation zu kontrollieren. Nur wenn diese Kontrolle als Unterstützung wahrgenommen wird, als Erleichterung und Absicherung einer Behandlung, der grundsätzlich zugestimmt wird, hat sie Aussicht auf Erfolg. Eine kontrollierte Einnahme von Tabletten gegen den Willen des Patienten kann nicht einmal in spezialisierten Behandlungseinrichtungen, also in psychiatrischen Abteilungen, lückenlos gewährleistet werden und führt zu unwürdigen und belastenden Konfrontationen. Angehörige müssen zur Kenntnis nehmen, dass sie die Medikamenteneinnahme weder durchsetzen noch überwachen können und darüber gegebenenfalls den behandelnden Arzt informieren. Dieser hat die Möglichkeit, über Blutspiegelmessungen die Einnahme zu überprüfen und mit dem Patienten akzeptable Behandlungsalternativen zu suchen.

## Die Wahrnehmung von Wirkungen und Nebenwirkungen der Behandlung durch Angehörige

Häufig sind es die Angehörigen, die als erstes einen positiven Medikamenteneffekt wahrnehmen. Manchmal haben sie aber auch Bedenken wegen Nebenwirkungen oder mangelnder Wirksamkeit der verordneten Medikation. Diese Wahrnehmungen sollten an den Betroffenen herangetragen werden mit dem Vorschlag, dies mit der behandelnden Ärztin zu besprechen. In vielen Fällen ist es auch sinnvoll, den Betroffenen, sofern er damit einverstanden ist, zur Ärztin zu begleiten und selbst die Beobachtungen oder medikamentenbezogenen Sorgen mitzuteilen.

## 5.2 Psychotherapeutische Behandlung

Auch den gut informierten Laien mag es verwundern, dass unter dem Begriff „Psychotherapie" so unterschiedliche Vorgehensweisen wie Verhaltenstherapie, Psychoanalyse und Systemische Familientherapie – in Österreich und der Schweiz sogar noch 20 weitere Methoden – zusammengefasst werden. Diese Therapiemethoden unterscheiden sich nicht nur in ihren zugrundeliegenden Wirkannahmen, in ihrem Menschenbild und ihrem Verständnis psychischer Störungen, sie unterscheiden sich auch in der Dauer und der Frequenz der Therapie. Das Spektrum reicht von der mehrjährigen Psychoanalyse mit drei oder vier Sitzungen pro Woche über die meist wöchentlich stattfindende Verhaltenstherapie, die durchschnittlich ein Jahr dauert, bis hin zur Systemischen Therapie, die nur alle zwei oder drei Wochen stattfindet, aber dafür bei Bedarf verschiedene Familienangehörige miteinbezieht. Wie soll man das verstehen? Sind die einzelnen Methoden für unterschiedliche Störungen geeignet? Sollten „schwerer Kranke" intensivere Psychotherapie absolvieren als „leichter Kranke"?

**Die Anerkennung verschiedener Psychotherapiemethoden**
Hinsichtlich der anerkannten Methoden bestehen im deutschsprachigen Raum große Unterschiede. In Deutschland werden nur drei Psychotherapieverfahren als „wissenschaftlich anerkannt" und „wirtschaftlich" eingestuft und damit als „Richtlinien-Psychotherapie" auch von den Krankenkassen finanziert, nämlich die Verhaltenstherapie, die Psychoanalyse und die tiefenpsychologisch fundierte Psychotherapie sowie seit 1. Juli 2020 auch die Systemische Therapie. Alle anderen Therapiemethoden können in Deutschland nicht mit den gesetzlichen Krankenkassen abgerechnet werden und führen auch nicht zur staatlichen Anerkennung als Psychotherapeut:in. Ob diese strikte Begrenzung der Psychotherapiemethoden tatsächlich dem Schutz psychisch kranker Menschen vor wissenschaftlich nicht maximal abgesicherten Methoden dient oder dabei eher macht- und marktpolitische Interessen vertreten werden, bleibt offen. Allerdings ist auch in Deutschland die Psycho-

therapielandschaft in der Praxis vielfältiger, als es die gesetzlichen Regelungen vermuten lassen. Zum einen werden die anderen Therapiemethoden vielfach durch Heilpraktiker:innen angeboten, zum anderen absolvieren Psychotherapeut:innen, die in einer der anerkannten Methoden approbiert sind, im Laufe ihrer Berufspraxis weitere Ausbildungen, die ihren verfahrensspezifischen Fokus ergänzen.

**Die Unterschiede zwischen den Therapiemethoden werden geringer**
Hinzu kommt, dass sich auch die einzelnen Psychotherapiemethoden weiterentwickeln und sich dabei ähnlicher werden. Zum Zeitpunkt ihrer Entstehung beruhten z. B. Psychoanalyse, Verhaltenstherapie und Familientherapie auf radikal unterschiedlichen Vorstellungen der menschlichen Psyche: In der frühen Psychoanalyse ging es hauptsächlich um Triebkonflikte, in der frühen Verhaltenstherapie um Lernprozesse, in der frühen Familientherapie um die aktuelle Familiensituation. Im Laufe der Jahrzehnte weiten sich in allen Therapiemethoden die theoretischen Konzepte aus, wodurch sich auch die konkreten therapeutischen Vorgehensweisen annäherten. Die meisten psychoanalytischen Behandlungen – die dann psychodynamische oder tiefenpsychologisch fundierte Therapien heißen – finden im Sitzen und nur ein- bis zweimal wöchentlich statt, Verhaltenstherapie und Systemische Therapie wiederum integrieren Konzepte aus anderen Verfahren, sodass die grundlegenden Auffassungsunterschiede zwischen den Therapiemethoden immer geringer werden.

### 5.2.1 Die Wirksamkeit von Psychotherapie steht außer Zweifel

Die grundsätzliche Wirksamkeit von Psychotherapie ist durch Hunderte Metaanalysen zweifelsfrei gesichert. Die meisten Studien schätzen die mittlere Effektstärke von Psychotherapie mit 0,5–0,7 ein, das heißt, dass 50–70 % aller Behandelten von einer Psychotherapie profitieren. Das heißt nicht, dass sie „geheilt" werden, sondern dass Psychotherapie bei den meisten psychischen Störungen schneller, stärker und nachhaltiger wirkt als der natürliche Heilungsprozess oder ein rein stützendes Umfeld. Dabei sind die unterschiedlichen Therapiemethoden ungefähr gleich wirksam. Eine allgemeine Überlegenheit einer Therapiemethode lässt sich auf der Basis wissenschaftlicher Untersuchungen nicht belegen. Zwar gibt es einzelne Studien, die für einige Störungen Wirksamkeitsunterschiede zwischen den Therapieverfahren beschreiben, allerdings gibt es auch Hinweise, dass die Wirksamkeit einer Methode mehr von Persönlichkeitsmerkmalen als von der Therapiemethode abhängt. So wirken z. B. direktive Therapiemethoden, also Methoden, in denen konkrete Verhaltensvorschläge gemacht werden, erwartungsgemäß eher bei Personen, die selbstunsicher sind und gerne Verantwortung abgeben, während sehr autonomie-orientierten Personen besser auf non-direktive Methoden ansprechen.

**Die Bedeutung allgemeiner Wirkfaktoren in der Psychotherapie**
Viele Studien legen zudem nahe, dass die Wirkung von Psychotherapie weniger auf die spezifischen therapeutischen Techniken zurückzuführen ist als auf allgemeine bzw. unspezifische Faktoren, die in allen Therapieverfahren wirken. Zu diesen allgemeinen Wirkfaktoren gehört die therapeutische Beziehung, also ein geschützter Rahmen, in dem sich der Betroffene konstruktiv mit seinen Problemen auseinandersetzen kann. Hinzu kommt ein plausibler Erklärungs- oder Verstehenszusammenhang für die thematisierten Probleme, wodurch neue Einsichten sowie Einstellungs- und Verhaltensänderungen gefördert werden. Psychotherapie ist nicht nur eine gut untersuchte und nachweislich wirksame Behandlungsmethode für viele psychische Störungen, sie kann auch im Sinne der Prävention in belastenden Lebensphasen bei psychisch Gesunden indiziert sein. Viele Menschen, die unter der psychischen Störung eines Angehörigen leiden, nützen Psychotherapie, um mit den damit einhergehenden Belastungen besser umgehen zu können.

**Psychotherapie kann nicht alles heilen**
Andererseits sollte Psychotherapie auch nicht mit inadäquaten Erwartungen überfrachtet werden. Weder kann Psychotherapie Psychosen oder bipolare Störungen heilen oder die für die Behandlung nötigen Medikamente ersetzen, noch kann der Verlauf schwerer körperlicher Erkrankungen verlässlich beeinflusst werden. Gerade Krebskranken wird manchmal suggeriert, dass der Krebs Ausdruck eines Konflikts oder einer schädlichen Beziehung ist und die Betroffenen durch Psychotherapie die „Wurzel" der Krankheit erkennen und beheben können. Diese Behauptung ist allerdings durch keinerlei empirische Untersuchung bestätigt. Zutreffend ist hingegen, dass die existentielle Erschütterung, die mit lebensbedrohlichen Erkrankungen einhergeht, häufig eine konstruktive Auseinandersetzung verhindert. Angesichts schwerer und lang andauernder Erkrankungen versinken die Betroffenen oft in Verzweiflung, fallweise suchen sie einen Schuldigen, dem sie ihre Erkrankung anlasten können, manchmal verleugnen sie die Schwere der Erkrankung. Die

Schulmedizin bietet hier nicht immer angemessene Gesprächsangebote. Zeitmangel, unzureichende Ausbildung betreffend Gesprächsführung und eine Fixierung auf die somatische (körperliche) Seite der Erkrankung führen immer wieder dazu, dass die behandelnden Ärzt:innen bei der psychischen Auseinandersetzung mit der Krankheit wenig Unterstützung bieten. Hier kann Psychotherapie oder psychotherapeutische Medizin eine wichtige Ergänzung darstellen. Auch wenn die zugrundeliegende Krankheit nicht durch Psychotherapie geheilt werden kann, so wird doch das Leben mit der Krankheit erleichtert und damit vielleicht auch der Verlauf positiv beeinflusst.

**Wie findet man die passende Therapiemethode?**
Da sich die Psychotherapiemethoden hinsichtlich ihrer Wirksamkeit nur wenig unterscheiden, geht es mehr um individuelle Passung: Die Betroffenen müssen sich gut aufgehoben fühlen und das Vorgehen, das von der Psychotherapeutin angeboten wird, als plausibel und hilfreich erleben. Es ist möglich, sich über die verschiedenen Psychotherapieverfahren im Internet zu informieren und es ist durchaus üblich, bei verschiedenen Therapeut:innen ein Erstgespräch zu absolvieren, um ein Gefühl dafür zu bekommen, wie unterstützend ein bestimmtes Gegenüber erlebt wird. Ein wesentlicher Entscheidungsfaktor ist auch die gewünschte Frequenz und Dauer. Hierin unterscheiden sich die Psychotherapiemethoden erheblich. Aus gesundheitsökonomischer Perspektive sollten Intensität und Dauer dem Beschwerdebild angepasst sein. In vielen Fällen ist daher zunächst ein kurztherapeutisches Angebot sinnvoll, bei schweren und chronischen psychischen Störungen kann auch eine langfristige psychotherapeutische Begleitung zur Stabilisierung nötig sein.

## 5.2.2 Die Rolle des Angehörigen in der Psychotherapie

Angehörige werden nur von systemischen (Familien)Therapeut:innen einigermaßen regelmäßig in die Behandlung einbezogen. Bei allen anderen Therapieverfahren sind Angehörigengespräche eher unüblich. Als systemische Therapeutin sehe ich viele Vorteile darin, die wichtigsten Angehörigen kennenzulernen. Wenn Angehörige völlig aus der psychotherapeutischen Behandlung ausgeschlossen sind, können psychotherapeutische Prozesse neben der Hoffnung auf Besserung auch Grund zur Sorge darstellen: Angehörige erleben, dass die Therapeutin eine wichtige Bezugsperson wird. Sie vermuten vielleicht, dass die Betroffenen in der Psychotherapie negative Aspekte der

Beziehung besprechen und sie dazu nicht Stellung nehmen können. Hinzu kommt, dass viele Menschen, die Psychotherapie in Anspruch nehmen, über die Inhalte der Therapie nicht gerne mit ihren Angehörigen sprechen. Auch dies kann Ängste schüren. Sowohl (Ehe)Partner:innen als auch Eltern erwachsener oder jugendlicher Therapieklient:innen erleben fallweise, dass im Zuge einer Psychotherapie ihr Einfluss schwindet und sich die Betroffenen von ihnen distanzieren. Das kann bei sehr engen, verstrickten und belastenden Beziehungen sinnvoll und im Interesse der Betroffenen sein, manchmal kommt es aber auch zu Beziehungsabbrüchen, welche für die Angehörigen völlig unverständlich und schwer zu akzeptieren sind.

In der Regel sollte sich Psychotherapie aber entlastend auf die nahen Beziehungen auswirken. Verantwortungsvolle Psychotherapeut:innen werden einfache Schuldzuschreibungen nicht unterstützen sondern versuchen, zu einer reifen und reflektierten Form der Beziehungsgestaltung beizutragen. Psychotherapeutische Prozesse führen zwar regelmäßig dazu, dass eigene Bedürfnisse besser erkannt werden, sie sollten aber nicht zu egoistischem und rücksichtslosem Handeln ermutigen. Bindungsbedürfnisse, der Wunsch nach Zugehörigkeit und Nähe, die Fähigkeit zu vertrauensvollen und offenen Beziehungen werden im gleichen Maße berücksichtigt wie das Bedürfnis nach Autonomie und Selbstverwirklichung.

## 5.3 Stationäre psychiatrische oder psychotherapeutische Behandlung

Das stationäre psychiatrische Behandlungsangebot hat sich in den letzten fünfzig Jahren in ganz Europa massiv verändert. Die früher typischen psychiatrischen Großkliniken, die überregional zuständig waren, wurden fast ausnahmslos aufgelöst. Die psychiatrischen Abteilungen sind an den Allgemeinkrankenhäusern angesiedelt worden, was im Sinne der Entstigmatisierung und für eine Optimierung der somatischen Versorgung günstig ist, aber auch Nachteile hat. Zwar haftete den alten großen Krankenhausarealen immer der Beigeschmack des Ghettos an, gleichzeitig aber boten sie – meist außerhalb von Stadtzentren gelegen – auch viel Lebensraum. Die Patient:innen konnten sich hier freier bewegen, hatten meist auch mehr Beschäftigungsangebote als dies heute im Umfeld eines Allgemeinen Krankenhauses möglich ist. Ziel der gemeindenahen Psychiatrie war es, Großkliniken aufzulösen, Akutabteilungen an die regionalen Krankenhäuser anzuschließen und die rehabilitative Behandlung außerhalb des Krankenhauses, also ambulant oder tagesklinisch durchzuführen. Die Zahl der psychiatrischen Betten wurde reduziert (besonders stark in Österreich, wo seit den 70er-Jahren zwei Drittel der Psychiatriebetten abgebaut wurden, vgl. Wancata et al. 2018), die Betten in psychiatrischen Rehabilitationskliniken und psychosomatischen Kliniken wurden ausgebaut. Gleichzeitig nahm die Verweildauer auf der Akutpsychiatrie ab. In Deutschland betrug die durchschnittliche Dauer einer psychiatrischen Krankenhausbehandlung 1995 noch 51 Tage, derzeit nur mehr 23 Tage (DGPPN 2019). Dies erklärt sich zum einen dadurch, dass durch effizientere Behandlung den Patient:innen schneller geholfen werden kann, teilweise aber auch dadurch, dass aufgrund des hohen Bedarfes die Betroffenen immer wieder auch in mäßig gebessertem Zustand entlassen und damit auch schnell wieder aufgenommen werden müssen. Diese problematische Entwicklung wird mit dem Begriff Drehtürpsychiatrie bezeichnet.

Psychiatrische Abteilungen bieten heute ein multidisziplinäres Angebot aus medizinischer, psychologischer und psychotherapeutischer Behandlung. Musik-, Ergo- und Bewegungstherapeut:innen werden ebenso einbezogen wie Sozialarbeiter:innen und – vor allem in der Kinder- und Jugendpsychiatrie – (Sonder)Pädagog:innen. Viele Spezialabteilungen mit psychotherapeutischem Schwerpunkt (z. B. für Essstörungen, Suchterkrankungen, Somatisierungsstörungen oder Traumafolgestörungen) sowie Tageskliniken stellen weitere Ausdifferenzierungen des Behandlungsangebotes dar. Eine psychiatrische Abteilung ist also keineswegs „Endstation", sondern der Platz, an dem bei schwer belastenden Krankheitsverläufen am effizientesten geholfen werden kann. Wenn Sie als Angehörige den Eindruck haben, dass eine stationäre Aufnahme nötig ist, sollten Sie sich daher nicht davor scheuen, Informationen einzuholen und darüber mit dem Betroffenen ins Gespräch zu kommen. Viele Bedenken, die sich gegen eine stationäre psychiatrische Behandlung richten, sind heute keineswegs mehr angebracht. Ein Großteil aller stationären psychiatrischen Behandlungen findet freiwillig und ohne jegliche Beschränkung der Patientenrechte statt. Der Patient kommt aus freien Stücken, wird über alle Behandlungsmaßnahmen informiert und kann die Therapie auch jederzeit beenden, außer wenn eine konkrete ernstzunehmende Selbst- oder Fremdgefährdung besteht.

**Behandlung gegen den Willen des/der Betroffenen**
Nur wenn die Erkrankung zu einer konkreten Selbst- oder Fremdgefährdung führt, ist eine psychiatrische Behandlung auch ohne/gegen den Willen der Betroffenen möglich. Die gesetzlichen Regelungen für die Anhaltung in einer psychiatrischen Abteilung sind in den einzelnen Ländern etwas unterschiedlich definiert, in jedem Fall werden aber unabhängige Sachverständige beigezogen, welche die Notwendigkeit der Behandlung aufgrund konkreter Ge-

fährdungsmomente beurteilen. Letztendlich entscheidet dann ein unabhängiges Gericht darüber, ob und wie lange die Therapie ohne Einverständnis des Betroffenen zulässig ist bzw. welche Behandlungsmaßnahmen gegen den Willen des Patienten durchgeführt werden dürfen. Mehr darüber erfahren Sie im Kap. 15.

### Zusammenfassung

- Auf die Behandlung psychischer Störungen sind Fachärzt:innen für Psychiatrie (und Psychotherapie bzw. Psychotherapeutische Medizin) sowie Psychotherapeut:innen spezialisiert. Während in Deutschland nur Ärzt:innen und Psycholog:innen zur Psychotherapieausbildung zugelassen werden, steht diese Berufsausbildung in Österreich und in der Schweiz auch Personen mit anderem beruflichen Hintergrund offen. In jedem Fall handelt es sich bei der Psychotherapieausbildung um eine mehrjährige Aus- oder Weiterbildung, die an die 3000 Stunden umfasst.
- Die beiden wichtigsten Behandlungsstrategien sind die medikamentöse (psychopharmakologische) Therapie, die Ärzt:innen vorbehalten ist und die Psychotherapie. Psychopharmaka werden nicht nur von Fachärzt:innen für Psychiatrie sondern in zunehmendem Ausmaß auch von Allgemeinmediziner:innen und Fachärzt:innen anderer Richtungen verschrieben. Dies ist im Sinne eines flächendeckenden Behandlungsangebots auch sinnvoll. Kompliziertere Behandlungsverläufe, welche die Kombination mehrerer Medikamente oder mehrere Umstellungen erfordern, sowie die Verschreibung von Antipsychotika und Mood Stabilizern gehören aber in psychiatrische Hand. Auch die längerfristige Verschreibung von Benzodiazepinen und den verwandten Z-Substanzen ist aufgrund des Abhängigkeitspotentials problematisch und sollte daher, wenn überhaupt nötig, durch einen Facharzt für Psychiatrie verantwortet werden.
- Die Psychotherapieausbildung erfolgt im deutschen Sprachraum methodenspezifisch. Die verschiedenen Psychotherapiemethoden unterscheiden sich gravierend hinsichtlich der Intensität der Behandlung (Dauer und Frequenz) und den zugrundeliegenden Annahmen über die Psyche, deutlich weniger jedoch hinsichtlich ihrer Wirksamkeit. Die meisten Studien finden keine eindeutige Überlegenheit einer bestimmten Therapiemethode, was auf die besondere Bedeutung „unspezifischer" Wirkfaktoren zurückgeführt wird, die in jeder Psychotherapie realisiert werden. Psychotherapie unterstützt Menschen dabei, sich im Rahmen einer emotional unterstützenden Beziehung aktiv und konstruktiv mit ihren Problemen auseinanderzusetzen. Jede Therapiemethode bietet einen plausiblen Erklärungs- oder Verstehenszusammenhang für die thematisierten Probleme und fördert damit neue Einsichten sowie Einstellungs- und Verhaltensänderungen.
- Die stationäre psychiatrische Behandlung findet in der Regel freiwillig in psychiatrischen Abteilungen durch ein multiprofessionelles Behandlungsteam statt. Sowohl die stationäre wie auch die teilstationäre (tagesklinische) Behandlung hat sich im deutschen Sprachraum störungsspezifisch ausdifferenziert, sodass für viele Krankheitsbilder ein passendes Behandlungsangebot verfügbar ist.

## Literatur

DGPPN (2019): Zahlen und Fakten der Psychiatrie und Psychotherapie https://www.dgppn.de/_Resources/Persistent/154e18a8cebe41667ae22665162be21ad726e8b8/Factsheet_Psychiatrie.pdf, Abruf 12.12.2020

Janson, M. (2019): Immer mehr Medikamente gegen Depressionen. https://de.statista.com/infografik/16707/verordnungen-von-antidepressiva-in-deutschland/ Abruf 12.12.2020

Janhsen, K., Roser, P., Hoffmann, K. (2015): Probleme der Dauertherapie mit Benzodiazepinen und verwandten Substanzen. In: Dtsch Ärztebl Int 112; DOI: https://doi.org/10.3238/arztebl.2015.0001

Wancata, J., Reisegger, A., Slamanig R.R., et al. (2018): Psychiatrische Versorgung heute. In: psychopraxis.neuropraxis 21 (Suppl 1), https://doi.org/10.1007/s00739-018-0512-0

# 6
# Schizophrenie und andere psychotische Störungen

**Inhaltsverzeichnis**

6.1  Was ist der Unterschied zwischen Schizophrenie und Psychose? ............ 64
6.2  Wie erkenne ich eine Psychose? .............................................................. 64
6.3  Verlaufsformen psychotischer Störungen ................................................ 65
6.4  Krankheitshäufigkeit ................................................................................ 67
6.5  Krankheitsursachen .................................................................................. 67
6.6  Diagnose und Behandlung ....................................................................... 69
6.7  Was bedeutet die Psychose für Angehörige? .......................................... 72
Literatur ............................................................................................................. 77

---

Psychotisch sein, schizophren sein – was bedeutet das eigentlich genau? Welche Rolle spielt hier die Vererbung, inwieweit ist die Familie schuld und braucht man für die Behandlung wirklich immer Medikamente? Warum erholen sich manche Betroffene nach einer einzigen Phase und andere bleiben ihr Leben lang krank? In diesem Kapitel erfahren Sie, was Fachleute unter Schizophrenie und Psychose verstehen, wie man diese Erkrankungen erkennt und behandelt und wie sie verlaufen können. Besonders ausführlich wird auf die damit verbundenen Belastungen für die Angehörigen eingegangen: Was tun, wenn jemand im Umfeld erkrankt, was tun, wenn dieser jemand ein naher Angehöriger ist? Und was, wenn dieser erkrankte Angehörige nicht zu einer Behandlung bereit ist?

---

© Der/die Autor(en), exklusiv lizenziert durch Springer-Verlag GmbH, DE, ein Teil von Springer Nature 2021
E. Wagner, *Psychische Störungen verstehen*, https://doi.org/10.1007/978-3-662-63156-0_6

## 6.1 Was ist der Unterschied zwischen Schizophrenie und Psychose?

Schizophrenie und Psychose ist nicht das gleiche. Im heutigen Sprachgebrauch wird der Begriff Schizophrenie nur mehr für Krankheitsverläufe verwendet, in denen psychotische Episoden immer wieder auftreten oder die psychotische Störung chronisch besteht. Psychotisch kann man auch sein, ohne schizophren zu sein, z. B. wenn man Drogen konsumiert hat. „Psychotisch" beschreibt also eine bestimmte Symptomatik, zentral sind hier Wahrnehmungsstörungen, die zu einem veränderten Erleben („Verkennen") der Realität führen. Auffälligstes Symptom einer akuten Psychose sind damit Wahnerleben und veränderte Wahrnehmung bzw. Interpretation der Realität, Psychiater sprechen hier von „produktiver" oder „Plus-Symptomatik" . Bei der Schizophrenie besteht häufig neben dieser „Plus-Symptomatik" auch eine „Minus-Symptomatik": Antriebsstörung, Apathie, Ideenarmut, Interessensverlust, depressive Verstimmung, sozialer Rückzug, Hoffnungslosigkeit.

## 6.2 Wie erkenne ich eine Psychose?

Das auffälligste Symptom der akuten Psychose ist die veränderte Realitätswahrnehmung. Von einer Psychose Betroffene leben zumindest teilweise in ihrer eigenen Realität. Sie hören häufig Stimmen (akustische Halluzinationen), die Befehle oder Botschaften äußern oder jede Bewegung, jeden Satz kommentieren, sie spüren Gefahr und Bedrohung und vermuten geheime Bedeutungen in alltäglichen Dingen. Drei rote Autos hintereinander, das bedeutet „Stop – nicht so weitermachen mit dem Leben", die WC-Spülung des Nachbarn heißt – „Dein Gedanke war Mist – so darfst Du nicht denken", die geschlossenen Fensterläden gegenüber verheißen Gefahr – dort wird ein Anschlag vorbereitet.

Neben diesen Wahngedanken und Beziehungsideen kommt es häufig zu formalen Denkstörungen wie Gedankenabreißen oder zerfahrenem, unzusammenhängenden Denken, sowie zu Störungen der Ich-Grenzen: Gedanken, die gedacht werden, werden nicht als eigene Gedanken erlebt (Gedankeneingebung) oder sie bleiben nicht im eigenen Kopf, sondern gelangen ohne eigenen Zutun ins Bewusstsein anderer (Gedankenentzug oder Gedankenausbreitung).

Die Wirklichkeit kann als unwirklich erlebt werden („Gefühl des Gemachten"), Unwirkliches wird für real gehalten. Die veränderte Wahrnehmung verlangt nach Erklärungen, so entstehen Wahnideen, fallweise auch die eigene Person betreffend. Die Betroffenen können sich durch fremde Kräfte oder einen Chip im Kopf beeinflusst fühlen, sie fühlen sich häufig beobachtet und verfolgt, was in der Regel viel Angst macht oder zu misstrauischem, feindseligen Rückzug führt. In anderen Fällen halten sie sich für eine historisch bedeutende Person oder schreiben sich besondere Kräfte oder Aufgaben zu: die Welt vor dem Atomkrieg zu retten, mit Außerirdischen in Kontakt zu treten, die Schuld der Menschheit zu sühnen. In diesen Fällen kann es auch zu einer gehobenen Stimmungslage mit ausgeprägten Größenideen kommen – die Betroffenen halten sich nicht nur für berufen sondern auch für fähig, Gefahren von der Welt abzuwenden und reagieren aggressiv auf die Versuche der Umwelt, sie daran zu hindern. Der Betroffene erkennt ganz neue Bedeutungen in den Dingen und mag sich deshalb wie ein „Erleuchteter" fühlen.

## 6.3 Verlaufsformen psychotischer Störungen

Wenn die psychotischen Symptome innerhalb eines Monats abklingen – z. B. durch raschen Therapiebeginn und gutes Ansprechen auf die Medikation, spricht man von einer „vorübergehenden akuten psychotischen Störung". Solche Phasen können durch Drogenkonsum aber auch durch andere massive Belastungen (Schlafentzug, Lebenskrisen, etc.) ausgelöst werden. Von einer Schizophrenie wird nur dann gesprochen, wenn psychotische Episoden immer wieder auftreten oder die psychotische Störung von Anfang an chronisch verläuft. Der Beginn der Erkrankung liegt typischerweise in der späten Adoleszenz oder im frühen Erwachsenenalter, bei Männern zischen dem 18. und 23. Lebensjahr, bei Frauen etwas später. Bei Frauen gibt es noch einen zweiten Erkrankungsgipfel im Klimakterium, der mit dem Absinken des Östrogenspiegels nach dem Wechsel in Zusammenhang gebracht wird. Auch postpartal, also nach einer Geburt, besteht für Frauen ein deutlich erhöhtes Psychoserisiko. In allen untersuchten Gesellschaften kommt die Schizophrenie ungefähr gleich häufig vor, es gibt auch keine Zunahme in den letzten Jahrzehnten.

**Prodromalphase (Vorläuferstadium)**
Außer bei den akuten psychotischen Störungen, die meist innerhalb von wenigen Tagen entstehen, ist für psychotische Episoden vor allem bei den Ersterkrankungen eine Prodromalphase mit eher unspezifischen Beschwerden typisch. Dazu gehören Stimmungsveränderungen, Stressintoleranz, Selbstzweifel, häufig auch sozialer Rückzug und ein verändertes, meist reduzier-

tes Aktivitätsniveau. Ob es sich dabei „nur" um eine leichte depressive Verstimmung oder aber um das Vorläuferstadium einer Psychose handelt, lässt sich erst im Verlauf beurteilen. Da der Erkrankungsbeginn schizophrener Psychosen häufig in der Adoleszenz oder im frühen Erwachsenenalter liegt, fällt die Prodromalphase in ein Lebensalter mit hohen Entwicklungsanforderungen. Stimmungsschwankungen, Beziehungsabbrüche und Verunsicherungen sind in dieser Lebensphase häufig und nicht regelmäßig als Vorboten einer schweren psychischen Störung zu bewerten. Doch gerade wegen der vielen Entwicklungsaufgaben, die in diesem Alter gemeistert werden müssen, wegen der vielen anstehenden Veränderungen ist ein psychotherapeutisches oder familientherapeutisches Angebot in dieser Phase besonders sinnvoll. Auf den Stellenwert der einzelnen Behandlungsmethoden wird im Folgenden noch genauer eingegangen.

**Postpsychotische Depression**
Auf die akute psychotische Episode folgt häufig eine postpsychotische Depression. Inwieweit diese auf eine biologische Neurotransmitterstörung zurückzuführen ist oder es sich um eine normale psychische Reaktion auf eine existenzielle Krise handelt, muss im Einzelfall gewichtet werden. Auch in dieser Phase kann zur Bewältigung der Psychoseerfahrung und der daraus resultierenden Folgen eine psychotherapeutische Begleitung hilfreich sein.

**Residualzustand**
Als Residualzustand bezeichnen Psychiater:innen das chronische Stadium einer schizophrenen Erkrankung, in der die produktiven Symptome (Halluzinationen, Wahn, etc.) in den Hintergrund treten und die Minussymptomatik das Bild beherrscht: Die Betroffenen sind verlangsamt, passiv, ideen- und initiativelos, sie ziehen sich aus sozialen Kontakten zurück und vernachlässigen evtl. ihre Körperpflege.

**Psychosen verlaufen sehr unterschiedlich**
Ca. ein Drittel aller Menschen mit „Psychoseerfahrung" erleben nur eine psychotische Episode und erreichen danach wieder ihre volle psychosoziale Leistungsfähigkeit. Bei einem weiteren Drittel gibt es mehrere Krankheitsepisoden, dazwischen aber Phasen weitgehender Symptomfreiheit und Gesundheit. Beim letzten Drittel verläuft die Krankheit „invalidisierend" – Ausbildungen können nicht abgeschlossen werden, die Arbeitsfähigkeit und

Beziehungsfähigkeit bleibt langfristig stark beeinträchtigt. Den Betroffenen gelingt entweder nie ein Einstieg ins Berufsleben oder sie verlieren den Beruf und bleiben arbeitslos. Häufig sind sie auch alleine nicht mehr lebensfähig und brauchen betreute Wohnformen. Zehn Prozent aller dauerhaft schwer behinderter Menschen leiden an einer Schizophrenie. Schwere, invalidisierende Krankheitsverläufe sind bei Männern häufiger als bei Frauen, was auf mehrere Faktoren zurückzuführen sein dürfte: Der durchschnittlich frühere Erkrankungsbeginn bei Männern führt zu stärkerer sozialer Desintegration. Junge psychotische Männer finden meist keine Partnerin und keinen Arbeitsplatz. Die weiblichen Sexualhormone schwächen die psychotischen Symptome ab und Frauen sind eher geneigt, sich einer Behandlung zu unterziehen.

Allerdings ist auch bei schweren Verläufen einer schizophrenen Psychose, bei denen die Erkrankung über Jahrzehnte besteht, Hoffnung berechtigt. Aus Langzeitstudien wissen wir, dass selbst nach jahrzehntelangem Krankheitsverlauf Stabilisierungen und deutliche Verbesserungen möglich sind (vgl. Ciompi et al. 2010).

## 6.4 Krankheitshäufigkeit

Je nachdem, wie eng die Diagnosekriterien der Schizophrenie ausgelegt werden, schwankt auch die Häufigkeit der Erkrankung. Traditionell wird von einem Prozent Lebenszeitprävalenz ausgegangen: Das heißt bei 1 % der Bevölkerung wird im Laufe des Lebens eine schizophrene Psychose diagnostiziert. Bei einer engen Auslegung der Schizophrenie-Diagnose beträgt die Lebenszeitprävalenz nur ca. 0,5 %. Einzelne Psychosesymptome oder einzelne leichte psychotische Episoden sind aber sehr viel häufiger.

Die Schizophrenie tritt in allen Kulturen ungefähr gleich häufig auf, es lässt sich keine Zunahme schizophrener Störungen beobachten. Wohl aber kommt es vermehrt zum Auftreten drogeninduzierter psychotischer Störungen , was hauptsächlich auf den vermehrten Konsum von Cannabis vor allem unter Jugendlichen zurückgeführt werden kann.

## 6.5 Krankheitsursachen

Für die Schizophrenie gab es in den letzten 100 Jahren unterschiedlichste Erklärungen: Anfang des Jahrhunderts glaubte man, die Schizophrenie sei eine biologische Erkrankung, die vererbt wird, in den 60er-Jahren verbreitete sich die Auffassung, dass bestimmte familiäre Auffälligkeiten für die Schizophrenie verantwortlich sind, von der „schizophrenogenen Mutter" war da die Rede oder von einem „familiären Schisma". Heute weiß man, dass eine Vielzahl von Faktoren zum Entstehen der Krankheit beiträgt. Die Fortschritte der Genetik, der Neurobiologie und der Pharmakologie erlauben uns nun, diese Perspektiven im Sinne des Vulnerabilitäts-Stress-Modells zu vereinen.

Eine genetische Komponente gilt bei der Schizophrenie als gesichert. Da allerdings auch bei eineiigen Zwillingen, die ja bezüglich Erbsubstanz völlig identisch sind, in 50 % der Fälle ein Zwilling erkrankt und ein Zwilling gesund bleibt (in der Medizin spricht man von einer Konkordanzrate von 50 %), müssen auch andere Faktoren eine Rolle spielen. Vererbt wird also nicht die Erkrankung selbst sondern die Vulnerabilität, die Bereitschaft, auf unterschiedliche Belastungen mit einer psychotischen Symptomatik zu reagieren. Die erhöhte Vulnerabilität führt nicht bei allen Menschen zum Ausbruch einer Erkrankung: Erst durch negative Umwelteinflüsse in der individuellen Entwicklung – diskutiert werden unterschiedliche körperliche Faktoren wie Infekte und Umweltgifte, aber auch schwere psychische Belastungen in der Kindheit und Adoleszenz sowie aktuelle psychosoziale Belastungen – kommt es über epigenetische Mechanismen (siehe Abschn. 4.2) zu einem Zustand veränderter Dopamin-Freisetzung und zum Auftreten klinisch relevanter psychotischer Symptome (vgl. Windhager 2015).

**Neurobiologische und neuropsychologische Auffälligkeiten**
Eine akute Psychose wird mit einem Überangebot an Dopamin in bestimmten Hirnregionen in Zusammenhang gebracht. Der Neurotransmitter Dopamin fördert Neugierde, Fantasie, Assoziationen und Kreativität und beschleunigt Denkprozesse. Bei einem Überangebot an Dopamin kommt es zur Reizüberflutung. Die Fähigkeit, zwischen wichtigen und unwichtigen Informationen zu unterscheiden, geht verloren.

Die biologische Psychiatrie konzentriert sich auf die Erforschung der genetischen und neurobiologischen Auffälligkeiten, die mit psychischen Erkrankungen einhergehen. So beschreiben viele Forscher bei der Schizophrenie einen diffusen Verlust an grauer Hirnsubstanz und erweiterte Ventrikel. Neuropsychologische Untersuchungen weisen auf Störungen der Informationsverarbeitung hin und unterstützen damit die Idee der Filterstörung. Irrelevante Reize werden nicht weggefiltert und überlasten damit die kognitiven Funktionen. Wenn diesen irrelevanten Wahrnehmungen Bedeutung zugeordnet wird, wenn versucht wird, diese Wahrnehmungen in ein Erklärungsmodell einzuordnen, können sich Wahnideen und Verfolgungsängste entwickeln.

## Sozialpsychiatrische Perspektive

Sozialpsychiatrische Forschung widmet sich den Auswirkungen des gesellschaftlichen Umganges mit dieser Erkrankung. Die Ergebnisse verweisen darauf, dass ein Teil der mit Schizophrenie verbundenen Invalidisierung auf Ausgrenzung und den mit langer Hospitalisierung verbundenen Verlust von Autonomie und Selbstbestimmung zurückzuführen ist. Gemeindenahe Psychiatrie bemüht sich daher um Inklusion, Entstigmatisierung und Mitbestimmung der Betroffenen. Um monate-, jahre-, oder lebenslange Aufenthalte in psychiatrischen Anstalten zu vermeiden, wurde eine ganze Palette von gemeindenahen Übergangseinrichtungen etabliert: Tageszentren, geschützte Wohngemeinschaften und Werkstätten, Job-Coaching, Kriseninterventionszentren und regionale Ambulatorien für die psychosoziale Versorgung bieten Teilzeitbetreuung und fördern die soziale Wiedereingliederung.

## 6.6 Diagnose und Behandlung

Je nach Schwere und Eindeutigkeit der Symptome ist eine Psychose ganz leicht oder auch wirklich schwer zu diagnostizieren. In jedem Fall muss die Diagnose und die Etablierung einer angemessenen Behandlung von einem Facharzt für Psychiatrie vorgenommen werden. Das Ziel der psychiatrischen Behandlung in der Akutphase ist ein rasches Abklingen der psychotischen Symptome. Dafür sind in der Regel Antipsychotika unverzichtbar. Die unterschiedlichen Antipsychotika unterscheiden sich hauptsächlich hinsichtlich ihres Nebenwirkungsprofils. Dass sie oft eine dämpfend – beruhigende Wirkung haben, ist in der Anfangsphase der Behandlung meist erwünscht, in weiterer Folge aber oft störend. Daher muss die Behandlung immer wieder fachärztlich überprüft, der Behandlungserfolgt evaluiert und die Medikation evtl. immer wieder modifiziert werden, um den Behandlungserfolg zu verbessern.

### Die Bedeutung der fachärztlichen Betreuung

In der Behandlung psychotischer Störungen, vor allem der Schizophrenie, nimmt der Facharzt oder die Fachärztin für Psychiatrie eine zentrale Rolle ein. Ausführliche Aufklärung über die Krankheit und die Medikation, sowohl über die gewünschte und erwartete Wirkung als auch die möglichen unerwünschten Nebenwirkungen sind die Basis einer kooperativen und respektvollen Behandlungsplanung und eines „Informed Consent". Oft kann dieser in der Akutphase der Behandlung nicht erreicht werden – in dieser Phase muss der behandelnde Arzt bereit sein, Verantwortung zu übernehmen und aufgrund seiner Erfahrung die adäquate und erfolgsversprechende Behandlung durchführen. Nach erreichter Stabilisierung ist aber die umfassende Aufklärung nachzuholen, damit die Betroffenen zu eigenverantwortlichen Akteuren der Rückfallprävention werden können. Da die antipsychotische Medikation zwar die gestörte Dopamin-Freisetzung reguliert und damit häufig rasch zu einem Abklingen der produktiven Symptome führt, aber nichts an der zugrundeliegenden Vulnerabilität ändert, muss die Medikation, wie bei anderen chronischen Erkrankungen wir Bluthochdruck oder Diabetes, in den meisten Fällen lange eingenommen werden. Jedenfalls aber muss das Absetzen sehr langsam und unter fachärztlicher Kontrolle erfolgen.

**Depotmedikation**
Wenn mit einem bestimmten Medikament ein gutes Behandlungsergebnis erzielt wird, empfiehlt sich in vielen Fällen die Umstellung auf eine Depotmedikation. Statt der täglichen Einnahme wird dann das gleiche Präparat in mehrwöchigen Abständen von der Ärztin injiziert. Diese Behandlungsform hat viele Vorteile: die Einnahme des Medikamentes kann nicht vergessen werden, die regelmäßigen Arztbesuche stellen eine kontinuierliche Betreuung sicher. Außerdem wird der Leber ein Teil der Arbeit abgenommen: durch die Verabreichung als Injektion in den Muskel wird der Darm und damit die erste Verstoffwechslung in der Leber („first-pass-effect") umgangen, wodurch Dosis eingespart werden kann. Wenn durch diese Behandlung Stabilisierung erreicht wird, können die Injektionen auch von der Hausärztin durchgeführt werden, die dann auch die notwendigen Laborkontrollen durchführen kann.

**Sozialpsychiatrische Behandlungseinrichtungen**
Gerade bei schweren Krankheitsverläufen, die auch mit dem Bedarf an sozialarbeiterischer Unterstützung und evtl. betreuten Wohnformen einhergehen, empfiehlt sich die Betreuung durch spezialisierte sozialpsychiatrische Behandlungseinrichtungen. In den einzelnen Ländern und Regionen haben sich verschiedene Organisationsformen mit unterschiedlichen Trägern etabliert – allen gemeinsam ist aber der Versuch, ein möglichst gut koordiniertes „Case-management" zu bieten und den langfristigen Unterstützungsbedarf sowohl hinsichtlich tagesstrukturierender Maßnahmen, Wohnbedarf, Sozialarbeit und psychiatrischer Behandlung abzudecken. In vielen Institutionen hat sich dabei das Konzept des „Trialogs" durchgesetzt, worunter man ein gleichberechtigtes Miteinander von Betroffenen, Angehörigen und Behandelnden versteht.

Wichtige Behandlungsentscheidungen werden zwischen allen Beteiligten diskutiert, um möglichst viele Informationen einfließen zu lassen. Gerade die Angehörigen erleben den „Trialog" oft als Entlastung, weil sie nicht darum kämpfen müssen, gehört zu werden und sich mit ihren Problemen nicht allein gelassen fühlen. In Deutschland haben sich mehrere Verbände und Gruppen der Selbsthilfe im „Trialogischen Forum" vernetzt und bieten so niederschwellige Unterstützung für Betroffene und Angehörige.

Auch wenn ein selbständiges Leben durch die Krankheit langfristig nicht möglich erscheint, kann und muss versucht werden, innerhalb der krankheitsbedingten Grenzen ein befriedigendes, hoffnungsvolles und in soziale Beziehungen eingebettetes Leben zu ermöglichen. Über die Symptomreduktion hinausgehend wird als Ziel einer kooperativen Behandlung „Recovery" (vgl. Amering und Schmolke 2019) angestrebt, zentral sind hier Sinnstiftung und Teilhabe, Selbstbestimmung und Gestaltungsmöglichkeiten.

**Psychotherapie bei Psychosen**
Neben den psychopharmakologischen und sozialpsychiatrischen Behandlungsmaßnahmen haben in vielen Fällen auch psychotherapeutische Angebote ihre Berechtigung. Nur wenige Psychotherapieverfahren nehmen für sich in Anspruch, die Psychose oder die Schizophrenie heilen zu können. Da aber psychotische Episoden zumeist sehr belastende Erfahrungen darstellen, kann Psychotherapie dennoch hilfreich sein. Wenn die Psychose abklingt, bleiben die Betroffenen mit der Erfahrung zurück, dass sie sich auf ihre Wahrnehmung nicht verlassen können. Das führt zu einer tiefen Verunsicherung und häufig auch zu einer großen Beschämung. Hinzu kommen vielleicht Erfahrungen von Fremdbestimmung im Rahmen einer Unterbringung, Belastungen naher Beziehungen, evtl. der Verlust eines Arbeitsplatzes. Die Betroffenen sind mit unendlich vielen Fragen konfrontiert: Was erzählen sie ihren Freunden, wie erklären sie ihr verändertes Verhalten? Können sie ihre beruflichen Pläne weiterverfolgen oder müssen sie sich mit lang dauernden Limitierungen abfinden? In dieser Phase ist ein verständnisvolles soziales Umfeld wichtig, aber auch ein psychotherapeutisches Angebot kann dabei helfen, mit dieser existenziellen Erschütterung zurecht zu kommen. Hinzu kommt, dass die empirisch gut gesicherten Behandlungseffekte der Medikation nur die produktive Symptomatik betreffen, während die Minussymptomatik weit schlechter medikamentös beeinflusst werden kann. Eine stützende, ressourcenorientierte Psychotherapie kann hier auch Hilfe bei der Aktivierung bieten.

## 6.7 Was bedeutet die Psychose für Angehörige?

Eine der größten Schwierigkeiten im Umgang mit psychotischen Menschen ist, dass sich der Betroffene während der Psychose zumeist nicht krank fühlt. Angehörige bemerken Veränderungen, sind besorgt, scheitern aber häufig daran, den Betroffenen zum Arztbesuch zu bewegen. Besonders groß sind die Widerstände bei der ersten psychotischen Episode und wenn die Veränderung eher schleichend vor sich geht. Bei wiederholten Krankheitsphasen gelingt die Früherkennung oft besser, sodass rechtzeitig mit der Behandlung begonnen und damit der Krankheitsverlauf abgeschwächt werden kann. Manche Menschen, die an einer Schizophrenie leiden, lassen sich jedoch nie ausreichend behandeln oder sprechen besonders schlecht auf Medikamente an, sodass es zu chronischen Krankheitsverläufen mit dauerhaften schweren Beeinträchtigungen kommt. Mehr als andere chronische Erkrankungen erschweren schizophrene Psychosen aufgrund des frühen Krankheitsbeginnes altersadäquate Loslösungs- und Individualisierungsprozesse, sodass man häufig erwachsene Betroffene noch stark an ihre Herkunftsfamilien, speziell an ihre Mütter gebunden sieht. Behandelnde neigen oft dazu, die Verantwortung dafür den Müttern zuzusprechen. Diesen wird zugeschrieben, ihr Kind nicht loszulassen und damit auch die Krankheit mitaufrechtzuerhalten. Aus meiner Sicht ist das eine unzulässige Unterstellung. Verstrickte, altersinadäquate Bindungen werden durch die Psychose erzeugt, nicht umgekehrt. Dennoch ist ein professioneller Blick auf die familiären Dynamiken, die rund um die Psychose entstehen, sinnvoll und wichtig.

**Konkrete Hilfe durch Angehörige bei der Erkennung von Frühwarnzeichen**
Während die Vorläuferphase vor der ersten psychotischen Episode meist sehr unspezifisch ist und erst im Nachhinein als solche erkennbar ist, treten bei den meisten Betroffenen im weiteren Krankheitsverlauf recht typische Frühwarnzeichen auf. Neben Stimmungsschwankungen, Schlafstörungen und geringerer Belastbarkeit kann es auch zu veränderten Interessen (Hinwendung zu übernatürlichen Phänomenen, verstärkte Religiosität) oder zu ersten Beziehungs- oder Beeinflussungsideen kommen. Die Betroffenen beziehen Dinge dann vermehrt auf sich, fühlen sich beobachtet oder bedroht. Wenn solche typischen Frühwarnzeichen beobachtet werden, sollten Angehörige schnell reagieren. Meist gibt es ein kurzes Zeitfenster, in dem die Betroffenen selbst besorgt sind und bereit sind, offen über die Veränderungen sprechen. Wird diese Phase nicht genützt, wird es immer schwieriger und zuletzt unmöglich, Zugang zum Betroffenen zu finden und ihn zur Behandlung zu motivieren. Idealerweise gibt

es für diesen Fall einen Krisenplan – welcher Arzt, welche Ärztin wird aufgesucht, welche Medikation wird eingenommen. Angehörige sind häufig die ersten, die Veränderungen bemerken. Es ist allerdings nicht immer einfach, die eigenen Ängste unter Kontrolle zu behalten und die wahrgenommenen Veränderungen so in Worte zu fassen, dass sie vom Betroffenen als Ausdruck von Interesse und Sorge und nicht als Bevormundung erlebt werden.

Wenn Sie bei einer Ihnen nahestehenden Person die Entwicklung einer Psychose bemerken, hängt das weitere Vorgehen davon ab, ob es sich um die erste Krankheitsepisode handelt oder die Diagnose schon bekannt ist. Im letzteren Fall kann die Sorge direkt angesprochen und ein Arztbesuch empfohlen werden. Wenn die Diagnose noch nicht bekannt ist, empfiehlt es sich meist nicht, den Verdacht einer Psychose explizit zu äußern sondern eher die Veränderungen anzusprechen, die der Betroffenen subjektiv erlebt, z. B. die Angst, die Sorgen, die Schlafstörung, die Konzentrationsstörung. Wenn es sich um einen nahen Angehörigen handelt, kann man anbieten, mit dem Betroffenen gemeinsam zu einem Psychiater zu gehen. Wenn es Berührungsängste mit der Psychiatrie gibt, ist manchmal auch eine Psychotherapeutin eine gute erste Ansprechpartnerin. Vor allem bei eher unspezifischen Frühsymptomen in der Prodromalphase, wenn noch keine antipsychotische Therapie indiziert ist, kann ein „watchful waiting", ein aufmerksames Zuwarten z. B. im Rahmen einer psychotherapeutischen Begleitung sinnvoll sein.

**Behandlung gegen den Willen der Betroffenen**
Wenn die Erkrankung zu einer konkreten Selbst- oder Fremdgefährdung führt, ist eine psychiatrische Behandlung auch ohne bzw. gegen den Willen des oder der Betroffenen möglich. In allen europäischen Ländern ist dies gesetzlich streng geregelt (mehr dazu im Kap. 15). Nur eine konkrete Gefährdung, die sich gegen das Leben richtet, rechtfertigt eine Behandlung gegen den Willen des Betroffenen, nicht aber die Abwendung langfristiger schädlicher Folgen von unbehandelten Psychosen. Das führt dazu, dass oft unzureichend behandelte Patient:innen, sobald die konkrete Gefährdung nicht mehr gegeben ist, entlassen werden müssen, auch wenn damit zu rechnen ist, dass sie dann die Medikamente absetzen und sich ihr Zustand schnell wieder verschlechtert. Eine sehr interessante und berührende Darstellung eines solchen Falles stellt das Buch „Meine Schizophrenie" von Klaus Gauger (2018) dar. Hier berichtet ein Betroffener davon, wie durch ein unzureichende Behandlung Jahrzehnte seines Lebens von akuten Krankheitsepisoden geprägt waren und erst eine lange Unterbringung in einem psychiatrischen Krankenhaus in Spanien zu einer dauerhaften Stabilisierung geführt hat.

Auf die Belastung von Angehörigen durch die gesetzliche Einschränkung unfreiwilliger Behandlungen wird ebenfalls im Kap. 15 eingegangen.

**Betreutes Wohnen bietet viele Vorteile bei chronischen Krankheitsverläufen**
Neben den akuten Unterbringungen stellt auch die Inanspruchnahme betreuter Wohnformen für nahe Angehörige oft eine große Hürde dar. Vor allem Eltern scheuen sich häufig, diese Lösung für ihren erkrankten Sohn oder ihre erkrankte Tochter in Anspruch zu nehmen, weil sie es als Versagen oder Abschieben erleben. Damit wird aber in vielen Fällen nicht nur das Leben der Angehörigen sondern auch der Krankheitsverlauf erschwert, da innerfamiliäre Konflikte und Verstrickungen unter dem Einfluss der Psychose nicht bearbeitbar und lösbar sind. Unter Fachleuten besteht ein breiter Konsens, dass krankheitsuneinsichtige und daher unbehandelte schizophrene Menschen selten auf Dauer im familiären Umfeld leben können, zumindest wenn Selbst- oder Fremdgefährdungsmomente wie Selbstmordabsichten oder Aggressionsdurchbrüche vorkommen. In diesen Fällen sind betreute Wohnformen, in denen speziell geschulte Personen mit den Betroffenen in Kontakt sind, vorzuziehen. Diese Personen haben neben ihrer Ausbildung auch viele andere „Startvorteile" im Umgang mit den Kranken: Da sie von der Krankheit nicht direkt betroffen sind, müssen sie sich nicht fragen, was sie falsch gemacht haben, inwiefern sie „schuld" sein könnten. Sie werden auch in aller Regel von den Betroffenen nicht verantwortlich gemacht oder beschuldigt. Und – sie gehen spätestens nach 23 Stunden aus dem Dienst und können sich erholen.

**Konkrete Hilfe durch Angehörige in der Behandlungsphase**
Wenn die von der Psychose Betroffenen sich ihrer Krankheit bewusst sind und sich der nötigen Behandlung unterziehen, was nach der ersten Krankheitsphase häufig der Fall ist, können Sie als Angehörige eine ganz wichtige Ressource sein. Je nach Krankheitsphase sollten Sie Sicherheit und Ruhe oder aber Anregung und Aktivierung bieten. Leichte psychotische Episoden erfordern nicht unbedingt eine stationäre Aufnahme. Wenn eine adäquate Medikation etabliert werden kann, bietet das häusliche Umfeld, die gewohnte Umgebung oft ausreichend Schutz und Geborgenheit. Allerdings sollten die Betroffenen in dieser Phase wenig alleine sein und wenig Verantwortung übernehmen müssen. Die alleinverantwortliche Versorgung kleiner Kinder ist zum Beispiel nicht anzuraten. In späteren Phasen, wenn die akute psychoti-

sche Symptomatik abgeklungen ist, sollte es tagesstrukturierende Maßnahmen geben, um der Passivität und Lethargie, die sich nach akuten Psychosen oft einstellt, entgegenzuwirken. Die Betroffenen sollten ermutigt werden, sich ihren Tag gut einzuteilen und sich fixe Programmpunkte vorzunehmen, die ihrer jeweiligen Belastbarkeit entsprechen.

**Nicht wegschauen**
Auf jeden Fall sollten Sie, auch wenn Sie kein ganz naher Angehöriger sind, der Versuchung, einfach wegzuschauen und den Kontakt zu reduzieren, nicht folgen. Wenn niemand die beobachtbaren Veränderungen anspricht, sich aber alle zurückziehen, erhöht dies die Wahrscheinlichkeit, dass der Betroffene in eine Wahnwelt abgleitet. Nehmen Sie sich daher ein Herz und sprechen Sie Ihre Wahrnehmung an, am besten ohne eine Diagnose zu verwenden. Das sollten Sie den professionellen Behandlern überlassen. Drücken Sie Ihre Sorge und Ihr Interesse, aber auch Ihr Wohlwollen aus, „Ich habe den Eindruck, dass es dir nicht gut geht. Du wirkst oft unkonzentriert, angespannt, als ob du dauernd an etwas anderes denken müsstest. Was beschäftigt dich?" Interessieren Sie sich für das Erleben des Betroffenen, fragen Sie nach und beschließen Sie das Gespräch z. B. so: „Ich mach mir Sorgen und würde mir wünschen, dass du dir Unterstützung holst, dass du das einmal mit einem Profi besprichst."

**Holen Sie sich als Angehöriger Hilfe**
Wenn ein naher Angehöriger von einer Psychose betroffen ist oder an einer Schizophrenie erkrankt, stellt das für das Umfeld eine enorme Belastung dar. Da die Erkrankung in der Adoleszenz oder im jungen Erwachsenenalter beginnt, gelingt meist keine altersadäquate Loslösung. Die Eltern bleiben oft auf unbestimmte Zeit zuständig. Vor allem wenn die professionellen Betreuungsangebote (betreutes Wohnen und Arbeiten) vom Betroffenen abgelehnt werden, können sie diese Verantwortung kaum abgeben. Der Austausch mit anderen Angehörigen, Unterstützung durch professionelle Angehörigenberater:innen sowie spezifische weiterführende Literatur wie z. B. die Blaue Broschüre „Es ist normal, verschieden zu sein" von Irre Menschlich e.V. oder „Menschen mit Psychoseerfahrung begleiten" von Thomas Bock (2020) sind dann von unschätzbarem Wert.

Im deutschen Sprachraum gibt es ein gut ausdifferenziertes Unterstützungssystem für die Angehörigen psychisch Erkrankter. In Deutschland ist es der Bundesverband der Angehörigen psychisch Erkrankter e.V., in Österreich die

HPE (Hilfe für Angehörige psychisch Erkrankter), in der Schweiz der Dachverband der Vereinigungen von Angehörigen psychisch Kranker, die auf ihren Homepages über die regionalen Betreuungsangebote informieren.

Angehörigenberater:innen haben Verständnis, Wissen und ein offenes Ohr für die Sorgen und Anliegen der Angehörigen. Sie sind geschult darin, mit Angehörigen ihre eigenen Gestaltungsmöglichkeiten zu erarbeiten, sie dabei zu unterstützen, mit den Herausforderungen der Krankheit umzugehen, ohne dabei auf die eigenen Wünsche und Bedürfnisse völlig zu verzichten. Janine Berg-Peer (2015), Soziologin, Autorin und Mutter einer schizophrenen Tochter ermutig in ihrem lesenswerten Buch „Aufopfern ist keine Lösung" die Eltern schizophren Erkrankter, ihre eigenen Einstellungen zur Krankheit des Kindes und ihre Bewältigungsstrategien zu überdenken. Dies ist oft ein langer und schwieriger Prozess. Im besten Fall gelingt es den Eltern, die Krankheit des Kindes weder als Katastrophe noch als persönliches Versagen zu verstehen und sie können lernen, Kontrolle aufzugeben und mit Krisen und Unsicherheit zu leben. Wer für sich selbst diese Sicherheit findet, kann auch den erkrankten Angehörigen einen Halt gebenden Rahmen bieten. Das hilft dabei, nicht jede Forderung zu erfüllen und jede Rücksichtslosigkeit zu ertragen. Diese Haltung trägt dazu bei, dass die Betroffenen trotz Krankheit Verantwortung für ihr Leben übernehmen können und nicht von ihren Eltern abhängig bleiben.

Im Kap. 17 wird auf die möglichen Folgen einer mangelnden Selbstfürsorge der verantwortlichen Bezugspersonen noch näher eingegangen.

> **Zusammenfassung**
> - Die Schizophrenie ist eine schwere psychische Erkrankung, der ein Überschuss des Neurotransmitters Dopamin zugrunde liegt. Die wichtigste therapeutische Maßnahme ist die medikamentöse Therapie mit Antipsychotika. Die Behandlung sollte primär in fachärztlicher Hand liegen. Bei regelmäßiger Einnahme und gutem Ansprechen auf die psychopharmakologische Behandlung ist für viele Betroffene eine befriedigende Lebensqualität erreichbar.
> - Bei besonders schweren Krankheitsverläufen, vor allem aber bei unzureichender medikamentöser Behandlung ist mit einer Chronifizierung zu rechnen, die zu massiven Funktionsbeeinträchtigungen in allen Lebensbereichen führen kann. In diesen Fällen sind sozialpsychiatrische Angebote wie betreute Wohnformen und geschützte Arbeitsplätze wichtig.
> - Für Angehörige stellt die Schizophrenie, vor allem wenn sie nicht oder unzureichend behandelt wird, eine massive Belastung dar. Sie sollten sich nicht scheuen, Unterstützung in Anspruch zu nehmen. Professionelle Angehörigenberatung oder Psychotherapie können wertvolle Unterstützung bieten. Oft wirkt sich die Stabilisierung und Entlastung von nahen Bezugspersonen auch günstig auf den Krankheitsverlauf der Betroffenen aus, weil belastende Konflikte reduziert werden.

# Literatur

Amering, M.; Schmolke, M. (2019): Recovery. Das Ende der Unheilbarkeit. Psychiatrie-Verlag

Berg-Peer, J. (2015): Aufopfern ist keine Lösung: Mut zu mehr Gelassenheit für Eltern psychisch erkrankter Kinder und Erwachsener. Kösel

Bock, T. (2020): Menschen mit Psychoseerfahrung begleiten. Psychiatrie-Verlag

Ciompi, L.; Harding, C.M.; Lehtinen, K. (2010): Deep concern. Schizophrenia Bulletin 36, 437–439

Gauger, K. (2018): „Meine Schizophrenie", Herder Irre Menschlich e.V.: Blaue Broschüre „Es ist normal, verschieden zu sein"

Windhager, E. (2015) „Schizophrenie. Aktuelle Behandlungsleitlinien" https://oegpb.at/2015/04/19/schizophrenie-aktuelle-behandlungsleitlinien/, Zugegriffen am 12.12.2020

# 7

# Depression, Dysthymie und Burnout

**Inhaltsverzeichnis**

7.1 Was ist der Unterschied zwischen einer depressiven Störung und einer „normalen Traurigkeit"? .................................................................. 80
7.2 Wie erkenne ich eine behandlungsbedürftige Depression? ...................... 81
7.3 Burnout ..................................................................................................... 82
7.4 Verlaufsformen depressiver Störungen ..................................................... 84
7.5 Was sind die Ursachen einer Depression? ................................................ 86
7.6 Die Depression hat keinen Absender ....................................................... 87
7.7 Die Behandlung depressiver Störungen ................................................... 89
7.8 Was bedeuten depressive Störungen für Angehörige? ............................. 91
Literatur ............................................................................................................... 94

> Sind wir nicht alle gelegentlich deprimiert, erschöpft und unzufrieden? Wo ist die Grenze zwischen „normaler Traurigkeit" und einer behandlungsbedürftigen Depression? Und was genau ist eigentlich das Burnout-Syndrom oder eine Dysthymie? In diesem Kapitel erfahren Sie, welche Formen der Depression es gibt und ab wann eine depressive Verstimmung oder ein Erschöpfungssyndrom behandelt werden sollte. Der Stellenwert von medikamentösen und psychotherapeutischen Behandlungen wird dargestellt. Besondere Aufmerksamkeit wird aber den Anforderungen gewidmet, die sich für Angehörige ergeben: Wie kann man Depressiven helfen, ohne dabei zu viel an eigener Lebensqualität und Lebendigkeit zu opfern?

© Der/die Autor(en), exklusiv lizenziert durch Springer-Verlag GmbH, DE, ein Teil von Springer Nature 2021
E. Wagner, *Psychische Störungen verstehen*, https://doi.org/10.1007/978-3-662-63156-0_7

## 7.1 Was ist der Unterschied zwischen einer depressiven Störung und einer „normalen Traurigkeit"?

Fast alle Menschen kennen Momente, in denen sie sich bedrückt, traurig, energie- und ideenlos erleben und sich an nichts freuen können. Wenn dieser Zustand über mindestens zwei Wochen besteht und nicht auf einen aktuellen Verlust oder eine andere massive Belastung zurückgeführt werden kann, könnte eine depressive Störung vorliegen. In anderen Fällen spricht man von einer Anpassungsstörung – dem Betroffenen gelingt es (noch) nicht, mit einem belastenden Ereignis, einer Trennung, einem Arbeitsplatzverlust, einer schweren Erkrankung oder einem Todesfall gut umzugehen. Er ist belastet, aber nicht krank. Dass das Leben uns manchmal Belastungen zumutet, die sich auf unsere Stimmung auswirken, sollte uns nicht verwundern. Die Frage ist dann nicht, welches Medikament gegen die Zeichen der Belastung hilft, sondern wie das, was unglücklich macht, bestmöglich verarbeitet werden kann.

Als Spezialfall einer Anpassungsstörung kann das Burnout-Syndrom betrachtet werden. Hier sind es vor allem berufliche Belastungen, die zu chronischem Stress und Erschöpfung führen (siehe Abschn. 7.3.).

Aber auch unabhängig von akuten Belastungen oder Konflikten kennen viele Menschen Phasen gedrückter Stimmungslage und reduzierter Leistungsfähigkeit, in denen sie mit ihrem Leben unzufrieden sind, ohne zu wissen, ob und was sie genau ändern sollen. Unzufriedenheit sollte nicht mit Depression verwechselt werden, langdauernde Unzufriedenheit kann aber zur Depression führen, wenn man die Überzeugung gewinnt, an seiner Situation nichts ändern zu können und wenn dies nicht zu einem gelassenen Sich-Arrangieren sondern zu einem resignativen oder hadernden Rückzug führt. Wenn Sie als Angehörige unterstützen wollen, dann könnten Sie versuchen, durch konkrete Fragen dabei zu helfen, ein vertieftes Verständnis für die Situation zu gewinnen: Geht es um Unzufriedenheit, um Enttäuschung, Erschöpfung, um Stress durch Überforderung, um die Verarbeitung eines Verlusterlebnisses oder wirklich um Depression? Wenn sich diese Fragen in persönlichen Gesprächen nicht klären lassen, kann dafür auch professionelle Hilfe in Anspruch genommen werden. Häufig sind hier Psychotherapeut:innen geeignete erste Ansprechpersonen, da sie viel Erfahrung bei dieser Unterscheidung haben und sicher nicht sofort den Rezeptblock zücken, wie das manche Ärzt:innen, speziell unter Zeitdruck, gelegentlich tun.

## 7.2 Wie erkenne ich eine behandlungsbedürftige Depression?

„Depressiv sein" hat sich als Begriff in der Alltagssprache ausgebreitet. Viele Personen, die in meine Ordination kommen, beschreiben sich als depressiv, meinen damit aber ganz unterschiedliche psychische Verfassungen. Der eine ist beruflich voll leistungsfähig und geht viermal pro Woche ins Fitnesscenter, kann sich aber an seinem Leben nicht mehr wirklich erfreuen, erlebt alles als ein bisschen sinnlos und stellt sich die Frage: „Werde ich je wieder glücklich sein?" Die andere musste nach einem Verkehrsunfall schwierige Operationen über sich ergehen lassen, hat ihren Arbeitsplatz verloren und sitzt nun apathisch in der Wohnung, fühlt sich unfähig, Arbeit zu suchen und vermeidet soziale Kontakte, weil sie „das Glück der anderen nicht aushält".

Ich frage daher immer nach, wie sich „depressiv sein" genau anfühlt. Nicht immer wird dabei konkret Traurigkeit beschrieben, oft ist es eher Leere, ein Gefühl des Abgestumpftseins, „wie wenn ich innerlich schon tot wäre". Andere beschreiben eher innere Unruhe, Anspannung und Gereiztheit, wieder andere vor allem Müdigkeit und Energielosigkeit („Wie wenn ich eine schwere Eisenkette mit mir herumschleppen müsste"). Weitere Fragen betreffen die Kontinuität dieser Symptomatik, seit wann und wie konstant ist dieser Zustand vorhanden? Welche Schwankungsbreite gibt es? Gibt es in den schlimmsten Momenten auch Selbstmordideen und wenn ja, wie konkret und drängend sind sie? Gibt es andererseits noch Momente, in denen sich die Betroffenen „normal" fühlen, in denen sie sich freuen können? Welche Lebensbereiche sind von der depressiven Verstimmung betroffen? Können die Betroffenen noch arbeiten gehen? Nehmen sie noch am sozialen Leben teil? Haben sich Schlaf, Appetit und Lust an der Sexualität geändert? Gibt es noch Interessen, die verfolgt werden?

Diese Fragen dienen der Abklärung der Schwere der depressiven Symptomatik, denn diese entscheidet über den Behandlungsbedarf. Schwere depressive Störungen gehen weit über Traurigkeit und Antriebslosigkeit hinaus. Es kommt zu einem massiven Verlust des Selbstwertgefühls, häufig bestehen unbegründete Selbstvorwürfe und Schuldgefühle. Erschwert wird der Zustand durch eine ausgeprägte Konzentrationsstörung, oft sind die Betroffenen völlig entscheidungsunfähig und ratlos. Sie stehen vor dem Kleiderschrank und schaffen es nicht zu entscheiden, was sie anziehen.

Schwere depressive Störungen müssen medikamentös behandelt werden. Wenn zusätzlich drängende Selbstmordgedanken auftreten, empfiehlt sich eine stationäre Aufnahme. Auch bei mittelschweren depressiven Störungen sollte ein (Fach)Arzt beigezogen werden, der die Sinnhaftigkeit oder Notwendigkeit einer medikamentösen Therapie einschätzt. Selbst bei leichten depressiven Störungen sollte man, wenn sie länger bestehen und deutlich negative Auswirkungen im Leben der Betroffenen haben, nicht endlos darauf vertrauen, dass sie von alleine vergehen. Spätestens nach einem halben Jahr der Stimmungsbeeinträchtigung, der Freudlosigkeit, sollte eine Expertin zugezogen werden. Das muss allerdings keine (Fach)Ärztin sein, auch Psychotherapie kommt hier als Behandlungsmethode der ersten Wahl in Frage.

## 7.3 Burnout

In der öffentlichen Aufmerksamkeit nimmt das Burnout-Syndrom großen Raum ein. Durch hohe Arbeitsbelastung und die Beschleunigung der Arbeitsabläufe in Folge der Technisierung sei das Burnout-Risiko in den letzten Jahrzehnten massiv angestiegen. Innerhalb eines Jahrzehnts hat sich die Häufigkeit der Burnout-Diagnose beinahe verdreifacht. Die Zahl der Krankenstandstage durch Burnout ist noch stärker angestiegen: Waren es 2005 noch 13,9 Krankheitstage, so registrierte die AOK 2018 bereits 120,5 Arbeitsunfähigkeitstage pro 1000 Mitglieder. Hochgerechnet auf alle gesetzlich Krankenversicherten ergäben sich daraus für 2018 fast 4 Millionen Krankheitstage in Deutschland (de.statista.com, 2019) in Zusammenhang mit Burnout. Macht uns also die moderne Arbeitswelt wirklich krank? Und wenn ja – welche Merkmale des Arbeitslebens sind es, die krank machen?

**Belastende Faktoren des Arbeitslebens**
Neben hoher Arbeitsbelastung durch Beschleunigung, Zeitdruck und Effizienzsteigerung sind auch andere Faktoren ausschlaggebend dafür, ob eine Arbeitsstelle als befriedigende Herausforderung oder als krankmachende Belastung erlebt wird: Wenig Gestaltungsmöglichkeiten bei der Arbeit, fehlende Anerkennung, unfaires Verhalten der Vorgesetzten, ein schlechtes Arbeitsklima tragen viel zur Burnout-Gefährdung bei. Aber es sind nicht nur Merkmale des Arbeitsplatzes, die das Burnout-Risiko erhöhen: Ausbildungsmängel und existentielle Unsicherheit erhöhen die Stressbelastung ebenso wie übermäßige Abhängigkeit von Lob und Anerkennung, Perfektionismus oder ein besonders hohes Harmoniebedürfnis. Wer Konflikte um jeden Preis vermeiden oder immer durch hohe Leistungsbereitschaft glänzen will, ist besonders gefährdet, sich in die berufliche Überforderung zu manövrieren.

Trotz aller Belastungen der modernen Arbeitswelt sollte dennoch nicht übersehen werden, dass Arbeit eine der wichtigsten Quellen für psychische Gesundheit ist. Neben der ökonomischen Absicherung bietet sie Tagesstruktur, soziale Einbettung und Teilhabe. Arbeitslosigkeit ist hingegen zweifelsohne einer der größten Risikofaktoren für psychische und körperliche Krankheiten.

**Symptome des Burn-Out-Syndroms**
Die Symptome von chronischem beruflichen Stress sind vielfältig: Die Erschöpfung kann zu Niedergeschlagenheit, Motivationsverlust und ständiger Müdigkeit führen, aber auch zu Ängsten, Nervosität und Selbstzweifeln. Konzentration und Entscheidungsfähigkeit sind reduziert, es kommt zu einem Leistungsverfall und dem subjektiven Gefühl, nichts mehr zu schaffen. Typisch ist darüber hinaus ein Zustand der Entfremdung: Die Arbeit wird als zunehmend sinnlos erlebt. In diesem Zusammenhang kommt es häufig zu sozialem Rückzug und zur Vernachlässigung von Freizeitaktivitäten, die vorher als Ausgleich dienten. Wenn zusätzlich eine Schlafstörung auftritt, kann sich der Organismus nicht mehr erholen und die Wahrscheinlichkeit von körperlichen Beschwerden steigt: Erhöhter Blutdruck, Herzrasen, Kopfschmerzen, Schwindel, Verdauungsprobleme und Tinnitus können als Symptome der chronischen Stressbelastung auftreten. Viele Betroffene suchen Entspannung, indem sie vermehrt Alkohol konsumieren oder Beruhigungsmittel einnehmen. Dies kann allerdings wegen der drohenden Abhängigkeitsentwicklung die Abwärtsspirale noch beschleunigen.

**Die Rolle der Angehörigen**
Je nach Entwicklungsstadium des Burnout-Syndroms stehen Angehörige vor unterschiedlichen Herausforderungen. Wenn Sie beobachten, dass der Betroffene sich immer mehr für die Arbeit verausgabt und andere Lebensbereiche vernachlässigt, sollten Sie das ansprechen und Ihre Wahrnehmung zur Verfügung stellen: „Seit einiger Zeit arbeitest du so viel, dass du keinerlei Energie mehr für anderes hast. Du gehst nicht mehr laufen, du gehst nicht mehr ins Kino, du sagst Treffen mit Freunden ab. Wie stellst du dir denn vor, dass das weitergeht? Ist das nur eine Phase, die bald vorüber ist oder wird das jetzt immer so bleiben?"

Phasen großer beruflicher Herausforderungen können von gesunden Menschen auch unbeschadet überstanden werden, „nine-to-five" ist keine Voraussetzung für ein gelingendes Leben. Manchmal muss man für die „Work-Life-Balance" einen größeren Beobachtungsrahmen heranziehen. Arbeit und Freizeit müssen nicht in jeder Woche ausgeglichen sein, es gibt auch Phasen des Aufbaus, die besondere Anstrengungen fordern. Wenn die Arbeit grundsätzlich befriedigend ist, weil sie mit Kompetenzerleben und Anerkennung verbunden ist, sind auch Phasen von hohem Einsatz nicht zwingend eine Gefahr für die körperliche oder seelische Gesundheit. Work und life müssen keine Gegensätze sein, da befriedigende Arbeit ein wichtiger Bestandteil eines erfüllten Lebens ist.

Angehörige und andere Nahestehende haben aber das Recht, wenn nicht sogar die Aufgabe, auf mögliche „Nebenkosten" eines überschießenden Arbeitseinsatzes hinzuweisen. Sie haben eine wichtige Funktion beim Bewusstmachen der Risiken, die mit sehr hohem beruflichen Engagement verbunden sind. Oft zeigen die Warnungen von Angehörigen und Kolleg:innen Wirkung und die Burnout-Gefährdeten stellen die Weichen neu, reduzieren den Arbeitseinsatz und wenden anderen Lebensbereichen wieder mehr Aufmerksamkeit zu. Wenn dies nicht erfolgt und die chronische Stressbelastung bis zur behandlungsbedürftigen Depression führt, ist professionelle Hilfe unverzichtbar. Häufig muss dann zunächst eine medikamentöse Behandlung etabliert werden, damit der vegetative Erregungszustand abklingt, damit sich wieder erholsamer Schlaf einstellt und Organismus und Psyche zur Ruhe kommen. Meist ist dann auch ein längerer Krankenstand nötig, um Distanz zu schaffen und sich zu regenerieren. In der Regel sind Erholungsphasen von vier bis zehn Wochen nötig, aber auch ausreichend, um „die Batterien wieder aufzuladen". Noch längere Krankschreibungen beinhalten nämlich das Risiko der Chronifizierung. Irgendwann wächst die Angst, den Wiedereinstieg ins Berufsleben gar nicht mehr zu schaffen.

Der wichtigste Teil der Burnout-Behandlung findet nach der Rückkehr ins Berufsleben statt: Die arbeitsbezogenen Erwartungen müssen reflektiert, die Belastungsgrenzen besser wahrgenommen werden. In dieser Phase ist eine psychotherapeutische oder arbeitspsychologische Begleitung sinnvoll. Aber auch Rückmeldungen von Angehörigen und Freund:innen sind wichtig, da diese oft früh den Rückfall in alte Verhaltensmuster bemerken. Außerdem können nahestehende Personen die Fortführung befriedigender Freizeitrituale wie gemeinsame Sport-, Spiel- und Kulturevents unterstützen oder sogar einfordern und damit einem Rückfall ins exzessive Arbeitsverhalten entgegenwirken.

## 7.4 Verlaufsformen depressiver Störungen

Typischerweise verlaufen depressive Störungen episodisch – das heißt, dass sich Krankheitsepisoden von langen Phasen der Symptomfreiheit abgrenzen lassen. Bei 80 % der Betroffenen bleibt es aber nicht bei einer einzigen depressiven Episode, sie erkranken wiederholt. Bei ca. 10 % nimmt die Erkrankung einen chronischen Verlauf. Wenn die depressive Symptomatik zwar dauerhaft (mindestens zwei Jahre) besteht, aber nur gering ausgeprägt ist, wird eine Dysthymie diagnostiziert. Ich nenne die Dysthymie daher oft „die kleine Schwester der Depression". Die Betroffenen beschreiben nur kurze Phasen, einzelne Tage oder Wochen, an denen es ihnen wirklich gut geht, die meiste Zeit sind sie eher energielos, freudlos, grübeln viel und fühlen sich unzulänglich, können aber ihre beruflichen und familiären Aufgaben erfüllen. Da die Dysthymie mit einer erheblich eingeschränkten Lebensqualität einhergeht und oft jahrelang besteht, sollte sie unbedingt behandelt werden, auch wenn die Funktionsfähigkeit nicht deutlich eingeschränkt ist. Sowohl psychotherapeutische wie auch medikamentöse Unterstützung kann hilfreich sein.

Je nach Ausprägungsgrad werden leichte, mittelschwere und schwere depressive Episoden unterschieden. Bei Letzteren können auch psychotische Symptome auftreten, wie z. B. ein Verarmungs- oder Versündigungswahn. Hier kann es auch zu akustischen Halluzinationen kommen, typischerweise hören die Betroffenen anklagende oder diffamierende Stimmen. Diese psychotischen Symptome klingen mit der depressiven Symptomatik ab und werden in der Regel nicht als Hinweis auf eine Schizophrenie gewertet.

Bei vielen Menschen tritt die Depression vor allem im Herbst und Winter auf, hier spricht man von einer saisonalen Depression, die man sich durch eine geringere Serotoninaktivität durch die kürzeren Tageslichtphasen erklärt. Hier ist neben der medikamentösen Therapie auch ein Behandlungsversuch mit Lichtlampen sinnvoll.

Manche Frauen beklagen ein „Prämenstruelles Syndrom", das sind kurze Phasen depressiver Verstimmung im Zusammenhang mit den hormonellen Veränderungen vor Einsetzen der Regelblutung.

Besondere Aufmerksamkeit verdient die postpartale Depression, die in den Tagen oder Wochen nach der Geburt eines Kindes einsetzt, weil sie die Mutter in ihrer Fähigkeit, das Kind gut zu versorgen, erheblich beeinträchtigen kann. Im Unterschied zu dem weit verbreiteten Phänomen des „Baby Blues", das in Zusammenhang mit den hormonellen Veränderungen nach einer Geburt regelhaft auftritt, sollte die postpartale Depression unbedingt professionell behandelt werden.

**Suizidgefahr bei depressiven Störungen**
Menschen mit depressiven Erkrankungen haben ein 20-fach erhöhtes Suizidrisiko, über 50 % der Suizide werden im Rahmen von akuten depressiven Episoden verübt. 10–15 % aller Personen mit einer schweren wiederkehrenden Depression sterben letztlich durch Suizid. Während die Zahl der als depressiv

Diagnostizierten in den letzten dreißig Jahren kontinuierlich gestiegen ist, hat die Zahl der Suizide abgenommen – in Deutschland immerhin von 18.000 auf 10.000 pro Jahr. Dies legt die Annahme nahe, dass die Zunahme von Depressionen nicht auf ein häufigeres Auftreten, sondern vor allem auf häufigere Diagnose und Behandlung zurückzuführen ist und dass durch die bessere Versorgung die Zahl der Suizide deutlich reduziert werden konnte. Dennoch bleiben noch immer viele depressive Störungen unbehandelt. Der verantwortungsvolle Umgang mit einer erhöhten Suizidgefahr wird ausführlicher im Kap. 14 dargestellt.

## 7.5  Was sind die Ursachen einer Depression?

Früher wurden drei Formen der Depression unterschieden:

- die reaktive Depression
- die neurotische Depression
- die endogene Depression

Die „reaktive Depression" entwickelt sich in Folge aktueller Belastungen und wird heute meist als Anpassungsstörung diagnostiziert.

Bei der „endogenen Depression" wurde entsprechend einem medizinischen Krankheitsmodell eine zugrundeliegende Neurotransmitterstörung als Ursache angenommen, nämlich ein Mangel an Serotonin und Noradrenalin, sie sollte daher primär medikamentös behandelt werden. Endogene Depressionen haben zumeist einen deutlich phasenhaften Verlauf und können auch ohne erkennbare aktuelle Belastung auftreten, nur 10–20 % nehmen einen chronischen Verlauf.

Der Begriff „neurotische Depression"verwies hingegen eher auf grundlegende psychische Probleme, die Stimmung ist hier langfristig beeinträchtigt oder zumindest störanfällig. Anlassbezogen kommt es immer wieder zu deutlicheren depressiven Einbrüchen. Hierfür können verschiedene biographische Erfahrungen, die mit dem Gefühl von Hilflosigkeit, Ausgrenzung, Vernachlässigung und Ausgeliefertsein einhergehen, verantwortlich gemacht werden. Wenn Kinder die Erfahrung machen, dass sie nicht geliebt werden, dass es Menschen mit ihnen nicht gut meinen, dass sie verletzt oder gedemütigt werden, können sich daraus tiefgehende Überzeugungen entwickeln, die ein Leben lang wirksam bleiben und zu hoher Kränkbarkeit und geringer Frustrationstoleranz führen. Diesen Menschen fällt es dann schwer, kleine Enttäuschungen oder Zurückweisungen wegzustecken, sie lassen sich leicht entmutigen, ziehen sich zurück und resignieren. Mäßige Belastungen, evtl. schon die normalen Herausforderungen des Lebens können zu depressiven Reaktionen führen. Die wichtigste Behandlungsstrategie ist hier die Psychotherapie, in der an den grundlegenden negativen Überzeugungen über sich selbst und relevante Andere gearbeitet wird mit dem Ziel, neue Denk-, Erlebens- und Verhaltensmuster zu entwickeln.

Mit unserem heutigen Wissen über Epigenetik und die körperlichen Auswirkungen früherer Lebenserfahrung ist eine strikte Unterscheidung zwischen endogener und neurotischer Depression nicht mehr haltbar. Dauerhaft belastende Lebensereignisse haben körperliche Folgen, sie führen zu einer chronischen Stressreaktion mit vielfältigen körperlichen Auswirkungen, z. B. einem dauerhaft erhöhten Cortisolspiegel. Dieser wiederum bewirkt Veränderungen der Rezeptoren für die Neurotransmitter Serotonin und Noradrenalin. Psychische und biologische Mechanismen wirken zusammen und sind in der Entstehung der Depression nicht sauber zu trennen, was auch erklärt, warum Antidepressiva unabhängig von den angenommenen Ursachen häufig hilfreich sind.

## 7.6 Die Depression hat keinen Absender

Müdigkeit, Lustlosigkeit und Antriebslosigkeit können Zeichen eines Eisenmangels oder einer Schilddrüsenunterfunktion sein, also körperliche Ursachen haben, sie können Ausdruck einer Neurotransmitterstörung im Gehirn sein, aber auch eine nachvollziehbare psychische Reaktion auf unbefriedigende Lebensumstände oder die späten Auswirkungen von früheren belastenden Erfahrungen. Um die körperlichen Ursachen von depressiven Verstimmungen auszuschließen, gehört eine Blutabnahme zum Routinevorgehen bei psychiatrischen Erstuntersuchungen, sofern sie nicht schon vom Allgemeinmediziner im Vorfeld veranlasst worden ist. Der mit der Depression in Zusammenhang gebrachte „Serotoninmangel" kann allerdings weder im Blut noch im Gehirn nachgewiesen werden. Am ehesten kann ein ausführliches Gespräch mit einer Psychiaterin, einem klinischen Psychologen oder einer klinisch erfahrenen Psychotherapeutin helfen, psychische und biologische Faktoren zu gewichten und daraus die entsprechenden Maßnahmen abzuleiten.

Solchen Fragen liegt ein oft unausgesprochenes medizinisches Krankheitsverständnis psychischer Störungen zugrunde. In einem medizinischen Krank-

> **Beispiel**
>
> Frau Huber kommt mit ihrem Mann zur Abklärung einer depressiven Verstimmung in die psychiatrische Ordination. Herr Huber ist seit längerem mit seiner Arbeit unzufrieden, eine ihm in Aussicht gestellte Leitungsfunktion wurde ihm ohne Erklärung doch nicht gegeben, seither geht er nur mehr lustlos ins Büro. In den letzten Monaten leidet er immer häufiger unter Spannungskopfschmerz, weshalb er sein Sozialleben zunehmend einschränkte. Die Schmerzen sind organmedizinisch abgeklärt, es konnte keine Ursache gefunden werden. Frau Huber fühlt sich verpflichtet, bei ihrem Mann zu Hause zu bleiben, wenn es ihm nicht gut geht, ist dann aber unzufrieden mit der gemeinsam verbrachten Zeit, weil er schlecht gelaunt ist und stumm mit seinem Bier vor dem Fernseher sitzt. Der Alkoholkonsum hat sich gesteigert, die Schlafqualität verschlechtert. Herr Huber wacht regelmäßig um 4:00 früh auf und erlebt dann ein quälendes Stimmungstief. In diesen Momenten beschreibt er sich auch lebensüberdrüssig, hat aber keine konkreten Selbstmordideen. Unter Berücksichtigung aller Faktoren wird dem Patienten ein schlafanstoßendes Antidepressivum verordnet, das sich auch regulierend auf das Schmerzgedächtnis auswirken und damit den Spannungskopfschmerz reduzieren soll. Darüber hinaus wird dem Patienten eine Psychotherapie oder alternativ eine Paartherapie empfohlen, um einen konstruktiveren Umgang mit der erlittenen Enttäuschung zu finden. Während Herr Huber mit der vorgeschlagenen Medikation sofort einverstanden ist, weil er sich davon eine Verbesserung der Schlafqualität verspricht, reagiert Frau Huber zunächst irritiert und fragt wiederholt nach: „Heißt das, dass mein Mann jetzt psychisch krank ist? Dass er eine Depression hat?"

heitsverständnis sind Krankheiten auf Funktionsstörungen des Körpers oder eines Organs zurückzuführen. Man hat aus dieser Perspektive entweder ein psychisches Problem oder eine Krankheit, die das Organ Gehirn betrifft. Dieses medizinische Modell ist nicht für alle psychischen Störungen nützlich. Ich habe Frau Huber daher erklärt, dass ich bei ihrem Mann nicht von einer „Erkrankung" des Gehirns ausgehe. Allerdings können schmerzhafte Erfahrungen, z. B. die berufliche Enttäuschung, auch körperliche Auswirkungen haben. Es werden Stresshormone ausgeschüttet, die muskuläre Anspannung steigt, der Schlaf wird schlechter, das hat wiederum Auswirkungen auf das Neurotransmittergleichgewicht im Gehirn. Durch diese Veränderungen der Neurotransmitter, kombiniert mit der Erschöpfung durch die Schlafstörung, wird es immer schwieriger, einen konstruktiven Umgang mit den anstehenden Lebensaufgaben zu finden. Die empfohlene Medikation soll über die Verbesserung des Schlafs und die Regulierung des Neurotransmitterhaushaltes diese Negativspirale unterbrechen und eine Entwicklung zum Positiven ermöglichen. Für die notwendigen psychischen Bewältigungsschritte, für die Entscheidung über einen Jobwechsel oder die Akzeptanz der jetzigen Situation und für die Verbesserung der partnerschaftlichen Situation könnte die Psychotherapie hilfreich sein.

Das Ergebnis der psychiatrischen Untersuchung ist daher die Diagnose „leichte depressive Episode", eine Medikamentenverordnung und eine Empfehlung zur Psychotherapie.

## 7.7 Die Behandlung depressiver Störungen

Entsprechend gültiger Leitlinien werden je nach Schwere der Depression folgende „idealtypische Behandlungspfade" empfohlen: Leichte bis mittelschwere depressive Störungen können ambulant von allen relevanten Berufsgruppen (Hausärzt:innen oder Fachärzt:innen für Psychiatrie und Psychotherapie, Psychotherapeut:innen) behandelt werden. Wenn bei hausärztlicher oder psychotherapeutischer Behandlung nach sechs bis acht Wochen keine Besserung eintritt, ist die Beiziehung eines Facharztes zu empfehlen.

Bei schweren depressiven Störungen ist die Behandlung mit Antidepressiva meist unverzichtbar. Fallweise ist auch eine Kombination mehrerer Medikamente nötig, um die Stimmung der Betroffenen zu verbessern. Während die Ersteinstellung auf ein gut verträgliches Antidepressivum auch von Allgemeinmediziner:innen durchgeführt werden kann, sollte die Kombination verschiedener Psychopharmaka Psychiater:innen vorbehalten sein. Je stärker die Depression ausgeprägt ist, desto unflexibler wird das Denken der Betroffenen. Viele verstummen zunehmend und können ihr Leid nicht mehr angemessen beschreiben, andere wiederholen die immer gleichen Klagen und sind nicht mehr in der Lage, differenzierte Fragen zu beantworten. In diesen Fällen empfiehlt es sich, dass Angehörige den Betroffenen zur Ärztin begleiten oder zumindest das Gespräch mit der Ärztin gemeinsam mit dem Betroffenen gut vorbereiten.

Moderne Antidepressiva sind in der Regel gut verträglich und machen nicht abhängig. Allerdings tritt ihre Wirkung meist erst nach ein bis zwei Wochen ein – im Unterschied zu den Nebenwirkungen, die oft sofort nach der ersten Einnahme auftreten, in weiterer Folge aber meist abklingen. Die ersten Tage einer antidepressiven Behandlung sind damit oft enttäuschend. Das sollten auch Angehörige wissen und die Betroffenen ermutigen, die verordnete Medikation zumindest zwei Wochen einzunehmen, um die tatsächliche Wirkung beurteilen zu können.

Wenn zusätzlich Suizidgedanken auftreten oder die Antriebsstörung so schwer ist, dass die Betroffenen sich nicht mehr selbst versorgen können, ist eine stationäre Aufnahme anzuraten. An vielen psychiatrischen Abteilungen werden auch andere biologisch fundierte Therapieverfahren wie Schlafentzug oder Lichttherapie angeboten.

**Elektrokonvulsionstherapie**
Bei therapieresistenter Depression, also wenn auch die Kombination mehrerer Medikamente nicht den gewünschten Erfolg bringt, wird in manchen psychiatrischen Abteilungen mit gutem Erfolg die Elektrokonvulsionstherapie (früher Elektrokrampftherapie, EKT) angewandt. Während diese Behandlung früher oft zu starken kognitiven Beeinträchtigungen führte – die Behandelten litten unter Erinnerungs- und Konzentrationsstörungen – wird durch die Weiterentwicklung der Methode diese heute zumeist gut vertragen und führt manchmal zu erstaunlichen Verbesserungen in kurzer Zeit. Dennoch gibt es nicht nur in der Allgemeinbevölkerung massive Vorbehalte gegen diese Therapie – nicht zuletzt wegen der drastischen Bilder, die man aus Filmen wie „Einer flog über das Kuckucksnest" kennt. Vor allem in Ländern, in denen die Psychiatrie an den Verbrechen des Nationalsozialismus beteiligt war, besteht auch unter Fachleuten eine gewisse Zurückhaltung beim Einsatz der EKT, obwohl diese heute unter Kurznarkose und Muskelrelaxation angewandt wird und damit völlig atraumatisch, also ohne Auslösung muskulärer Krämpfe erfolgt.

**Antidepressiva und/oder Psychotherapie?**
In vielen Fällen ist bei depressiven Störungen eine Kombination aus medikamentöser und psychotherapeutischer Behandlung zu empfehlen. Bei leichteren depressiven Verstimmungen muss im Einzelfall entschieden werden, ob zunächst ein medikamentöser oder ein psychotherapeutischer Behandlungsversuch unternommen wird. Hierbei spielen die Präferenzen der Betroffenen ebenso eine Rolle wie eine fachliche Einschätzung der Bedeutung von biologischen und psychischen Faktoren. Entsprechend der Daten der gesetzlichen Krankenversicherung werden in Deutschland nur bei jedem fünften bis sechsten Versicherten, der Antidepressiva verordnet bekommt, auch psychotherapeutische Verfahren abgerechnet. Diese starke Dominanz der Behandlung mit Antidepressiva entspricht nicht den Leitlinienempfehlungen, was allerdings nicht bedeutet, dass generell zu viele Antidepressiva verschrieben werden. Im Gegenteil: Die Versorgungsforschung zeigt immer wieder auf, dass ein beträchtlicher Teil der behandlungsbedürftig Depressiven auch heute noch nicht angemessen medikamentös versorgt wird (Bertelsmannstiftung 2014).

**Individuelle Behandlungsplanung ist unverzichtbar**
Auch wenn die Unterscheidung von reaktiver, endogener und neurotischer Depression aufgrund fehlender Trennschärfe aufgegeben wurde, gibt es doch immer wieder Krankheitsverläufe, die eine recht klare Behandlungsempfehlung rechtfertigen. In einigen Fällen ist tatsächlich vorwiegend oder auch ausschließlich eine medikamentöse Therapie indiziert, in anderen Fällen wird vorwiegend oder ausschließlich eine psychotherapeutische Behandlung zu empfehlen sein. Häufig ist eine Kombination der beiden Behandlungsmethoden sinnvoll. Klinisch erfahrene Psychotherapeut:innen und Fachärzt:innen für Psychiatrie und Psychotherapie/Psychotherapeutische Medizin müssten in der Lage sein, die Betroffenen hier gut zu beraten.

**Online-Tools**
In den letzten Jahren wurden diverse Online-Tools zur Beratung und Unterstützung von Depressiven und ihren Angehörigen entwickelt. Beispielhaft sei hier das Selbstmanagement-Programm der european alliance against depression genannt, das Menschen mit leichteren Depressionsformen unterstützt, einen konstruktiven Umgang mit den Symptomen der Depression zu finden. Übungen helfen dabei, den Tag zu strukturieren und negative Gedankenkreise zu durchbrechen. Betroffene können sich über die E-Mail-Adresse *ifightdepression@deutsch-depressionshilfe.de* (Deutsche Depressionshilfe 2020) für das Programm anmelden.

## 7.8 Was bedeuten depressive Störungen für Angehörige?

Die Anforderungen für Angehörige hängen stark davon ab, ob die depressive Störung episodisch oder chronisch auftritt. Bei einem episodischen Auftreten wechseln Phasen der Depression mit meist langen symptomfreien Phasen ab, in denen die Betroffenen weitgehend gesund und belastbar sind. In diesen Fällen ist die Belastung der Angehörigen auf einzelne Krankheitsphasen beschränkt. Im Unterschied zu Menschen mit einer schizophrenen Störung sind Depressive, zumindest wenn ihre Erkrankung episodisch verläuft, in der Regel „krankheitseinsichtig", das heißt, sie verweigern die Behandlung meistens nicht. Allerdings gibt es auch hier ein Zeitfenster zu berücksichtigen. Wenn zulange gewartet wird, kann die Hoffnungslosigkeit so stark ausgeprägt sein, dass an den Erfolg der Behandlung nicht mehr geglaubt und sie deshalb nicht in Anspruch genommen wird.

Aufgrund der weiten Verbreitung depressiver Störungen finden sich viele nützliche Informationen auch im Internet, z. B. unter „Depression – eine Information für Angehörige und Freunde" (12.12.2020) und im Buchhandel (z. B. Hautzinger 2017). Unter *www.familiencoach-depression.de* (12.12.2020) finden Angehörige und Freunde von depressiv Erkrankten ein Online-Programm mit Übungen und Videos, das zeigt, wie man den Erkrankten unterstützen kann, ohne sich selbst zu überfordern.

**Welche Art von Unterstützung brauchen depressive Menschen?**
Was Menschen in der Depression häufig brauchen, ist die Anregung zu positiven Erlebnissen. In diesem Zusammenhang sind Ratschläge („Du solltest regelmäßig Sport machen") deutlich weniger wirksam als Einladungen („Lass uns einmal pro Woche gemeinsam spazieren gehen"). Gerade bei leichten depressiven Verstimmungen können wiederholte Einladungen zu gemeinsamen freudvollen Aktivitäten sehr hilfreich sein. Diese Aktivitäten sollten nicht zu anspruchsvoll sein, aber durchaus die Alltagsroutinen durchbrechen. Ein Ausstellungsbesuch kann daher günstiger sein, als auf eine Tasse Tee vorbeizukommen. Bei schweren depressiven Störungen helfen diese Aktivierungsversuche nicht mehr. Die Betroffenen brauchen dann Angehörige, die geduldig Hoffnung spenden. Hoffnungslosigkeit ist ein Kernsymptom der Depression, sie macht in gewisser Weise das Wesen der Depression aus. Während gesunde Menschen, auch wenn sie durch Verlusterlebnisse oder Misserfolge zutiefst erschüttert sind, irgendwie darauf vertrauen, dass der Schmerz nachlassen, der Kummer, die Enttäuschung einmal überwunden sein werden, können sich das depressive Menschen nicht vorstellen. Das ist umso verwunderlicher, als gerade diese meist schon mehrmals erlebt haben, dass sich die Stimmung wieder bessern wird und das Leben dann wieder lebenswert ist. Ich habe oft darüber gestaunt, wie vollständig Depressive dieses Wissen ausblenden, wie tief die Hoffnungslosigkeit in jeder neuerlichen depressiven Episode werden kann.

Umso wichtiger ist, dass Behandelnde und Angehörige diese Hoffnung zur Verfügung stellen. Als Angehörige müssen sie stellvertretend Hoffnung äußern, solange es die Betroffenen nicht können. Sie dürfen dabei nicht auf Zustimmung warten, es geht nicht darum, den Depressiven zu überzeugen, sondern darum, Licht und Wärme „einzuspeisen". Eine Betroffene hat es einmal so formuliert: „Wenn ich mit meiner Depression alleine war, war es total dunkel rund um mich. Ich konnte mich nicht bewegen, weil alles im Finstern lag, alles war bedrohlich, ich sah keinen Weg. Wenn mich mein Mann getröstet und aufgemuntert hat, war das, als wenn plötzlich ein Licht angehen würde. Es war nicht strahlend hell, aber ich konnte mich wieder orientieren". Ein anderer erzählte: „Wenn meine Frau da war und mir versichert hat, dass ich wieder auf die Beine kommen werde, dass das vorbei gehen wird, wie es immer vorbei gegangen ist, war das, wie wenn man in einer kalten Badewanne liegt und dann warmes Wasser dazu fließt. In diesen Momenten erwachen wieder die Lebensgeister". Daher mein Rat: Speisen Sie Licht und Wärme ein, schenken Sie Hoffnung, bleiben Sie geduldig – aber vernachlässigen Sie dabei nicht Ihre eigenen Bedürfnisse.

**Zuviel Rücksichtnahme kann auch schaden**
Übertriebene Rücksichtnahme der Angehörigen kann nämlich auch zur Chronifizierung der Depression und des Rückzuges beitragen. Besonders deutlich wird dies, wenn bei den Betroffenen Angst und Vermeidungsverhalten bestehen. Wenn Angehörige – häufig sind es Eltern – dazu bereit sind, alle Anforderungen, die von den Depressiven vermieden werden, von diesen fernzuhalten und statt diesen zu erfüllen, kann dies das Vermeidungsverhalten verstärken. Besonders deutlich ist diese Dynamik bei Angststörungen zu beobachten, daher wird im Kap. 9 darauf noch näher eingegangen.

Das heißt: Depressive Menschen brauchen Angehörige, die ihnen geduldig Hoffnung machen, die sich aber nicht aufopfern und damit unter Druck setzen. Je klarer Krankheitsepisoden abgegrenzt werden können, je eindeutiger die Betroffenen zwischendurch gesund sind, desto einfacher ist es auch für Angehörige, den richtigen Umgang zu finden. Die meisten Menschen wissen ja auch, wie man mit einem Angehörigen umgeht, der wegen einer akuten Lungenentzündung außer Gefecht gesetzt ist. Man nimmt Rücksicht, versorgt, tröstet und wartet, bis der Spuk vorbei ist. Schwieriger wird es bei chronischen depressiven Verstimmungen. Wenn monatelang oder jahrelang die gleichen Klagen wiederholt werden, wenn gleichzeitig von der Betroffenen wenig Anstrengungen unternommen werden, etwas an der Situation zu ändern, ist auch etwas mehr Abgrenzung erlaubt. Besonders häufig findet sich diese Konstellation zwischen Erwachsenen und ihren betagten Eltern, worauf im Abschn. 16.2 noch genauer eingegangen wird.

> **Zusammenfassung**
>
> - Vereinfachende Vorstellungen von Depression entweder als Neurotransmitterstörung oder als psychische Reaktion auf belastende Lebensumstände sind überholt. Wir wissen heute, dass vielfältige biologische, psychische und soziale Faktoren bei der Entstehung einer Depression von Bedeutung sind. Im Einzelfall müssen diese gewichtet werden, um eine angemessene Behandlung vorschlagen zu können. In vielen Fällen ist eine Kombination aus psychopharmakologischer und psychotherapeutischer Behandlung zu empfehlen.
> - Die First-Line-Therapie mit einem modernen, gut verträglichen Antidepressivum kann auch von Hausärzt:innen verschrieben werden. Wenn diese nicht wirksam ist, sollte ein Facharzt für Psychiatrie aufgesucht werden.
> - Depressive Störungen stellen eine erhebliche Belastung für Angehörige dar. Vor allem das „Nicht-mehr-Wollen-Können" ist schwer einfühlbar. Einladungen zu positiven Erlebnissen, Verständnis und Geduld können für den Betroffenen hilfreich sein, Selbstaufopferung führt hingegen selten zu einer nachhaltigen Verbesserung der Situation.

# Literatur

Bertelsmannstiftung (Hrsg., 2014): Faktencheck Depression, https://faktencheck-gesundheit.de/de/publikationen/publikation/did/faktencheck-depression/index.html, Zugegriffen: 12.12.2020

Deutsche Depressionshilfe: Rat für Angehörige Depression, https://www.deutsche-depressionshilfe.de/depression-infos-und-hilfe/rat-fuer-angehoerige, Zugegriffen: 12.12.2020

Hautzinger, M. (2017): Ratgeber Depression: Informationen für Betroffene und Angehörige. Hogrefe https://de.statista.com/statistik/daten/studie/239872/umfrage/arbeitsunfaehigkeitsfaelle-aufgrund-von-burn-out-erkrankungen/, Zugegriffen 12.12.2020

# 8

# Die bipolare Störung, früher manisch-depressive Erkrankung

**Inhaltsverzeichnis**

8.1 Was versteht man unter einer bipolaren Störung?........................... 95
8.2 Vorkommen und Verlauf.................................................................. 96
8.3 Diagnose und Behandlung der bipolaren Störung......................... 97
8.4 Was bedeutet die bipolare Störung für die Angehörigen?............ 100
Literatur..................................................................................................... 105

> In diesem Kapitel werden die Merkmale der bipolaren Störung, die vielen besser unter ihrem alten Namen „manisch-depressive Erkrankung" bekannt ist, beschrieben. Die Notwendigkeit der medikamentösen Therapie und die Sinnhaftigkeit einer psychotherapeutischen Behandlung werden erläutert. Anhand von Fallbeispielen werden die spezifischen Belastungen für die Angehörigen aber auch ihre besondere Wichtigkeit für Diagnose und Behandlungsplanung dargestellt.

## 8.1 Was versteht man unter einer bipolaren Störung?

Bei der bipolaren Störung treten im Laufe des Lebens sowohl manische als auch depressive Episoden auf. Zwischen diesen Phasen sind die Betroffenen meist weitgehend symptomfrei. In der Regel sind die depressiven Episoden häufiger und dauern auch länger als die manischen Episoden. Unter einer

Manie versteht man eine Phase von extrem angehobener Stimmungslage, hoher Aktivität und scheinbar unbegrenzter Energie. In diesem Zustand trauen sich die Betroffenen alles zu, wodurch es in vielen Bereichen zu riskantem und rücksichtslosem Verhalten kommt. Dies kann sich sowohl im Verkehrsverhalten als auch beim Substanzkonsum oder in den Sozialkontakten auswirken: Die Betroffenen sind beim Lenken ihres Autos unvorsichtiger, setzen sich über Regeln hinweg, sie geben mehr Geld aus, schließen riskante Geschäfte ab, kündigen vielleicht ihre Anstellung, weil sie sich für Höheres berufen fühlen, brüskieren Angehörige und Bekannte oder lassen sich auf ungeschützte sexuelle Beziehungen ein. Im manischen Zustand ist man nicht unbedingt glücklich und zufrieden, oft eher angetrieben, energiegeladen und ruhelos, das Schlafbedürfnis ist reduziert, es bestehen ein hoher Rededrang und eine herabgesetzte Konzentrationsfähigkeit. Bei schweren Manien können Symptome einer Psychose hinzukommen, etwa Größen- oder Verfolgungswahn. Die bipolare Störung ist eine ernst zu nehmende psychische Erkrankung, an der niemand „Schuld" hat, die aber tragischerweise oft dazu führt, dass die Betroffenen Schuld auf sich laden.

## 8.2 Vorkommen und Verlauf

Die bipolare Störung mit manischen und depressiven Phasen tritt mit einer Lebenszeitprävalenz von 1 % auf. Das heißt 1 % der Bevölkerung wird im Laufe des Lebens als bipolar bzw. manisch-depressiv diagnostiziert. Etwas häufiger gibt es die Kombination von hypomanen, also nur leicht ausgeprägten manischen Episoden in Kombination mit depressiven Episoden („Bipolar II-Störung" ). Das Durchschnittsalter bei Ausbruch der ersten Krankheitsepisode ist ca. 20 Jahre, allerdings kann eine bipolare Störung definitionsgemäß nie bei der ersten Episode diagnostiziert werden, da ja das Vorliegen von zumindest einer depressiven *und* einer manischen/hypomanen Episode Voraussetzung für die Diagnose ist.

Die Tatsache, dass die bipolare Störung in allen Kulturen ziemlich gleich häufig vorkommt und sehr oft familiär gehäuft auftritt, spricht für eine starke genetische Komponente. Unter erstgradigen Verwandten ist das Risiko, an einer bipolaren Störung zu erkranken auf das Zehnfache erhöht. Psychosoziale Belastungen können Krankheitsepisoden auslösen, sind aber keine hinlängliche Erklärung für die Erkrankung. Auch spezifische Persönlichkeitsmerkmale oder biographische Belastungen sind nicht so bedeutsam wie bei Angststörungen und Depressionen.

## 8 Die bipolare Störung, früher manisch-depressive Erkrankung

**Beispiel**

Herr Jonas, ein 45-jähriger Lehrer, verheiratet, mit zwei fast erwachsenen Söhnen, fühlt sich nach mehreren leichten depressiven Episoden in der Vergangenheit, die alle unbehandelt wieder abgeklungen sind, in seinem Leben „erstmals so richtig wohl". Er durchbricht die Routinen seines Unterrichts, experimentiert mit neuen didaktischen Methoden und bekommt dafür zunächst viel Anerkennung. Im Laufe der Zeit mehren sich jedoch die kritischen Stimmen im Kollegenkreis, immer öfter bekommt er zu hören, dass er jetzt übertreibe, das sei kein Unterricht mehr, nur mehr Show. Herr Jonas ist aber so überzeugt von seiner neu entdeckten Fähigkeit, junge Menschen zu begeistern und mit seinen unkonventionellen Methoden für die Probleme der Welt zu sensibilisieren, dass er sich nicht beirren lässt. Er braucht wenig Schlaf und wird immer einfallsreicher in seinem Unterricht. Als es zu einer „Ermahnung" durch die Direktorin kommt, wird er wütend, verlässt das Schulgebäude und kündigt. Er beschließt, seine Ideen eines „ganzheitlichen Brennpunktunterrichts" im Rahmen einer Privatschule umzusetzen und will dafür sein Erbe verwenden. Außerdem schickt er unzählige Mails an Firmen und Institutionen, die er zur Unterstützung seiner Idee auffordert. Seine Frau reagiert entsetzt, hält seine Pläne für verrückt, woraufhin er die Scheidung einreicht und in ein Hotel zieht. Dort verprasst er viel Geld, unter anderem mit Prostituierten. Seine Frau sucht Rat bei einem Psychiater, würde ihren Mann gerne mit der Polizei auf die Psychiatrie bringen lassen, was aufgrund des Fehlens einer konkreten Selbst- oder Fremdgefährdung nicht möglich ist. Auf Empfehlung des Psychiaters nimmt Frau Jonas Kontakt mit der Direktion auf und bittet den Direktor, die Kündigung ihres Mannes, die offensichtlich auf eine manische Episode zurückzuführen ist, nicht weiterzuleiten. Sie kann auch den Hausarzt der Familie motivieren, ihren Mann krankzuschreiben. Dennoch ist die Situation höchst belastend. Frau Jonas kann nur zuschauen, wie ihr Mann Geld mit vollen Händen verteilt und sich rufschädigend verhält. Mehrere Versuche seitens der Familie, ihn „zur Vernunft zu bringen" und sich in Behandlung zu begeben scheitern. Hr. Jonas hält an seiner Idee fest, fühlt sich berufen und fähig, das Bildungssystem zu reformieren. Erst eine Autofahrt in alkoholisiertem Zustand und sein höchst auffälliges Verhalten bei der Polizeikontrolle führen zu einer psychiatrischen Unterbringung. Unter medikamentöser Therapie klingt die Manie rasch ab, die Rekonvaleszenz dauert aber lange, da Herr Jonas zwar Scheidung und Kündigung rückgängig machen konnte aber aus Scham über das Geschehene in seiner Stammschule nicht mehr arbeiten will.

## 8.3 Diagnose und Behandlung der bipolaren Störung

Für die Behandlung der bipolaren Störung sind Psychopharmaka meist unverzichtbar. Nicht nur in den Akutphasen der Erkrankung, also während der Manie und der Depression, braucht es eine Behandlung, sondern auch in der symptomfreien Zeit dazwischen. Psychiater:innen sprechen hier von „Phasenprophylaxe". Für die Verhinderung künftiger Krankheitsepisoden wurden spezielle Medikamente entwickelt, das erste war Lithium, das bis heute mit gutem Erfolg eingesetzt wird. Allerdings ist Lithium keine unkomplizierte

Substanz, viele Behandelte nehmen zu, häufig kommt es zu unerwünschten Nebenwirkungen wie Zittern, Durchfall oder Schilddrüsenfunktionsstörungen. Außerdem können Überdosierungen massive Folgeschäden verursachen, auch Suizidhandlungen mit Lithium sind keine Seltenheit. Die medikamentösen Alternativen zu Lithium gehören zur Gruppe der Antiepileptika wie z. B. Valproinsäure und Lamotrigin oder der atypischen Antipsychotika. Da es sich in jedem Fall um eine fachlich anspruchsvolle Therapie handelt, gehört die medikamentöse Behandlung der bipolaren Störung unbedingt in fachärztliche Hand. Aber auch die Diagnose stellt sich nicht immer so eindeutig dar wie im oben dargestellten Fall.

> **Beispiel**
>
> Frau Gruber hat eine schwierige Trennung hinter sich. Ihr Lebensgefährte hat sich von ihr abgewandt, sie musste ausziehen, mangels einer eigenen Wohnung ist sie wieder in das Haus der Eltern eingezogen. Gleichzeitig litt sie unter ihrem unbefriedigenden Job – mit ihren 33 Jahren hat sie es zur Assistentin der Geschäftsführung in einem mittleren Unternehmen gebracht, aber in dieser Phase war das für sie nichts anderes als Sekretärinnentätigkeit – und sogar davon fühlte sie sich überfordert. Der Hausarzt hat sie krankgeschrieben und ihr ein Antidepressivum verschrieben. Die Psychotherapeutin hat ihr empfohlen, nun einmal „auf sich selbst zu schauen" und sich Zeit für ihre Interessen zu nehmen. Da Frau Gruber länger auf die verordnete Medikation nicht angesprochen hat, wurde die Dosis vom Hausarzt zweimal gesteigert. Nach der zweiten Dosissteigerung kommt es zu einem raschen Stimmungsaufschwung. Frau Gruber schafft es endlich, wie von ihrer Psychotherapeutin empfohlen, ihren Hobbies nachzugehen. Sie richtet sich im Keller des elterlichen Hauses eine Malwerkstatt ein und kauft im großen Umfang Acrylfarben und Leinwände. Sie vernetzt sich mit der heimischen Kunstszene, belebt alte Kontakte aus der Studienzeit, geht viel fort, feiert ihre wieder gewonnene Lebensfreude. Eine Rückkehr an ihre Arbeitsstelle kann sie sich hingegen nicht vorstellen. Sie beantragt ein Sabbatical und mietet ein Atelier, um dort Ausstellungen zu veranstalten. Ihre Eltern sind verwundert, aber insgesamt erleichtert, dass es ihrer Tochter wieder gut geht. Der Hausarzt wird nicht mehr aufgesucht, die Psychotherapie beendet, weil Frau Gruber der Meinung ist, jetzt ihren Weg gefunden zu haben. Nur eine langjährige Freundin ist besorgt: Sie hat schon mehrere massive Stimmungseinbrüche ihrer Freundin miterlebt und auch den einen oder anderen Höhenflug – aber so schlimm, meint sie, war's noch nie. Diese Freundin erzählt mir, ihrer Psychotherapeutin, von ihren Sorgen. Ich rate ihr, das Gespräch zu suchen und noch konkretere Informationen zu erfragen: Wie viel schläft Susanna? Wieviel Geld gibt sie aus? Wie gut ist ihre Geschäftsidee finanziell abgesichert? Nachdem all diese Fragen die Verdachtsdiagnose einer manischen Episode erhärten, rate ich meiner Klientin, sehr offen ihre Sorge anzusprechen und Frau Gruber zu einer fachärztlichen Untersuchung zu motivieren. Meine Klientin bietet Frau Gruber an, sie zum Facharzt zu begleiten und dort ihre Beobachtungen mitzuteilen, wozu sie letztlich bereit ist. Eine schlaffördernde antimanische Substanz wird verordnet, das Antidepressivum abgesetzt, woraufhin sich Stimmung und Antrieb normalisieren. Bei Frau Gruber wird eine Bipolar II Störung diagnostiziert, eine neuerliche Psychotherapie sowie die längerfristige Einnahme einer stimmungsstabilisierenden Substanz werden empfohlen.

Während manische Phasen aufgrund des hoch auffälligen Verhaltens meist leicht zu erkennen sind – die Betroffenen reden viel und schnell, können nicht zuhören, sind oft fahrig und verfolgen völlig unrealistische Pläne – ist dies bei hypomanen Phasen schwieriger. Wo genau die Grenze zwischen einer erfreulich guten Stimmungslage mit optimistischen Zukunftsszenarien und hoher Energie und einer hypomanen Phase liegt, kann nicht allgemein bestimmt werden. Umso wichtiger ist eine vertrauensvolle Arzt-Patienten-Beziehung. Je länger man einen bestimmten Patienten kennt, umso schneller und verlässlicher können normale, zum Leben gehörende Stimmungsschwankungen von Krankheitsepisoden abgegrenzt werden. Vor allem am Anfang der Behandlung spielen hier auch die Beobachtungen von Angehörigen eine wichtige Rolle. Gerade der hypomane Zustand ist für die Betroffenen so angenehm, so beglückend, dass es schwerfällt, darin den Vorboten einer Gefahr zu erkennen. Nur ganz erfahrene Patienti:nnen erkennen die ersten Anzeichen der Manie und suchen sofort selbstbestimmt Behandlung auf. Meine eindrücklichste Erfahrung in diesem Zusammenhang hatte ich vor langer Zeit während meiner Ausbildung an der Universitätsklinik für Psychiatrie in Wien.

> **Beispiel**
> Als junge Assistenzärztin auf der Sonderklassestation sah ich einen älteren Herrn geduldig vor dem Oberarztzimmer warten. Nachdem er dort über eine Stunde gesessen war, fragte ich ihn, auf wen er warte und ob er einen Termin habe. Der Herr stellte sich höflich vor: „Mein Name ist Prof. Bauer. Ich habe keinen Termin, aber ich werde gerade manisch und ich habe mit Oberarzt Kunze vereinbart, dass ich sofort komme, wenn es wieder so weit ist". Da der geduldig wartende Herr nicht meinem Bild von einer beginnenden Manie entsprach, fragte ich weiter: „Woran merken Sie die Manie? Sie wirken doch eigentlich ganz ruhig." Prof. Bauer lächelte nachsichtig und erklärte: „Liebe Frau Doktor, ich habe meine Vorlesung gehalten und in der ersten Reihe saß eine junge Studentin, die mich freundlich anlächelte. Plötzlich kam mir der Gedanke in den Kopf, dass ich ihr gefalle, dass ich sie zu einem Kaffee einladen könnte. In diesem Moment wusste ich, ich muss sofort nach der Vorlesung ins Krankenhaus, denn morgen spreche ich sie an und übermorgen frage ich nach ihrer Adresse und lauere ihr auf." Tatsächlich wurde Prof. Bauer noch am selben Tag aufgenommen, die Medikation wurde adaptiert, die Entlassung erfolgte eine Woche später. Frühere Krankheitsepisoden hatten zu Anzeigen wegen sexueller Belästigungen, zu Wegweisungen und monatelangen Unterbringungen auf der Psychiatrie geführt.

In den allermeisten Fällen muss eine bipolare Störung medikamentös behandelt werden, um Anzahl und Schwere der Krankheitsepisoden zu reduzieren. Eine kontinuierliche und vertrauensvolle Arzt-Patienten-Beziehung, in der erste Anzeichen von Stimmungsschwankungen thematisiert und hinsichtlich ihrer Behandlungsbedürftigkeit abgeklärt werden, ist für einen günstigen

Verlauf essenziell. In den meisten Fällen ist aber neben der medikamentösen Therapie auch eine Psychotherapie indiziert, da es sehr schwierig ist, mit den Folgen dieser Erkrankung zu leben. Die depressiven Phasen werden oft als verlorene Lebenszeit betrachtet, die manischen Phasen hinterlassen aber noch gravierendere Folgen, die psychisch verarbeitet werden müssen. Wie geht man damit um, dass man das Erbe seiner Großmutter verspekuliert hat, dass man infolge einer maßlosen Selbstüberschätzung seinen sicheren Job gekündigt hat, dass man Freunde vor den Kopf gestoßen hat, weil man ihre berechtigten Sorgen als Belästigung erlebt hat? Wie lebt man damit, dass man in der Bahnhofskneipe sturzbetrunken vor den Obdachlosen getanzt oder sich an den jungen Lehrer seiner Tochter herangemacht hat? Sehr häufig passieren in den manischen Episoden Dinge, für die sich die Betroffenen extrem schämen. Gegen dieses Gefühl, sein Leben zerstört zu haben, sein Ansehen beschädigt und wichtige Bezugspersonen verletzt oder verlassen zu haben, helfen Medikamente nur wenig. Hier braucht es in vielen Fällen eine qualifizierte psychotherapeutische Behandlung, um das Vorgefallene bewältigen und mit den Folgeschäden konstruktiv und verantwortungsvoll umgehen zu können.

## 8.4 Was bedeutet die bipolare Störung für die Angehörigen?

Ein Leben mit einer nahen Bezugsperson, die an einer bipolaren Störung leidet, ist sehr belastend. Zu den Anforderungen der depressiven Phasen, die im Abschn. 7.8 beschrieben sind, kommen die manischen Phasen mit ihren ganz spezifischen Herausforderungen dazu. Besonders schwierig sind die manischen Phasen für Angehörige, wenn, was häufig der Fall ist, keine Krankheitseinsicht besteht. Die Betroffenen treffen unvernünftige und riskante Entscheidungen, geben viel Geld aus, verfolgen größenwahnsinnige Ideen und nehmen es ihren Bezugspersonen übel, wenn diese sich ihnen entgegenstellen.

Da bipolare Störungen später auftreten als schizophrene Psychosen erlernen die meisten Betroffenen einen Beruf und leben in einer Partnerschaft. Viele werden auch Eltern, weil die Erkrankung meist nicht zu dauerhaften Beeinträchtigungen führt. Insofern sind – häufiger als bei schizophrenen Störungen – die Partner:innen oder auch erwachsene Kinder die engsten Bezugspersonen. Vor allem im Falle von Scheidungen sind es häufig Geschwister, die sich verantwortlich fühlen. Wer auch immer hier Verantwortung übernimmt: Die Aufgabe ist undankbar und belastend. Speziell in der Akutphase einer Manie erleben sich die Angehörigen oft völlig hilflos. Sie können oft nur abwarten, wie groß der Schaden ist, der in dieser Krankheitsphase entsteht. „Ich fühle mich, wie wenn ich vor meinem brennenden Haus stehe, die Feuerwehr informiert habe, aber niemand kommt, weil kein Leben in Gefahr ist. Ich muss zusehen, wie das Feuer alles zerstört, was wir geschaffen haben." Tatsächlich ist es so, dass Unterbringungen und Behandlungen ohne Einwilligung des Betroffenen nur erlaubt sind, wenn akute Selbst- oder Fremdgefährlichkeit bestehen. Dies ist für Angehörige sehr unbefriedigend, aber unter den gegebenen rechtlichen Rahmenbedingungen nicht anders lösbar (siehe dazu auch Kap. 15).

**Verantwortung für den Krankheitsverlauf übernehmen**
Erst wenn die akute Krankheitsphase vorbei ist, wenn die Betroffenen wieder vernünftigen Argumenten zugänglich sind, können Vorkehrungen für die Zukunft getroffen werden. In vielen Fällen bewährt sich ein Notfallplan in dem die Betroffenen konkret ihre Frühwarnzeichen benennen und die Maßnahmen festlegen, die sie dann ergreifen wollen (Bedarfsmedikation, Kontaktaufnahme mit dem Arzt, …). Für viele Angehörige, vor allem für die (Ehe) Partner:innen, ist die Aufrechterhaltung der Beziehung nur dann denkbar, wenn die Betroffenen sich einer angemessenen Behandlung unterziehen. So schicksalhaft und unverschuldet man von einer bipolaren Störung getroffen wird – für den weiteren Behandlungsverlauf kann man Verantwortung übernehmen, indem man sich der empfohlenen Behandlung unterzieht. Diese Übernahme von Verantwortung dürfen Angehörige auch einfordern. Wenn die Betroffenen dazu nicht bereit sind, sollten die Angehörigen sehr sorgfältig darüber nachdenken, zu welcher Art von Unterstützung sie weiterhin bereit sind. Ich habe viele Menschen bei diesem Abwägungsprozess begleitet und immer darauf hingewiesen, dass es keine moralische Verpflichtung zur Selbstaufopferung gibt. Ob es sinnvoll oder auch nur vertretbar ist, sein eigenes Schicksal – und evtl. das von gemeinsamen Kindern – von einem Menschen mit einer bipolaren Störung abhängig zu machen, der sich nicht der empfohlenen Behandlung unterzieht, muss in jedem Fall kritisch überprüft werden.

**Gute Laune oder beginnende Manie?**
Selbst bei Inanspruchnahme der Behandlung bleiben vielfache Belastungen bestehen, häufig entstehen immer wieder Konflikte rund um die Interpretation von Verhaltensänderungen, die als beginnende Krankheitszeichen interpretiert werden können. In einer ersten Annäherung kann davon ausgegangen werden, dass für „normale Gefühlsschwankungen" meist klare Auslöser erkennbar sind und sie nach einigen Tagen wieder abklingen, während manische Episoden häufig ohne Grund, fallweise sogar nach belastenden Lebensereignissen auftreten und nicht von alleine abklingen. Die Identifikation der individuell relevanten Frühsymptome erfordert jedenfalls viel Fingerspitzengefühl.

### Beispiel

Eine 50-jährige Bäuerin von einer kleinen Nebenerwerbslandwirtschaft kommt mit ihrem Mann in deutlich angehobener Stimmungslage zum psychiatrischen Erstgespräch. Ihr Mann musste sie fast zwingen, in die Ordination zu kommen, weil er es mit ihr nicht mehr aushalte. Seit einigen Tagen schlafe sie kaum mehr, putze und räume den ganzen Tag herum, telefoniere dauernd und „gehe schon allen auf die Nerven". Das Gesprächsverhalten der Patientin ist tatsächlich sehr auffällig, sie spricht ohne Punkt und Komma, kommt vom Hundertsten ins Tausendste, verliert den Faden. Ihr Mann berichtet, dass seine Frau nichts mehr fertigbringt: Sie beginnt, Marmelade einzukochen, lässt die Töpfe dann am Herd stehen und beginnt die Scheune auszuräumen, unterbricht diese Tätigkeit, wenn alle Geräte im Freien stehen und setzt sich an die Nähmaschine, um neue Vorhänge zu nähen. Er selbst ist den ganzen Tag bei der Arbeit. Wenn er nach Hause kommt, sind die Tiere noch nicht gefüttert und im ganzen Haus herrscht Chaos. Er kenne ähnliche Phasen von früher, aber es sei noch nie so schlimm gewesen. Auch depressive Phasen sind schon vorgekommen, diese wurden vom Hausarzt behandelt und sind dann wieder abgeklungen. Frau Huber stimmt auf Druck ihres Mannes einer Behandlung zu, weil sie unter der Unordnung zu Hause und der Schlafstörung auch leidet. Sie spricht gut auf die Medikation an, ein vereinbarter Kontrolltermin wurde abgesagt.

Nach zwei Jahren meldet sich das Paar wieder. Die Patientin hatte die Medikation nach einem halben Jahr ohne Rücksprache mit mir abgesetzt und meint, dass es ihr weiter gut gehe. Sie habe alles im Griff, sei gut gelaunt und voller Energie, aber keineswegs so chaotisch wie das letzte Mal. Das Gesprächsverhalten ist tatsächlich nicht besonders auffällig: Frau Huber tritt zwar energisch und etwas angriffig – vor allem ihrem Mann gegenüber – auf, von einer eindeutig diagnostizierbaren manischen Episode ist sie aber weit entfernt. Als ich den Mann frage, warum genau er sich Sorgen mache, berichtet er, dass seine Frau sich – wie bei der letzten manischen Phase wieder die Nägel lackieren würde, das mache sie sonst nie. Nun sind lackierte Fingernägel natürlich kein Hinweis auf das Vorliegen einer manischen Episode und es ist der Ehefrau natürlich zuzustimmen, dass sie das Recht hat, sich die Nägel zu lackieren, ohne zur Psychiaterin geschleppt zu werden. Ebenso ist dem Ehemann aber seine Sorge zuzugestehen. Er hat Erfahrungen mit der Entwicklung der Krankheitsanzeichen gemacht und er hält lackierte Nägel bei seiner Frau für ein erstes Symptom.

In einem langen gemeinsamen Gespräch habe ich versucht, Verständnis für die Position des/der jeweils anderen zu fördern und wir konnten uns darauf verständigen, dass lackierte Fingernägel als Warnzeichen interpretiert werden können. Herr Huber hat Grund zur Sorge und es ist daher berechtigt, einen Facharzt beizuziehen, genauso, wie bei einem Muttermal, das sich verändert, ein Hautarzt aufgesucht wird. Nichtsdestoweniger hat Frau Huber das Recht, sich die Nägel zu lackieren und muss nicht „deswegen" Medikamente schlucken. Gemeinsam besprechen wir andere Warnsignale, die auch ihr Sorgen machen und sie zur Medikamenteneinnahme bewegen würde. Frau Huber verspricht, ihren Schlaf zu beobachten und über ihre Tätigkeiten Buch zu führen. Wenn sie weniger als sechs Stunden schläft und sie trotz hoher Aktivität nichts fertigbekommt, verspricht sie, mit der Medikamenteneinnahme zu beginnen. Sie tut das dann nicht, weil es ihr Mann verlangt – dieser Hinweis ist ihr sehr wichtig – sondern weil sie nicht wieder

> so eine chaotische Phase erleben will wie zwei Jahre zuvor. Da offensichtlich wird, dass sich rund um den Behandlungsbedarf ein ungünstiger Machtkampf zwischen dem Ehepaar entwickelt, bitte ich den Ehemann hinaus und frage nach, ob es jemand anderen im nahen Umfeld gäbe, der sich auch Sorgen macht. Nach einem kurzen Zögern bestätigt Frau Huber, dass ihre Lieblingsschwiegertochter auch schon Bemerkungen gemacht hätte. Da das Verhältnis zu dieser als sehr offen und vertrauensvoll beschrieben wird, ermutige ich Frau Huber, das Gespräch zu suchen. Sie möge ihre Lieblingsschwiegertochter über ihre Krankheit informieren und sie zu Rate ziehen, welche Veränderungen sie bemerke. Von dieser könne sie Rückmeldungen leichter annehmen, würde sie nicht so schnell als Kritik und Bevormundung erleben. Unter Einbeziehung dieser Schwiegertochter gelangen in weiterer Folge ein verantwortungsvoller Umgang mit der bipolaren Störung und eine Entlastung der ehelichen Beziehung. In paartherapeutischen Sitzungen wurde darüber hinaus besprochen, welche Freiheiten sich Frau Huber vielleicht auch „im normalen Leben" erlauben, welche Freiräume ihr Mann ihr auch zugestehen müsste, damit sie langfristig die Manie nicht mehr braucht.

Wenn in einem therapeutischen Prozess darüber nachgedacht wird, wofür die Manie „gebraucht" wird, bedeutet dies keineswegs, dass diese bewusst herbeigeführt wird, um sich unvernünftig und rücksichtslos verhalten zu dürfen. Es ist sinnvoll und angemessen, manische Episoden als Krankheitsphasen zu betrachten, die ohne Absicht der Betroffenen ihr Leben bestimmen. Allerdings können bestimmte Verhaltensweisen wie Schlafreduktion und Drogenkonsum die Wahrscheinlichkeit des Auftretens einer Manie deutlich erhöhen. Ein regelmäßiger Schlafrhythmus und der Verzicht auf Drogen und größere Mengen Alkohol sind daher wichtige Vorsichtsmaßnahmen. Am wichtigsten ist allerdings die Bereitschaft, die jeweils individuellen Frühwarnzeichen als solche zu erkennen und entsprechende Behandlungsschritte zu unternehmen. Wenn Menschen sich in ihrem „normalen Leben" nichts gönnen, wenn Genuss und Freude außerhalb der Manie keinen Platz haben, wird es immer unwahrscheinlicher, dass diese den Verlockungen der Manie widerstehen können. „Ich fühle mich wie ein junger Hengst, der nach einem Winter in einer engen Box endlich auf die Weide darf und sich jetzt austoben will. Das lass ich mir nicht verbieten. Ich lass mich nicht wieder einsperren" beschrieb es einmal ein Betroffener. Je karger und strikter der Lebensentwurf, je strenger Menschen außerhalb der Manie mit sich selbst sind, je weniger sie für ihre Interessen eintreten und sich selbst behaupten können, desto wichtiger ist es, die Seiten, die die Betroffenen nur in der Manie ausleben können, auch ins „normale Leben" zu integrieren. Dieser Entwicklungsprozess muss oft psychotherapeutisch unterstützt werden. In vielen Fällen ist dazu auch die Einbindung der Angehörigen nötig, damit diese die Veränderungen nicht bekämpfen.

**Hilfe bei der Früherkennung durch eine Vertrauensperson**
Bipolare Störungen lassen sich zwar in den meisten Fällen effektiv behandeln, werden aber die Betroffenen zumeist lange begleiten und damit auch das Leben der Angehörigen beeinflussen. Es ist wichtig, dass es zumindest eine Vertrauensperson im Umfeld des Betroffenen gibt, deren Beobachtungen und Rückmeldungen vom Betroffenen ernst genommen werden. Sollten Sie das als Partnerin oder Partner nicht sein und die Beziehung dennoch weiter führen wollen, versuchen Sie, mit dieser Vertrauensperson gut zu kooperieren. Diese Vertrauensperson sollte ihre Beobachtungen auch der behandelnden Ärztin mitteilen können, damit diese dann hinsichtlich der Behandlungsbedürftigkeit abgeklärt werden können. Gerade der Behandlungserfolg von manischen Episoden ist in hohem Ausmaß vom Zeitpunkt des Behandlungsbeginnes abhängig. Wenn mit der medikamentösen Gegensteuerung begonnen wird, bevor noch das Vollbild der manischen Episode erreicht wird, bleiben die unerwünschten Folgen der Krankheitsepisode meist gering. Das setzt allerdings eine besonders hohe Krankheitseinsicht des Betroffenen oder ein besonders gutes Vertrauensverhältnis zu Arzt und Angehörigen voraus.

**Wo finden Angehörige Hilfe?**
Gerade weil sich die Anfangsphase einer manischen Episode so angenehm anfühlt, ist es für die Betroffenen extrem schwierig, darin die herannahende Gefahr zu erkennen. Angehörige sind hier oft um vieles „hellhöriger" und erkennen oft schon an ersten Vorboten, dass sich eine Krankheitsphase anbahnt. Allerdings können daraus sehr schwierige Beziehungsdynamiken entstehen, vor allem in Partnerschaften. Für viele Angehörige von bipolar Erkrankten sind daher spezifische Selbsthilfegruppen eine große Unterstützung. Die deutsche Gesellschaft für Bipolare Störungen e. V. bietet darüber hinaus ein Beratungstelefon. Angehörige haben hier die Möglichkeit, mit bipolar Betroffenen oder anderen Angehörigen persönlich zu sprechen. Auch spezifische Ratgeber für Betroffene und Angehörige können hilfreich sein (z. B. Geislinger und Grunze 2002), nützliche Informationen finden sich auch im Netz (z. B. Informationen Bipolare Störungen auf psychenet.de; 2020).

## Zusammenfassung

- Bei der bipolaren Störung handelt es sich um eine ernstzunehmende psychiatrische Erkrankung, bei der im Laufe des Lebens sowohl manische oder hypomane als auch depressive Phasen auftreten.
- In den allermeisten Fällen ist eine langjährige, manchmal lebenslange medikamentöse Therapie erforderlich, um Häufigkeit und Schwere der Krankheitsphasen zu reduzieren. Mit dieser Medikation kann häufig völlige Funktionsfähigkeit in allen Lebensbereichen erzielt werden. Allerdings ist es oft nicht einfach, die passende Medikation zu finden, daher sollte die medikamentöse Behandlung durch erfahrene Fachärzt:nnen für Psychiatrie erfolgen.
- Eine vertrauensvolle Arzt-Patienten-Beziehung und die Einbeziehung der Angehörigen sind für die Früherkennung vor allem der manischen Episoden von größter Bedeutung. Auch eine Psychotherapie ist in vielen Fällen hilfreich, um mit den Belastungen und Anforderungen der Krankheit bestmöglich umzugehen.

# Literatur

Geislinger R., Grunze H. (2002): Bipolare Störungen. Ratgeber für Betroffene und Angehörige. VDM Verlag Dr. Müller

Psychenet: Informationen Bipolare Störungen, https://www.psychenet.de/de/psychische-gesundheit/informationen/bipolare-stoerungen.html; Zugegriffen: 12.12.2020

Deutsche Gesellschaft für Bipolare Störungen e.V.: Hilfe für Angehörige: https://dgbs.de/fuer-angehoerige/, Zugegriffen: 12.12.2020

# 9

# Angststörungen

**Inhaltsverzeichnis**

9.1 Welche Angststörungen werden unterschieden? .................... 109
9.2 Ursachen von Angststörungen ............................................ 109
9.3 Die Behandlung von Angststörungen .................................. 110
    9.3.1 Medikamentöse Therapie der Angststörung ................. 110
    9.3.2 Psychotherapie bei Angststörungen ............................. 112
9.4 Die Rolle der Angehörigen ................................................. 113
Literatur ................................................................................. 118

> Angststörungen gehören zu den häufigsten psychischen Störungen in westlichen Wohlstandsgesellschaften. Eigentlich ist dies erstaunlich, weil wir objektiv noch nie so sicher gelebt haben wie heute. In diesem Kapitel erfahren Sie, welche Formen von Angststörungen unterschieden und wie sie behandelt werden. Die Sinnhaftigkeit medikamentöser und psychotherapeutischer Behandlungsstrategien sowie die spezifische Rolle der Angehörigen in der Behandlung werden anhand einiger Fallbeispielen erläutert.

Angst ist ein normales und sinnvolles Gefühl, das die Funktion hat, vor Gefahren zu schützen. Könnten Menschen keine Angst empfinden, würden sie sich Risiken aussetzen, die ihr Leben gefährden. Die Fähigkeit Angst zu empfinden ist daher genauso lebensnotwendig wie die Fähigkeit, körperlichen Schmerz zu empfinden. Angst und Schmerz weisen auf (drohende) Schädigung hin und sind daher wichtig fürs Überleben. Von einer Angststörung spricht man, wenn sich die Angst verselbständigt, sich von realen Gefahren abkoppelt und zu Einschränkungen der Lebensführung führt. In diesen Fällen ist aus einem sinnvollen Alarmsignal (Angst als Hinweis auf eine reale Bedrohung) ein Fehlalarm geworden, der eine Gefahr vorspiegelt, wo keine ist.

Soweit eine erste Annäherung an die Unterscheidung von Angst und Angststörung. Über das Thema Angst und Angstfreiheit könnte man aber auch ganz anders denken: Menschen sind aufgrund ihrer kognitiven Fähigkeiten als einzige Spezies in der Lage, die Endlichkeit und Unsicherheit ihres Seins zu begreifen. Da sich Menschen aufgrund ihres Vorstellungsvermögens Gefahren und Bedrohungen vorstellen können, können sie sich auch jederzeit ängstigen. Wir wissen um die Gefahren und wir wissen um die Unmöglichkeit, diese Gefahren zu hundert Prozent zu kontrollieren. Wir können gesund leben und Vorsorgeuntersuchungen in Anspruch nehmen und trotzdem an einem Herzinfarkt oder einem Schlaganfall versterben, wir können beim Autofahren sehr vorsichtig sein und trotzdem von einem Geisterfahrer auf der Autobahn getötet werden, wir können auf der Straße überfallen oder von einem herabfallenden Stein erschlagen werden. Zu wissen, dass das eigene Leben einmal enden wird, vielleicht sogar unerwartet früh durch eine Erkrankung, einen Unfall oder eine Gewalttat, dass jederzeit Unglücksfälle geschehen können, vor denen wir uns nicht schützen können, erfordert eine dauernde Angstabwehr oder Angstbewältigung. Insofern ist es nicht erstaunlich, dass viele Menschen unter Ängsten leiden. Zumindest könnte man sich genauso darüber wundern, wie es den sogenannten „Gesunden" gelingt, realistische Gefahren auszublenden und sich von herannahenden Bedrohungen, seien es die Folgen des Klimawandels oder gesundheitliche Folgeschäden durch Übergewicht oder Alkoholkonsum, nicht beeindrucken zu lassen. Die Fähigkeit, mit Restunsicherheiten zu leben, dem Unkontrollierbaren im Leben keine große Aufmerksamkeit zu schenken, sich mit statistischen Hinweisen auf die Seltenheit von gefährlichen Ereignissen beruhigen zu lassen ist zwar für ein angstfreies Leben nötig, gleichzeitig aber auch für viele Probleme des modernen Lebens verantwortlich. Die Fähigkeit und Bereitschaft, sich nicht mit den unerwünschten Konsequenzen eigener Handlungen auseinanderzusetzen, sind für das Menschsein damit genauso typisch wie die Fähigkeit, sich zu fürchten. Was jedenfalls auffällt, ist, dass wir uns auf spontan auftretende Angstgefühle als Gefahrenhinweis nicht verlassen können. Für viele bestehende Gefahren haben wir wenig Sensorium, viele ernstzunehmende Bedrohungen lösen keine Alarmierung aus. Diese Risiken werden mühelos ausgeblendet. Andere Gefahren, auch wenn sie objektiv viel unwahrscheinlicher sind und die damit verbundenen Ängste irrational erscheinen, drängen sich in unser Bewusstsein und machen sich hier breit. Wenden wir uns nun diesen verschiedenen Arten der „Angststörung" zu.

## 9.1 Welche Angststörungen werden unterschieden?

Wenn Ängste unangemessen stark oder übermäßig häufig auftreten oder fast andauernd bestehen, spricht man von einer Angststörung. Folgende Formen der Angststörung werden unterschieden:

- **Phobie**: Hier besteht eine Angst vor spezifischen Situationen (Höhe, enge Räume, Menschenansammlungen) oder Lebewesen (Spinnen, Hunde, etc.). Von einer Sozialphobie spricht man, wenn normale Anforderungen des sozialen Lebens (telefonieren, öffentlich essen, mit Fremden sprechen, …) sehr angstbesetzt sind. Bei einer Agoraphobie besteht Angst vor Menschenansammlungen. Die Betroffenen können oft alleine das Haus nicht verlassen, keine öffentlichen Verkehrsmittel benützen, keine größeren Geschäfte, Theater oder Kinos besuchen. Häufig ist diese Störung mit Panikattacken vergesellschaftet.
- **Panikstörung**: Hier treten anfallsartig massive Angstattacken auf. Typisch sind körperliche Symptome wie Herzrasen, Enge in der Brust, Erstickungsgefühl oder Schwindel. Häufig besteht auch die Angst, die Kontrolle zu verlieren oder verrückt zu werden. In den ersten Panikattacken wird oft massive Todesangst erlebt, der Notarzt wird gerufen und es erfolgt eine medizinische Abklärung. Die Diagnose „Panikstörung" erfolgt dann erst, wenn es keine körperliche Ursache für die erlebte Symptomatik gibt.
- **Generalisierte Angststörung**: Hier besteht eine dauerhafte Besorgnis, dass etwas Schlimmes passieren könnte. Die Betroffenen sind dauernd damit beschäftigt, sich über die Zukunft Sorgen zu machen, was zu deutlichen Beeinträchtigungen wie Konzentrationsstörungen, Schlafstörungen, Verspannungen und Nervosität führt.

## 9.2 Ursachen von Angststörungen

Für manche Angststörungen lassen sich Auslöser in der Biographie finden: Wer als Kind von einem Hund gebissen wurde, wird vielleicht eine Hundephobie entwickeln, wer im dunklen Keller eingesperrt wurde, sich eher vor dunklen Räumen fürchten. Viele Angststörungen lassen sich aber nicht auf konkrete bedrohliche Erfahrungen zurückführen. Fallweise kann eine sehr besorgte frühe Bezugsperson ausfindig gemacht werden: Wenn eine ängstliche Mutter ihr Kind immer beschützen will, erlebt dieses die Welt als besonders gefährlich und kann später eine Angststörung entwickeln. Aber auch das Gegenteil kann der Fall sein: Manche Angstpatient:innen berichten, dass ihre

Eltern völlig unbesorgt waren und kein Verständnis für ihre kindlichen Ängste hatten, sie mit diesen immer alleine waren und deshalb keine konstruktiven Angstbewältigungsstrategien gelernt haben. In beiden Fällen werden Kinder nicht adäquat bei der Bewältigung angstbesetzter Situationen unterstützt, wodurch die Wahrscheinlichkeit einer Angststörung steigt.

Darüber hinaus gibt es wahrscheinlich auch angeborene Unterschiede: Schon Babys unterscheiden sich darin, wie leicht sie aus der Ruhe kommen und wie leicht sie zu beruhigen sind. Da das Erleben von Angstgefühlen auch eine körperliche Komponente hat – es werden bestimmte Stresshormone – ausgeschüttet, können hier auch körperliche Unterschiede verantwortlich sein: Manche Organismen neigen mehr zur Produktion von Angstzuständen als andere.

Auch traumatische Erfahrungen wie frühe Trennungs- oder Verlusterlebnisse hinterlassen ihre Spuren – sowohl im Gedächtnis wie auch im Organismus – und können damit in weiterer Folge die Angstbereitschaft erhöhen. Sehr häufig entstehen Angststörungen auch in Zusammenhang mit langandauernden Belastungs- und Überforderungssituationen. Viele Manager- oder Lehrerkarrieren wurden durch Panikattacken jäh unterbrochen. Darüber hinaus kann Angst auch als Begleitsymptom verschiedener körperlichen Erkrankungen auftreten, z. B. bei Blutdruckkrisen, Asthma-Anfällen oder Schilddrüsenerkrankungen. Daher ist auch eine organmedizinische Abklärung in vielen Fällen sinnvoll. Hierzu gehört auch eine genaue Erhebung der Konsumgewohnheiten: viele illegale Drogen wie Ecstasy und andere Amphetamine, aber auch Koffein in größeren Mengen können Angst auslösen.

## 9.3 Die Behandlung von Angststörungen

### 9.3.1 Medikamentöse Therapie der Angststörung

Bei der medikamentösen Therapie der Angststörung unterscheidet man die Akuttherapie von der Langzeittherapie. Bei vereinzelt auftretenden akuten Angstzuständen können Beruhigungsmittel aus der Gruppe der Benzodiazepine verabreicht werden. Die am häufigsten verwendete Substanz ist Alprazolam. Damit gelingt meist eine wirkungsvolle Unterbrechung der Angstattacke. Angstlösende Substanzen aus der Gruppe der Benzodiazepine wirken sicher und nebenwirkungsarm gegen Angstsymptome. Aufgrund des Gewöhnungs- und Abhängigkeitspotentials sollen sie aber nur mit Augenmaß verordnet werden – entweder nur als Bedarfsmedikation in der akuten Panikattacke oder, wenn eine regelmäßige Gabe nötig ist, zeitlich befristet.

Wenn Angstattacken gehäuft auftreten, ist eine Behandlung mit einem SSRI (Serotonin-Wiederaufnahmehemmer) sinnvoll. Diese Substanzen sind bei chronischen Angststörungen ungefähr gleich wirksam wie bei Depressionen. Die Erstbehandlung einer Angststörung kann auch durch den Hausarzt erfolgen. Sollte diese nicht zum Erfolg führen und eine regelmäßige Einnahme von Benzodiazepinen erforderlich werden, ist ein Facharztin für Psychiatrie beizuziehen, da sonst die Gefahr besteht, dass die Angststörung chronifiziert und sich eine Abhängigkeit von Benzodiazepinen entwickelt. Außerdem können irrationale Ängste auch Symptome einer Psychose sein oder in Zusammenhang mit einer Traumafolgestörung auftreten. In diesen Fällen ist eine genauere diagnostische Abklärung und Behandlungsplanung durch einen Facharzt zu empfehlen. In jedem Fall muss die regelmäßige Einnahme einer Substanz mit Gewöhnungspotential an andere therapeutische Maßnahmen wie Psychotherapie oder Angstbewältigungstraining gekoppelt sein.

> **Beispiel**
>
> Zum Erstgespräch kommt eine 18-jährige Schülerin, die zwei Monate vor ihrem Abitur eine Panikattacke in der Schule erlitten hat und nun schon seit einer Woche nicht mehr in die Schule geht. In der Vorgeschichte findet sich eine hohe Leistungsorientierung, immer wieder Prüfungs- und Versagensängste, aber nie eine manifeste Angststörung. Bislang hat Mona vor Prüfungen schlecht geschlafen, in den Nächten vorher vor Erschöpfung und Aufregung geweint, was intensive Zuwendungen der Mutter zufolge hatte, aber letztlich alle Prüfungen gut bewältigt und sich danach auch stimmungsmäßig wieder rasch erholt. Bis vor einem halben Jahr war die Mutter nur halbtags berufstätig und viel zu Hause, sie umsorgte Mona und ihre jüngere Schwester. Nun hat die Mutter einen interessanten und anspruchsvollen Job, der sie voll auslastet. Sie kommt fallweise erst spätabends nach Hause, die Mädchen müssen sich selbst versorgen, statt liebevoll zubereiteten gesunden Mahlzeiten gibt es jetzt immer öfter Tiefkühlpizza. Mona ist diesbezüglich aber nicht vorwurfsvoll, sondern hat ein schlechtes Gewissen: „Solange hat sich die Mama für uns aufgeopfert, kaum, dass sie jetzt ihrem Beruf nachgeht, breche ich zusammen". Auch die Mutter hat ein schlechtes Gewissen und erwägt ernsthaft, ihren Job wieder aufzugeben. Dies wäre auch ganz im Sinne des Vaters, der die viele Abwesenheit seiner Frau gar nicht schätzt.
> In einem Einzelgespräch mit Mona wird die Sinnhaftigkeit einer Kombination aus Medikation und Psychotherapie besprochen: Aufgrund der Abiturvorbereitung sollte Mona so bald wie möglich wieder in die Schule gehen. Ich empfehle ihr daher einen Serotonin-Wiederaufnahmehemmer, dessen Wirkung in ein bis zwei Wochen einsetzen wird, sowie Alprazolam täglich morgens eine halbe Tablette, bevor sie in die Schule geht. Da in der Abiturvorbereitung die Schüler:innen nicht mehr täglich in die Schule müssen, rechnen wir aus, dass sie mit 3–4 halben Tabletten pro Woche auskommen müsste. Aufgrund des absehbaren Endes der Belastung (Abiturtermin in 55 Tagen) ist dieses Vorgehen trotz

> des Gewöhnungspotentials dieser Substanz vertretbar. Es werden vierzehntägige psychiatrische Kontrolltermine vereinbart, die Suche nach einer geeigneten Psychotherapie wird auf den Studienbeginn im Herbst verschoben, da Mona gleich nach dem Abitur zu einem ersehnten mehrmonatigen Auslandsaufenthalt aufbrechen will. Mona fühlt sich durch dieses Vorgehen sehr entlastet, die Mutter bleibt aber besorgt und in ihrer Ambivalenz gefangen: „Jetzt muss mein Kind Psychopharmaka schlucken, nur weil ich so viel arbeite". Ich halte dem eine andere Sichtweise entgegen: Mona nimmt jetzt Psychopharmaka, weil sie in einer schulischen Belastungssituation, in der sie optimale Leistungen erbringen will, von Versagensängsten überschwemmt wird, mit denen sie bislang nie alleine fertig werden musste. Man könnte auch sagen: Monas Mutter war zu lange zu viel verfügbar, sodass Mona nicht früher gelernt hat, mit Anspannungen und Angst alleine fertig zu werden. Würde sie jetzt ihren Job kündigen, müsste Mona ein weiteres Opfer ihrer Mutter annehmen. Das würde sie länger belasten als die Tatsache, dass sie jetzt für eine paar Wochen Medikamente einnimmt. Da sich in weiterer Folge herausstellt, dass die Forderung, den Job aufzugeben vor allem von ihrem Mann kommt, wird den beiden ein Paargespräch zu diesem Thema angeboten.

Die zeitlich befristete Verordnung von angstlösenden Medikamenten ist im Sinne einer schnellen Entlastung oft sinnvoll. Nach Wirkungseintritt der SSRI oder der Psychotherapie sollten die Benzodiazepine aber wieder ausgeschlichen werden. Ich erkläre das meinen Patient:innen meistens so: „Wenn sie Beruhigungsmittel nehmen ist das, wie wenn sie in einer angespannten finanziellen Lage einen Kredit aufnehmen. Natürlich geht es Ihnen damit kurzfristig besser. Aber Ihnen muss klar sein, dass Sie den Kredit zurückzahlen müssen. Sie verschieben damit das Problem in die Zukunft." Im Falle von Mona war dies gerechtfertigt, da das Ende der Belastung absehbar war. In vielen anderen Fällen ist eine regelmäßige Verschreibung von Benzodiazepinen aber eher kurzsichtig und letztlich verantwortungslos.

### 9.3.2 Psychotherapie bei Angststörungen

Alternativ oder ergänzend zur medikamentösen Behandlung ist gerade bei Angststörungen, vor allem wenn sie schon länger bestehen und bereits zu Vermeidungsverhalten geführt haben, eine psychotherapeutische Behandlung sinnvoll und notwendig. In der Psychotherapie können die individuellen Entstehungsbedingungen der Angststörung ergründet werden. Wichtiger ist jedoch die Auseinandersetzung mit den aufrechterhaltenden Mechanismen und die Überwindung des Vermeidungsverhaltens. Je länger eine Angststörung besteht, desto mehr breitet sich das Vermeidungsverhalten im Leben des Betroffenen aus. Bei schweren chronifizierten Angststörungen sind die Betroffenen fallweise nicht mehr in der Lage, das Haus zu verlassen. Sie können weder ihrem Beruf noch ihren Hobbies nachgehen, alle Anforderungen des normalen Lebens werden vermieden. Da diese Einschränkungen in weiterer Folge fast zwangsläufig auch zu einer depressiven Verstimmung mit ausgeprägter Hoffnungslosigkeit führen, ist die Prognose sehr ungünstig. In diesen Fällen ist häufig eine stationäre Therapie an einer psychiatrischen Abteilung nötig. Hier wird – unterstützt durch eine medikamentöse Behandlung – ein aktiver und bewältigungsorientierter Umgang mit der Angst gefördert.

**Der Teufelskreis von Angst und Vermeidung**
Da es sich bei der Angst um ein sehr unangenehmes Gefühl handelt, besteht die Tendenz, Situationen, in denen die Angst auftreten könnte, zu vermeiden. Das ist eine grundsätzlich sinnvolle Strategie, wenn die Angst Aktivitäten betrifft, auf die man leicht verzichten kann. Wer Angst vor dem Tiefseetauchen hat, kann es getrost bleiben lassen. Wer Höhenangst hat, wird auf Klettersteige und Seilbahnen verzichten. Wenn die Angst jedoch das Autofahren, die Benützung öffentlicher Verkehrsmittel oder das Sprechen in der Öffentlichkeit betrifft, ist Vermeidung ungünstig. Im Gespräch mit den Betroffenen bezeichne ich die Angst oft als einen knurrenden Hund: Je mehr man ihm ausweicht, desto mehr Platz beansprucht er für sich. So unangenehm es ist: Das Vermeidungsverhalten muss überwunden werden. Nur so können die Betroffenen lernen, dass die befürchtete Katastrophe nicht eintritt und dass das Angstgefühl von alleine abklingt. Wenn man die Angst bewusst wahrnimmt und zulässt, statt aus der Situation zu flüchten, spürt man diverse körperliche Reaktionen, die auf die Ausschüttung von Stresshormonen zurückzuführen sind. Diese körperliche Reaktion ist evolutionär betrachtet grundsätzlich sinnvoll: Es wird Energie für Flucht oder Kampf zur Verfügung gestellt. Solche Körperreaktionen sind zwar unangenehm und fühlen sich bedrohlich an, aber sie sind weder gefährlich noch schädlich. Sie sind vor allem selbstlimitiert, das heißt, sie klingen nach einer gewissen Zeit von alleine wieder ab.

## 9.4 Die Rolle der Angehörigen

Im Unterschied zu einigen anderen psychischen Störungen, für die häufig Krankheitsuneinsichtigkeit besteht, werden Angstsymptome von den Betroffenen selten verleugnet oder bagatellisiert. Im Gegenteil: Personen, die unter einer Angststörung leiden, teilen ihre Ängste und Befürchtungen mit und suchen Beruhigung bei anderen. Außerdem tendieren sie meist stark dazu, ihre Mitmenschen in ihr Vermeidungsverhalten einzubinden. Die Partner:innen übernehmen das Einkaufen, alle Erledigungen außer Haus, sie chauffieren das Auto und begleiten zum Arzt oder bei anderen Wegen. Ich finde es oft erstaunlich, in welchem Ausmaß Angehörige bereit sind, in diesem Zusammenhang Unterstützung zu leisten und Aufgaben zu übernehmen.

Unterstützung und Beistand ist in nahen Beziehungen natürlich ein hoher Wert. Wenn damit allerdings das Vermeidungsverhalten aufrechterhalten wird, kann die wohlmeinende Unterstützung zum Teil des Problems werden. Ich erkläre das den Angehörigen meist so: „Stellen Sie sich vor, Ihre Frau hätte sich einen komplizierten Knochenbruch zugezogen und musste jetzt wochenlang liegen. Nun wird ihr eine Physiotherapie zum Muskelaufbau verordnet. Dabei können Sie sie unterstützen, indem Sie sie an ihre Übungen erinnern, sie ermutigen oder vielleicht in der Nähe bleiben, um im Bedarfsfall helfen zu können. Aber Sie können die Übungen nicht statt Ihrer Frau machen. Angstbewältigung ist eine Art Training, Ihre Frau muss den „Angstbewältigungsmuskel" selbst trainieren, das können Sie ihr nicht abnehmen". Angstpatient:innen brauchen Unterstützung, das steht außer Zweifel, aber die Unterstützung muss zur Angstbewältigung und nicht zur Vermeidung beitragen.

> **Beispiel**
>
> Zum Erstgespräch kommt ein 48-jähriger Manager, der seit zwei Monaten wegen einer schweren Angststörung im Krankenstand ist. Begleitet wird er von seiner 25-jährigen Tochter, da er alleine das Haus nicht mehr verlassen kann. Was war passiert? Vor eineinhalb Jahren hatte Herr Kargl in seinem Unternehmen eine Führungsaufgabe übernommen, die mit viel Reisetätigkeit verbunden war. Zwei bis dreimal pro Woche musste er schon um 6:00 am Flughafen sein und kam erst in der Nacht zurück. Dieser Job war gut dotiert und er nahm ihn nicht zuletzt deswegen an, weil seine Tochter damals auf Wohnungssuche war und Unterstützung bei der Kreditfinanzierung brauchte. Ein paar Monate ging alles gut, dann begannen Zeichen der Überforderung: Unruhe, Nervosität und eine Schlafstörung machten sich breit, die Wochenenden reichten nicht mehr aus, um sich zu erholen. Vom Hausarzt wurde Alprazolam verordnet, das wurde immer öfter genommen, zuletzt zwei bis dreimal täglich. Mit dieser schrittweisen Steigerung der angstlösenden Medikation bewältigte Herr Kargl die beruflichen Anforderungen ein weiteres Jahr, doch dann kam der Zusammenbruch. In einem Stau am Weg zum Flughafen erlitt der Patient eine schwere Panikattacke, wartete in Todesangst am Pannenstreifen auf den Notarzt, verbrachte danach zur Abklärung einige Tage im Spital und wurde letztlich mit der Diagnose Panikstörung entlassen. Seit diesem Ereignis sind nun zwei Monate vergangen. Herr Kargl hat in dieser Zeit nicht ein einziges Mal alleine das Haus verlassen, sogar zu Hause kann er sich nur kurz alleine aufhalten. Ehefrau, Schwester und Tochter

teilen sich die Betreuungsaufgaben auf. Immer wieder wird der Internist aufgesucht, der ein EKG schreiben muss, um den Patienten hinsichtlich seiner herzbezogenen Ängste zu beruhigen. Dem Patienten wurde zwar vielfach versichert, dass sein Herz völlig gesund ist und er behauptet auch, dass „sein Kopf das glaubt", aber sobald sein Herz schneller klopft, sobald er seinen Herzschlag spürt, kommt eine Welle der Angst, gegen die er sich nicht wehren kann. Vor dieser Angst hat er so viel Angst, dass er gar nicht mehr alleine sein will und schon gar nicht das Haus verlassen kann.

In einem längeren Gespräch, zu dem ich auch die Tochter des Patienten dazu bitte, versuche ich, die beiden für den Teufelskreis aus Angst und Vermeidung zu sensibilisieren: So verständlich der Versuch ist, nie mehr diese schreckliche Angst erleben zu müssen bzw. dem Vater das Erleben dieser schrecklichen Angst zu ersparen, so unweigerlich führt diese Vermeidung zu einer Chronifizierung und zunehmenden Beeinträchtigung des Betroffenen. Es ist auszuschließen, dass auf diesem Weg die Angst abklingt und Herr Kargl jemals wieder normal am Leben teilhaben kann. Ich informiere den Patienten über verschiedene stationäre Therapieangebote, die von ihm allerdings abgelehnt werden. Herr Kargl will es zu Hause schaffen, seine Familie würde ihn unterstützen. Ich weise die beiden darauf hin, dass diese Unterstützung aber sehr anders ausfallen müsste als bisher, dass es eine Art Trainingsplan bräuchte, keine Rundumversorgung. Da die beiden sich das zutrauen und auch sicher sind, dass die anderen Familienmitglieder das Vorhaben unterstützen, werden erste Schritte vereinbart. In Absprache mit dem Patienten wird festgelegt, dass er täglich zweimal einen kleinen Spaziergang in der unmittelbaren Nähe des Hauses macht. In den ersten Tagen in Begleitung, dann alleine. Diese Runden werden im Laufe der Woche größer. In den Folgegesprächen werden weitere Anforderungen geplant – der Besuch eines Geschäftes, einer Bankfiliale, jeweils zuerst in Begleitung, dann alleine. Auf diese Weise leisten die Angehörigen Unterstützung, wann immer eine neue Anforderung bewältigt werden muss, sie sind aber nicht mehr für die Begleitung aller Schritte verantwortlich. Hilfe bei der Wiedererlangung der Selbständigkeit ist das erklärte Ziel, nicht 24-Stunden-Pflege. Nachdem sich der Aktionsradius des Patienten in den weiteren Wochen deutlich ausgedehnt hat, wird auch das Thema Beruf in Angriff genommen. Eine Rückkehr in seine letzte anspruchsvolle Tätigkeit kann sich Herr Kargl nicht vorstellen, also setzt er sich mit seinem Vorgesetzten und dem Betriebsrat in Verbindung, um eine Alternative zu finden. Nach einem weiteren Monat der Behandlung traut sich Herr Kargl zu, wieder 30 Stunden ohne Reisetätigkeit zu arbeiten.

**Umgang mit Ängsten von Kindern**
Kinder müssen Angstbewältigung erst lernen. Dafür ist es wichtig, dass die Eltern ihre Ängste wahrnehmen und sie bei einem konstruktiven Umgang damit unterstützen. Manche Ängste sind für Kleinkinder recht typisch: die Angst vor Dunkelheit, die Angst vor Einbrechern, Trennungsängste ... Je kleiner das Kind, desto spielerischer kann der Umgang mit der Angst sein. Beruhigende Rituale wie die Kontrolle der Kästen und Nebenräume aber

auch beruhigende Gedichte oder Lieder können helfen, ebenso Symbole für Mut und Stärke – ein Zauberstein, der dem Kind in den Kindergarten mitgegeben wird, eine selbstgebastelte Figur mit Superkräften, die über dem Bett aufgehängt wird.

Viele Eltern reagieren sehr kreativ auf kindliche Ängste und nützen bei der Beruhigung die individuellen Ausdrucksformen des Kindes. Hilfreich sind hier auch spezielle Kinderbücher (z. B. Bauer 2015) und Ratgeber für Eltern (z. B. Rotthaus 2015; Wigand 2016). Andere Eltern brauchen mehr Unterstützung, weil ihnen Angsterleben so fremd ist, dass sie sich nicht einfühlen können, oder so nah, dass durch die Angst des Kindes sofort eigene Ängste ausgelöst werden. Wenn Eltern sich von den Ängsten ihrer Kinder überfordert fühlen, wenn sie nicht mehr liebevoll beruhigend reagieren können, sollten sie kinderpsychologische oder familientherapeutische Unterstützung in Anspruch nehmen. Nur selten beginnen im Kleinkindesalter lange Behandlungskarrieren, meist können Phasen kindlicher Angst leicht bewältigt werden.

**Schulangst**

Komplexer stellt sich die Situation bei der weit verbreiteten „Schulangst" dar. Unter diesem Begriff werden unterschiedlichste Konstellationen zusammengefasst, die dazu führen, dass Kinder oder Jugendliche Angst vor der Schule haben und den Schulbesuch verweigern. Mobbingerfahrungen durch Mitschüler:innen, Demütigungen durch das Lehrpersonal, das Gefühl der Ausgrenzung – also Probleme, die direkt mit der Schule zu tun haben, können hierfür ebenso verantwortlich sein wie das Gefühl der Überforderung, die Angst zu scheitern, fehlende Anstrengungsbereitschaft oder vor allem bei jüngeren Schulkindern Trennungsängste. In den erstgenannten Fällen muss die Lösung in der Schule gesucht werden, z. B. durch Peermediation oder ein Gespräch mit dem Klassenvorstand. Wenn die soziale Ausgrenzung dadurch nicht beendet werden kann oder wenn die Anforderungen der Schule zur Überforderung führen, muss auch ein Schulwechsel erwogen werden. In anderen Fällen sind es eher psychische oder familiäre Faktoren, die berücksichtigt werden müssen. Wenn Trennungsängste oder zu hohe elterliche Leistungserwartungen das Kind belasten, hilft ein Schulwechsel nicht. Um hier die richtigen Entscheidungen zu treffen, sollte eher früher als später professionelle Hilfe in Anspruch genommen werden. Schulpsycholog:innen oder Kinder-Jugendpsychiater:innen können eine erste Anlaufstelle sein und bezüglich der weiteren Schritte beraten. Manchmal ist eine psychologische Testung incl. Leistungsdiagnostik sinnvoll, um eine mögliche Überforderung des Kindes oder einen spezifischen Förderbedarf zu erkennen. In anderen Fällen kann Psychotherapie oder Familientherapie dabei helfen, die Schulangst oder Schulverweigerung zu überwinden.

Meiner Erfahrung nach sind es heute nicht mehr vorrangig die Leistungsansprüche der Eltern, die das Kind überfordern, da sich in weiten Kreisen der Gesellschaft eine kritische Haltung gegenüber Leistungsansprüchen durchgesetzt hat. Immer öfter entstehen schulische Probleme heute dadurch, dass Kinder nicht rechtzeitig gelernt haben, sich anzustrengen. Viele Eltern tragen eine besonders großzügige oder auch nachlässige Haltung vor sich her („Noten sind nicht wichtig"), die dazu beiträgt, dass Kinder sich daran gewöhnen, mit dem minimalen Lernaufwand durchzukommen. Das ist dann kein Problem, wenn es gelingt, bei steigenden Anforderungen in den höheren Schulstufen den Aufwand soweit anzupassen, dass es weiterhin zum Durchkommen reicht. Viele Kinder verschätzen sich dabei aber und scheitern, wenn die Anforderungen wachsen. Dies führt dann zur Entmutigung, evtl. zu körperlichen Beschwerden wie Bauch- oder Kopfschmerzen, zu immer häufigerem krankheitsbedingten Fernbleiben und letztlich zur „Schulangst". Dieses Vermeidungsverhalten muss schnellstmöglich unterbrochen werden. Dafür ist meist eine intensive Psychotherapie nötig, die auch die Eltern miteinbezieht.

In schwierigen Fällen ist aufsuchende Familienarbeit oder eine stationäre Aufnahme des Kindes mit Beschulung in einer kinder- und jugendpsychiatrischen Abteilung anzuraten. Die Erziehungsverantwortlichen sollten sich hier nicht scheuen, Hilfe in Anspruch zu nehmen. Im Unterschied zu Ängsten im Kleinkind- und Volksschulalter, die häufig nur minimale Interventionen erfordern, ist bei Schulverweigerung aufgrund von „Schulangst" mit langfristigen Chronifizierungen zu rechnen. Wenn ein positiver Schulabschluss aufgrund von „Schulangst" nicht erreicht wird, gelingt nur selten eine qualifizierte Berufsausbildung, da die Berufswelt nur in Ausnahmefällen entgegenkommender und unterstützender als die Schule ist. Daher sollte kein (therapeutischer) Aufwand gescheut werden, um den Schulabbruch zu verhindern und die Schulangst zu überwinden.

> **Zusammenfassung**
>
> - Angststörungen gehören zu den häufigsten psychischen Störungen. Das Spektrum reicht von einzeln auftretenden Panikattacken, die keiner Behandlung bedürfen, bis hin zu schwersten Verläufen, die verhindern, dass die Betroffenen weiter am Leben teilnehmen können.
> - Die Intensität der Behandlung soll dem Ausmaß der Beeinträchtigung angepasst sein. Bei selten auftretenden Panikattacken reicht oftmals eine angstlösende Tablette als Bedarfsmedikation, bei häufigem oder dauerhaftem Auftreten von Angstsymptomen empfiehlt sich eine psychotherapeutische Behandlung, evtl. in Kombination mit einer psychopharmakologischen Therapie. Schwerste Angststörungen müssen stationär behandelt werden, um durch eine Kombination aus medikamentöser und psychotherapeutischer Behandlung unter geschützten Bedingungen einen bewältigungsorientierten Umgang mit der Angst zu befördern.
> - Die größte Herausforderung in der Behandlung der Angststörung ist die Unterbrechung des Vermeidungsverhaltens. Hier sind auch und ganz besonders die Angehörigen gefordert: Die Unterstützung von Personen mit einer Angststörung besteht nicht darin, durch eine besonders gewährende Haltung die Vermeidung zuzulassen, sondern darin, in einer verständnisvollen, ermutigenden Haltung die aktive Bewältigung von angstbesetzten Situationen zu unterstützen.

# Literatur

Bauer, A. (2015): … heilende Märchen. Geschichten, die Kinder stark machen. Südwest-Verlag

Rotthaus, W. (2015): Ängste von Kindern und Jugendlichen. Erkennen, verstehen, lösen. Das Elternbuch. Carl-Auer

Wigand, M. (2016): Hab keine Angst vor deiner Angst. Elternhelfer – Deine Freunde helfen Dir. Silberschnur

# 10

# Zwangsstörungen

**Inhaltsverzeichnis**

10.1  Symptomatik und Verlauf von Zwangsstörungen .................................... 120
10.2  Ursachen von Zwangsstörungen ................................................ 121
10.3  Diagnostik von Zwangsstörungen ............................................... 122
10.4  Behandlung der Zwangsstörung ................................................. 122
10.5  Wie Angehörige mit Zwangssymptomen umgehen sollten ..................... 123
Literatur ........................................................................................ 127

Zwangsstörungen sind im öffentlichen Bewusstsein weniger präsent, weil sie von den Betroffenen oft verheimlicht werden, fallweise auch gar nicht als solche erkannt werden. Sie gehören aber zu den häufigsten psychischen Störungen. In diesem Kapitel erfahren Sie, welche Formen von Zwangsstörungen unterschieden werden und wie sie behandelt werden können. Da Zwangsstörungen selten von selbst abklingen sondern die Tendenz haben, sich auszuweiten, stellen sie zumeist auch für die Angehörigen eine massive Belastung dar. Wie verständnisvoll sollen Angehörige sein? Sollen sie die Zwangshandlungen tolerieren oder sich ihnen widersetzen? Anhand von Fallvignetten wird erläutert, wie ein verantwortungsvoller Umgang mit den Symptomen gelingen kann.

Das Wesen einer Zwangsstörung besteht darin, dass die Unsicherheiten des Lebens nicht ertragen werden können. Man könnte sich anstecken, man könnte vergessen, die Türe zuzusperren oder die Herdplatte abzudrehen, man könnte jemanden überfahren. Die meisten Menschen können mit diesen allgegenwärtigen Risiken leben, indem sie z. B. versuchen, sie durch aufmerksames und vorsichtiges Verhalten gering zu halten. Andere entwickeln Zwangssymptome. Sie vollführen zeitaufwändige Kontrollrituale, bevor sie die Wohnung verlassen, sie waschen sich stundenlang die Hände oder fahren wiederholt die Strecke ab, die sie gefahren sind, um zu kontrollieren, ob sie Schäden oder Verletzte hinterlassen haben. Wenn sie versuchen, sich diesen Kontrollhandlungen zu widersetzen, erleiden sie unerträgliche Ängste, während die Durchführung der Kontrollhandlung zumindest kurzfristig Beruhigung schenkt. Allerdings werden diese Kontrollhandlungen immer aufwändiger und beeinträchtigen in zunehmendem Maße das Leben. Sehr häufig werden auch die Angehörigen miteinbezogen.

## 10.1 Symptomatik und Verlauf von Zwangsstörungen

Die häufigste Form der Zwangsstörung sind Wasch- und Kontrollzwänge. Hier werden Zwangshandlungen durchgeführt, die gegen die zugrundeliegende Angst gerichtet sind. Während ein gesundes Kontrollverhalten aber zu ausreichender und nachhaltiger Beruhigung führt („Ja, das Auto ist abgeschlossen, ich habe es kontrolliert"), kommt es bei der Zwangsstörung zu stereotypen und ritualisierten Handlungsabfolgen, die viel Zeit in Anspruch nehmen und damit selbst zur Belastung werden. Viele Betroffene verwenden mehrere Stunden pro Tag für ihre Zwangshandlungen, ca. 40 % der Betroffenen sind aufgrund ihrer Zwangssymptome nicht mehr arbeitsfähig. Häufig entwickelt sich bei chronischer Zwangsstörung auch eine depressive Symptomatik.

Meistens treten Zwangshandlungen als Folge von Zwangsgedanken auf, aber nicht immer ist der Zusammenhang rational nachvollziehbar. Wenn jemand von dem Gedanken geplagt wird, dass er durch Hautkontakt mit einem Krankheitserreger in Berührung gekommen ist, scheint Waschen eine sinnvolle Lösung. Wenn jemand hingegen unter dem Zwangsgedanken leidet, dass er sein Kind mit einem Messer verletzen könnte und dann ein „Gegenritual" aus Zählen, Kopfrechnungen oder Gebeten entwickelt, gibt es diesen Zusammenhang nicht mehr. Die meisten Zwangspatient:innen sind sich der Irrationalität ihrer Symptome bewusst und leiden darunter. Häufig schämen sie sich dafür und versuchen, sie geheim zu halten. Daher nehmen Zwangsstörungen in der öffentlichen Aufmerksamkeit keinen großen Raum ein. Sie sind aber mit einer Lebenszeitprävalenz von 2–3 % und einer hohen Chronifizierungsrate durchaus ernstzunehmende psychische Störungen.

## 10.2 Ursachen von Zwangsstörungen

Bis in die 90er-Jahre vermutete man, dass Zwangsstörungen auf unbewusste psychische Konflikte zurückzuführen seien. Das häufige Vorkommen von Zwangssymptomen bei neurologischen Erkrankungen, welche das Gehirngebiet der Basalganglien betreffen, legt allerdings nahe, dass auch neurobiologische Prozesse beteiligt sind. Dafür spricht auch, dass Zwangsstörungen in allen Kulturen dieser Welt ungefähr gleich häufig auftreten, wenn auch mit unterschiedlichen kulturellen Färbungen.

In der Zwischenzeit haben bildgebende Untersuchungen gezeigt, dass mit Zwangsstörungen typische Aktivierungsmuster im Gehirn verbunden sind: Durch eine Überaktivität in bestimmten Hirnregionen wird die Durchführung von beabsichtigten Handlungen erschwert und das Auftreten unwillkürlicher, automatisierter, stereotyper Verhaltensmuster gefördert. Da sich diese Auffälligkeiten aber bei gutem Ansprechen auf die Behandlung rückbilden, ist nicht zu klären, ob sie der Zwangssymptomatik ursächlich zu Grunde liegen oder nur mit ihr assoziiert sind. Eine gewisse genetische Komponente ist allerdings gesichert: Verwandte von Patient:innen mit einer Zwangsstörung haben ein erhöhtes Risiko, ebenso eine Zwangsstörung zu entwickeln.

Unter den psychologischen Erklärungsansätzen hat sich in den letzten Jahren das sogenannte kognitiv-behaviorale Modell durchgesetzt. Ein eher alltäglicher Gedanke wie „Ich könnte mich anstecken" oder „Ich könnte vergessen, die Türe zuzusperren" löst große Beunruhigung aus. Statt den Gedanken einfach wieder auszublenden und an etwas anderes denken zu können, entsteht der Drang etwas zu tun, um diese Gefahr zu bannen. Die angewandten Strategien sind aber nur kurz wirksam und werden daher immer öfter wiederholt, bis sie sich nahezu verselbständigen und in ritualisierter Form ablaufen.

Allerdings bietet dieses Modell nur eine Beschreibung, keine Erklärung an. Warum bestimmte Menschen beunruhigende Gedanken nicht ausblenden und sich ablenken können, warum sie Zwangssymptome entwickeln und andere nicht, ist letztlich nicht geklärt. Der häufige Beginn im frühen Erwachsenenalter lässt einen Zusammenhang mit den Anforderungen des Erwachsen- und Unabhängigwerdens vermuten, die familiäre Häufung wiederum verweist auch auf eine neurobiologische Komponente.

## 10.3 Diagnostik von Zwangsstörungen

Für die Diagnose einer Zwangsstörung müssen mindestens zwei Wochen lang Zwangsgedanken und/oder Zwangshandlungen auftreten, die als belastend erlebt werden und die normalen Aktivitäten des Lebens beeinträchtigen. Wenn Zwangsgedanken nur im Rahmen depressiver Episoden auftreten, wird keine Zwangsstörung diagnostiziert. Je bizarrer die Zwangsgedanken sind und je mehr Elemente von magischem Denken darin enthalten sind („Worte mit K bringen Unglück, die darf ich nicht aussprechen"), desto mehr muss auch an eine psychotische Grunderkrankung gedacht werden. Deshalb ist eine Abklärung durch eine Fachärztin für Psychiatrie sinnvoll.

Auch wenn 50 % aller Zwangserkrankungen erste Symptome schon in der Jugend zeigen, sind magisches Denken und Verhaltensrituale im Kindesalter noch kein Grund zur Sorge. Zwischen dem zweiten und vierten Lebensjahr gehören Verhaltensrituale zur normalen kindlichen Entwicklung und dienen dazu, alterstypische Ängste z. B. vor dem Alleinsein oder vor der Dunkelheit zu bewältigen. Wenn sich diese Verhaltensrituale bis zum Schulantritt nicht zurückgebildet haben oder den Alltag dauerhaft massiv beeinträchtigen, sollte kinderpsychologische/psychotherapeutische Hilfe in Anspruch genommen werden.

Auch im Erwachsenenalter ist professionelle Hilfe bei Zwangssymptomen eher frühzeitig anzuraten, da die Störung nur selten ohne Behandlung abklingt.

## 10.4 Behandlung der Zwangsstörung

Milde Zwangsstörungen können entweder durch eine pharmakologische Therapie mit Serotonin-Wiederaufnahmehemmern (SSRI) oder psychotherapeutisch behandelt werden. Bei schweren Zwangsstörungen ist eine Kombination beider Behandlungsmethoden zu empfehlen. Circa zwei Drittel der Betroffenen sprechen auf die Behandlung mit SSRI an, allerdings oft erst nach mehreren Wochen. Die Medikation sollte zumindest ein bis zwei Jahre fortgeführt und dann nur ganz langsam ausgeschlichen werden, da es sonst zu einem Wiederauftreten der Symptome kommen kann. Da durch die medikamentöse Therapie zumeist nur eine Abschwächung, aber kein völliges Verschwinden der Zwangssymptomatik erreicht wird, empfiehlt sich eine zusätzliche psychotherapeutische Behandlung. Am besten untersucht ist bei dieser Störung die Wirkung der kognitiven Verhaltenstherapie. Hier begibt sich der Patient unter Anleitung der Therapeutin in die Situation, die das Zwangsverhalten auslöst und unterdrückt dann mit Hilfe der Therapeutin die Ausführung der Zwangshandlung (Exposition und Reaktionsverhinderung). Bei schweren Zwangsstörungen ist dies allerdings mit großen Ängsten verbunden und muss gut vorbereitet werden.

Nicht alle Betroffenen tolerieren diese Form der Behandlung. Oft muss ein schonenderes Vorgehen gewählt werden. So kann die Psychotherapie z. B. dabei unterstützen, durch Selbstberuhigungs- und Selbststeuerungsmaßnahmen Einfluss auf das Ausmaß der Zwangsgedanken und -handlungen zu gewinnen. Wichtig ist auch, dass Aktivitäten gefördert werden, die durch die Zwangsstörung in den Hintergrund getreten sind. Ausbildung, altersadäquates Sozialverhalten, Hobbies und Interessen müssen wieder aufgegriffen werden, um der Einengung auf Zwangsgedanken und Zwangshandlungen entgegen zu wirken. Vielfach ist eine auf Zwangsstörungen spezialisierte stationäre Behandlung an einer psychotherapeutischen Abteilung nötig, um chronifizierte ausgedehnte Zwangshandlungen zu unterbrechen.

## 10.5 Wie Angehörige mit Zwangssymptomen umgehen sollten

Ähnlich wie Angsterkrankungen haben auch Zwangsstörungen die Tendenz, sich auszubreiten und die nahen Angehörigen zu vereinnahmen. Die Betroffenen belegen stundenlang das Badezimmer, weil sie ihre Wasch- und Reinigungszwänge vollziehen müssen oder sie verlangen bestimmte Säuberungsrituale auch von ihren Angehörigen. Manchmal müssen Angehörige mitzählen, ob ein bestimmtes Kontrollverhalten der vorgestellten Anzahl entsprechend ausgeführt wurde, in anderen Fällen dürfen sich die Angehörigen in der Wohnung nicht frei bewegen, sie dürfen bestimmte Gegenstände nicht berühren oder bestimmte Räume nicht betreten. Häufig besteht auch ein massives Vermeidungsverhalten: Um beispielsweise die beim Verlassen der Wohnung nötigen Kontrollzwänge nicht durchführen zu müssen, werden alle Aktivitäten außer Haus vermieden und an die Angehörigen delegiert. Wie schon bei den Angststörungen ausgeführt, sollten sich Angehörige nicht der Logik der Zwangsstörung unterwerfen und sich nicht in die Zwangsrituale einbinden lassen, da dies zur Aufrechterhaltung der Störung beiträgt. Dies ist allerdings bei Personen, die in einem Haushalt leben, sehr schwierig und erfordert meist professionelle Unterstützung. Daher werden die Angehörigen von Zwangspatient:innen häufig in die Psychotherapie miteinbezogen. Wenn dies nicht der Fall ist, sollten sich Angehörige von professionellen Angehörigeneinrichtungen oder Selbsthilfegruppen unterstützen lassen. Die Deutsche Gesellschaft für Zwangserkrankungen informiert über regionale Beratungsangebote für Angehörige und hat auf ihrer Homepage auch grundsätzliche Verhaltensempfehlungen für Angehörige formuliert. Auch spezifische Ratgeber können hilfreich sein (z. B. Rufer und Fricke 2016)

> **Beispiel**
>
> Das Ehepaar Berger kommt gemeinsam zu einem Erstgespräch, weil es rund um die zunehmenden Kontrollzwänge der Ehefrau immer häufiger zu partnerschaftlichen Konflikten kommt. Frau Berger muss vor dem Verlassen des Hauses einen Rundgang machen, bei dem sie alle Wasserhähne, elektrischen Geräte und Schlösser kontrolliert. Dieser Rundgang dauerte früher 5–10 Minuten, zuletzt aber mehr als eine halbe Stunde. Wenn Herr Berger ungeduldig wird und seine Frau auffordert, sich zu beeilen, fühlt sich diese durch Zwischenrufe unterbrochen und muss das Ritual solange wiederholen, bis sie es ungestört durchführen kann. Damit geht noch mehr Zeit verloren und Herr Berger wird immer wütender. Die gemeinsamen Aktivitäten sind dann meist überschattet, fallweise werden sie sogar kurzfristig abgesagt. In der gemeinsamen Sitzung besprechen wir das Wesen der Zwangsstörung: Weder Diskussionen über die Sinnlosigkeit der Zwänge noch Machtkämpfe sind nützlich, ebenso wenig aber eine Unterwerfung bzw. Kapitulation vor der Zwangsstörung. Gemeinsam suchen wir nach einem „Weg dazwischen". Frau Berger erklärt sich zu einer Behandlung bereit, um der Ausweitung der Kontrollrituale entgegenzuwirken. Ihr Behandlungsziel ist, wieder mit zehnminütigen Kontrollgängen das Auslangen zu finden. Herr Berger sagt zu, diese zehn Minuten nicht zu kommentieren und auch alle anderen Diskussionen um die Zwangssymptome zu vermeiden.

Menschen mit einer Zwangsstörung leiden unter ihren Symptomen, dennoch ist damit zu rechnen, dass sie diese auch gegen Infragestellung durch andere verteidigen. Diese Diskussionen über Sinn und Notwendigkeit der Zwänge sollten vermieden werden. Angehörige sollten einerseits die Not des Betroffenen anerkennen: „Es muss eine schreckliche Situation sein, solche

Rituale vollführen zu müssen, um mit bestimmten Ängsten fertig zu werden. Ich verstehe, wie schwer das für dich ist." Allerdings sollen sie sich auch klar abgrenzen und auf die Notwendigkeit einer Behandlung verweisen. „Es wird nicht besser, wenn ich mich auch deinem Zwang unterwerfe. Das werde ich nicht tun. Ich möchte, dass du dir professionelle Hilfe suchst, damit deine Zwangsstörung unser Familienleben nicht zu sehr belastet." Der Versuch, sich gegen den Zwang zur Wehr zu setzen, erfordert viel Kraft und verdient Anerkennung. Die Betroffenen sollten für Fortschritte gelobt und für Rückfälle, mit denen im Laufe der Behandlung auch zu rechnen ist, nicht kritisiert werden.

Neben der Ermutigung zur Behandlung ist die Förderung von Tätigkeiten, die Konzentration und Aufmerksamkeit jenseits der Zwangssymptome erfordern, der wichtigste Beitrag, den Angehörige leisten können, um der Zwangsstörung entgegenzuwirken. Fragen Sie den Betroffenen oder beobachten Sie selbst, in welchen Situationen und bei welchen Tätigkeiten am wenigsten Zwangssymptome auftreten. Beim Radfahren, Wandern oder Basteln, bei der Gartenarbeit oder bei Gesellschaftsspielen erleben die Betroffenen oft eine symptomfreie Zeit. Laden Sie den Betroffenen dazu ein bzw. motivieren Sie ihn, herauszufinden, was ihm sonst guttun könnte.

Wenn eine Zwangsstörung lange besteht und weite Bereiche des Privatlebens bestimmt, erfordert der „Weg hinaus" viel Zeit und Geduld – und die Kooperation aller Beteiligten.

**Beispiel**

Frau Krause leidet seit vielen Jahren unter einem Wasch- und Reinigungszwang. Im Laufe der Jahre, vor allem, seit die Kinder ausgezogen sind, wurden die Symptome völlig lebensbestimmend. Wer immer das Haus betritt, muss durch eine „Desinfektionsschleuse". Alle Kleidungsstücke, die mit der Außenwelt in Kontakt gekommen sind, müssen hier in Plastiksäcke gesteckt werden. Außerdem müssen die Hände desinfiziert und alle freien Körperflächen gründlich gewaschen werden. Erst dann darf man in den Wohnbereich eintreten, wo frische Wäsche angezogen werden muss. Wenig verwunderlich, dass diese Reinigungsrituale dazu führten, dass kaum mehr jemand auf Besuch kommt. Auch Frau Krause selbst verlässt kaum mehr das Haus. Alle Einkäufe und sozialen Verpflichtungen erledigt der Ehemann. Herr Krause ist ein nachgiebiger, in sich gekehrter Mann, der wenig Ansprüche ans Leben stellt. „Streit ist mir zuwider, außerdem liebe ich meine Frau, sie kann ja nichts dafür" ist seine Erklärung

> dafür, dass er sich in so unglaublicher Weise in die Zwangswelt seiner Frau eingefügt hat. Außerdem macht sich Herr Krause auch Vorwürfe: Er hat wegen seiner Leidenschaft für Orientierungslauf seine Frau viel alleine gelassen. Da er dieses Hobby nur alleine ausführen kann, leidet er nicht darunter, dass seine Frau kaum Freizeit mit ihm verbringt.
>
> Die beiden haben sich mit dem Zwang arrangiert und hätten wohl auch nie etwas dagegen unternommen, wenn nicht die älteste Tochter schwanger geworden wäre und angekündigt hätte, dass sie nicht bereit ist, ihr Baby zu desinfizieren, um ihre Mutter zu besuchen. Diese Ankündigung ist der Grund, Behandlung in Anspruch zu nehmen. Wir haben ein halbes Jahr Zeit, um Macht und Einfluss der Zwangsstörung so weit zu reduzieren, dass ein „zwangloser" Kontakt mit Tochter und Enkelkind möglich würde. Sowohl Tochter als auch Ehemann werden in die Behandlung miteinbezogen. Die therapiebestimmende Metapher ist „Boden zurückgewinnen". Der Zwang hat nach dem Auszug der Kinder immer weitere Bereiche des Lebens vereinnahmt. Um nicht auf den Kontakt mit dem Enkelkind verzichten zu müssen, sind Frau und Herr Krause bereit, die Anstrengungen einer Rückeroberung auf sich zu nehmen.

Eine Betrachtungsweise wie diese hilft dabei, gemeinsam die Kräfte gegen den Zwang zu mobilisieren und schützt vor Schuldzuweisungen und Vorwürfen. So belastend eine Zwangsstörung auch sein kann – sie entsteht nicht dadurch, dass jemand etwas falsch gemacht hat. Schuldzuweisungen sind daher weder angebracht noch hilfreich.

### Zusammenfassung

- Die Zwangsstörung ist die vierthäufigste psychische Störung und führt regelhaft zu massiven Belastungen sowohl der Betroffenen als auch der Angehörigen.
- Zwangsstörungen sollten besser früher als später behandelt werden, da sie sonst chronifizieren und immer weitere Bereiche des Lebens umfassen.
- Sowohl medikamentöse als auch psychotherapeutische Angebote bieten Hilfe. Oft ist eine Kombination beider Behandlungsmaßnahmen zu empfehlen.
- Die Angehörigen sollten die subjektive Not der Betroffenen anerkennen und Diskussionen um die Sinnhaftigkeit und Notwendigkeit der Zwangssymptome sowie Vorwürfe vermeiden.
- Nahe Bezugspersonen sollten zur Behandlung motivieren und sich nicht in die Zwangsrituale einbeziehen lassen.

## Literatur

Rufer, M., Fricke, S. (2016): Der Zwang in meiner Nähe: Rat und Hilfe für Angehörige von zwangskranken Menschen. Hogrefe

# 11

# Essstörungen

**Inhaltsverzeichnis**

11.1 Welche Arten von Essstörungen werden unterschieden? – 130
11.2 Verlauf von Essstörungen – 131
11.3 Ursachen von Essstörungen – 132
11.4 Diagnose von Essstörungen – der Stellenwert körperlicher Untersuchungen – 133
11.5 Wie gefährlich sind Anorexie und Bulimie? – 133
11.6 Behandlung von Essstörungen – 134
11.7 Die Herausforderung für Eltern – 135
Literatur – 139

---

Anorexie, Bulimie, Orthorexie und Binge-Eating-Disorder – sind das Modeerscheinungen oder psychische Krankheiten? Wo ist die Grenze zwischen dem Wunsch, sich gesund zu ernähren und schlank zu sein und einem krankhaften Essverhalten? Wann besteht ein Behandlungsbedarf und wie lange kann man einfach abwarten? Speziell Mütter werden durch die Essstörung ihrer Töchter massiv gefordert. Wie verständnisvoll sollen sie sein, wie viel Kontrolle und Druck dürfen sie ausüben? In diesem Kapitel erfahren Sie, wie Sie sinnlose Machtkämpfe vermeiden und Ihr Kind bestmöglich unterstützen können. Darüber hinaus werden die wichtigsten Behandlungsmöglichkeiten von Essstörungen im Jugend- und Erwachsenenalter dargestellt.

Essstörungen, vor allem die Magersucht oder Anorexie sind zwar keine ganz neuen psychischen Störungen (erste Beschreibungen finden sich schon im 17. Jahrhundert), treten aber in den letzten fünfzig Jahren in modernen Zivilisationsgesellschaften immer häufiger auf. Zumeist werden dafür die modernen Schönheits- und Schlankheitsideale und die Allgegenwärtigkeit von Bildern, die makellose Körper zeigen, verantwortlich gemacht. Eine gesunde, normalgewichtige Frau verfügt über 22–25 % Fettmasse, während Models maximal 10–15 % Fettmasse aufweisen und damit häufig die Gewichtskriterien einer Anorexie erfüllen.

Ein anderer wichtiger Faktor ist allerdings die ständige Verfügbarkeit von hochkalorischem Essen. Das menschliche Gehirn ist evolutionär nicht darauf vorbereitet, Essen zu beschränken. Hunderttausend Jahre lang war Essen knapp und musste gut eingeteilt werden. Erst in den letzten vierzig Jahren hat sich durch Wohlstand und die Verbreitung von fast-food für fast jeden Menschen der westlichen Welt die Notwendigkeit ergeben, Essen absichtsvoll zu beschränken. Die am weitesten verbreitete „Essstörung" ist heute jenes Essverhalten, das zu Übergewicht führt. Die Zahl der stark Übergewichtigen hat sich zwischen 1975 und 2014 versechsfacht, sodass es nun weltweit mehr übergewichtige als untergewichtige Menschen gibt. Insofern könnte das Schlankheitsideal der modernen Gesellschaft, das sich ungefähr zeitgleich mit dem Nahrungsüberfluss entwickelt hat, auch sinnvoll sein, um die Gesundheitsgefährdung durch Übergewicht in Grenzen zu halten.

## 11.1 Welche Arten von Essstörungen werden unterschieden?

- Die **Magersucht/Anorexie** ist die bekannteste aber mit einem Vorkommen von 1–2 % nicht die häufigste Essstörung. Die Störung ist definiert durch eine absichtsvolle Reduktion der zugeführten Nahrung, die dazu führt, dass das Körpergewicht mindestens 15 % unter dem Normalgewicht liegt. Viele Betroffene bewegen sich auch exzessiv, um möglichst viel Kalorien zu verbrauchen. Typisch ist auch eine Körperschemastörung: Die Betroffenen fühlen sich zu dick, auch wenn sie schon untergewichtig sind. Die Magersucht ist ein weibliches Phänomen, nur ca. 10 % aller Magersüchtigen sind männlich. Sehr viel häufiger als das Vollbild sind die Vorstadien der Anorexie. Hier bestehen zwar ein anorektisches Essverhalten, eine ausgeprägte Fixierung auf Essen und Gewicht und eine fast zwanghafte Vermeidung hochkalorischer Lebensmittel aber (noch) kein deutliches Untergewicht.

- Bei der **Bulimie** (Ess-Brechsucht) kommt es zwischen den Episoden von sehr eingeschränktem Essverhalten zu regelmäßigen Essattacken, in denen große Mengen von Nahrungsmitteln in kurzer Zeit verschlungen werden. Um die drohende Gewichtszunahme zu verhindern, wird meist Erbrechen herbeigeführt, fallweise werden auch Abführmittel, Entwässerungsmittel oder Schilddrüsenpräparate eingenommen. Da die Bulimie meist nicht zu Untergewicht führt und das Erbrechen mit großem Geschick verheimlicht wird, bleibt sie oft lange unentdeckt.
- Von einer **Binge-eating-Störung** spricht man, wenn regelmäßige Essattacken (mind. zweimal wöchentlich) nicht mit absichtlich herbeigeführtem Erbrechen oder Abführmittelgebrauch einhergehen. Diese Störung wurde zwar noch nicht ins ICD-10 aufgenommen, ist aber die häufigste Form der Essstörung. Zwei Drittel aller Personen mit einer Binge-Eating-Störung sind übergewichtig, die Geschlechtsverteilung ist zwar nicht ausgeglichen, aber es sind doch deutlich mehr Männer betroffen als von den anderen Essstörungen.
- Zunehmende Bedeutung gewinnt auch die **Orthorexie** , ein auffälliges Essverhalten, bei welchem in zwanghafter Weise auf „ungesunde" Lebensmittel verzichtet wird. Vom Speiseplan gestrichen werden zumeist zuerst Fleisch, Zucker, Weizen und Fertigprodukte. Oft weitet sich aber die Liste der „verbotenen Speisen" immer mehr aus, sodass sich die Betroffenen nur mehr von wenigen Lebensmitteln ernähren und unter starken Versagens- und Schuldgefühlen leiden, wenn sie ihre selbst auferlegten Regeln brechen.

## 11.2 Verlauf von Essstörungen

Anorektisches Essverhalten entwickelt sich meist in der Pubertät. In nur 5 % der Fälle liegt der Krankheitsbeginn vor dem 14. Lebensjahr. Bei etwa 20 % der Betroffenen nimmt die Magersucht einen chronischen Verlauf, sodass sie bis weit ins Erwachsenenalter, fallweise sogar ein Leben lang andauert. Chronisch verlaufende Anorexien sind die psychischen Erkrankungen mit der höchsten Sterblichkeit. Die Mehrheit der Todesfälle sind direkte Folgen der Unterernährung, ca. 20 % der Todesfälle ereignen sich durch Suizide.

Die Bulimie beginnt meist später als die Anorexie, nämlich zwischen dem 16. und 19. Lebensjahr. Häufig geht der Bulimie eine anorektische Phase voraus. Fallweise gehen auch länger bestehende Anorexien in Bulimien über. Auch Bulimien nehmen in ca. 20 % einen chronischen Verlauf. Immerhin erreicht ungefähr die Hälfte aller Betroffenen eine völlige Rückbildung der Symptomatik.

## 11.3 Ursachen von Essstörungen

Lange Zeit vermutete man, dass typische familiäre Beziehungsmuster für die Essstörung verantwortlich sind. Man beschrieb Mädchen mit hohem Harmoniebedürfnis, Perfektionismus und sozialer Ängstlichkeit und Mütter, mit einem behütenden, evtl. einengenden Erziehungsstil, häufig Hausfrauen, die sich fast ausschließlich der Kindererziehung widmeten. Dieser eher eindimensionale Erklärungsansatz ist heute nicht mehr gültig.

Wie bei den meisten psychischen Störungen gibt es auch bei der Anorexie ein Zusammenwirken genetischer, psychologischer und sozialer Faktoren. Groß angelegte Zwillingsstudien haben für die Anorexie eine starke genetische Komponente gezeigt. Bei eineiigen Zwillingen liegt die Konkordanzrate (die Wahrscheinlichkeit, dass beide Zwillinge erkranken) bei 55 %, bei zweieiigen Zwillingen bei nur 5 %. Bei der Bulimie fällt dieser Unterschied deutlich geringer aus, das heißt, dass hier die genetische Komponente weniger bedeutsam ist.

Aber natürlich sind auch (entwicklungs)psychologische und soziologische Faktoren von Bedeutung. Der regelmäßige Beginn in der Pubertät hat zu der Idee geführt, dass magersüchtige Mädchen durch das Hungern die Entwicklung eines weiblichen Körpers – und damit das Frausein – verhindern wollen. Heute werden auch die anderen sozialen Entwicklungsanforderungen der Pubertät fokussiert: Es geht um erste Schritte in Richtung Autonomie und um zunehmende Selbstbehauptung. Die Verweigerung des Essens stellt hier eine paradoxe Lösung dar: Einerseits ist die Nahrungsverweigerung eine starke autonome Willensäußerung, andererseits bleiben die Jugendlichen durch das Untergewicht eng an ihre Familien gebunden. Eine altersadäquate Loslösung wird meist verhindert. Gefährdet sind vor allem Jugendliche, die ein niedriges Selbstwertgefühl oder entwicklungsbedingte Konflikte durch eine übermäßige Anpassung an das herrschende Schlankheitsideal zu kompensieren suchen.

Die Tatsache, dass Essstörungen in der westlichen Welt sehr viel häufiger auftreten als in anderen Kulturkreisen spricht für die große Bedeutung soziokultureller Faktoren. Fast die Hälfte aller neunjährigen Mädchen in den USA und in England will dünner sein als sie sind und 15–20 % haben schon eine Diät absolviert. Bei den Teenagern ist der Anteil noch höher: Fast die Hälfte führt in dieser Lebensphase eine Diät durch. Diäten sind damit ein wichtiger Risikofaktor für die Entwicklung einer Essstörung. Dennoch muss nicht jede Diät, nicht jede Phase der Körperfixierung als Vorstufe einer Anorexie betrachtet werden. Schließlich macht die Hälfte aller jungen Mädchen einmal eine Diät, aber nur 1 % aller Jugendlichen entwickeln eine Magersucht.

## 11.4 Diagnose von Essstörungen – der Stellenwert körperlicher Untersuchungen

Eine Anorexie wird dann diagnostiziert, wenn die absichtsvolle Nahrungsbeschränkung zu einem Gewichtsverlust von mehr als 15 % des für Alter und Körpergröße definierten Normalgewichts geführt hat und die Betroffenen weiterhin von der Angst geplagt werden, zu dick zu sein. Typischerweise reagiert der Körper mit folgenden Symptomen auf den Nahrungsmangel: Haarausfall, Ödeme, niedriger Blutdruck, Verlangsamung der Herzfrequenz und fallweise eine feine, flaumartige Behaarung in Gesicht und an den Armen. Die meisten Symptome sind reversibel, das heißt, sie bilden sich zurück, wenn sich das Gewicht normalisiert. Eine Ausnahme stellt die Reduktion der Knochendichte dar, die oft lange bestehen bleibt.

Sowohl bei der Anorexie wie auch bei der Bulimie findet sich eine übermäßige Beschäftigung mit dem Körpergewicht und dem Essen, während andere wichtige Lebensbereiche zunehmend in den Hintergrund geraten. Soziale Kontakte werden reduziert, Hobbies vernachlässigt. Der Begriff der „Mager*sucht*" ist durchaus zutreffend: Die Aufmerksamkeit ist völlig auf das Nicht-Essen fokussiert, die negativen Folgen werden ausgeblendet, häufig wird das Hungern verheimlicht, um Reaktionen im Umfeld zu verhindern.

**Wie erkennen Sie eine Bulimie?**
Personen mit Ess-Brechanfällen schämen sich meist für ihre Essstörung und verheimlichen sie daher. Regelmäßige Toilettenbesuche unmittelbar nach dem Essen können einen Hinweis auf heimliches Erbrechen geben. Bei längeren Verläufen schwellen die Speicheldrüsen an, was den Betroffenen ein mumpsartiges Aussehen verleiht. Frühere Hinweise finden sich bei Blutkontrollen, da es durch das wiederholte Erbrechen und den Gebrauch von Abführmitteln zu Elektrolytentgleisungen kommt. Laborkontrollen dienen nicht primär dem Nachweis einer Bulimie sondern dem Aufdecken der körperlichen Folgeschäden und sind daher unbedingt indiziert.

## 11.5 Wie gefährlich sind Anorexie und Bulimie?

Bei der Anorexie korreliert die körperliche Gefährdung mit dem Untergewicht: Je stärker die Unterernährung, desto größer die Gefährdung. Die Anorexie ist unter allen psychischen Erkrankungen die mit der höchsten Mortalitätsrate. 10–15 % aller chronisch Magersüchtigen sterben an ihrer

Krankheit. Bei etwa 40 % sind Infektionen die unmittelbare Todesursache, bei 25 % Herz-Kreislaufprobleme. Wegen der hohen Mortalität der Magersucht kann bei einem BMI (Body-Mass-Index) unter 13 auch eine Zwangsbehandlung durchgesetzt werden. Der Body-Mass-Index ist eine Maßzahl für die Bewertung des Körpergewichts in Relation zur Körpergröße. Der BMI errechnet sich als Körpergewicht in Kilogramm geteilt durch Körpergröße in Meter zum Quadrat. Im Internet sind BMI-Rechner verfügbar. Werte zwischen 18,5 und 24,9 gelten als Normalgewicht, unter 18,5 sind Personen untergewichtig, ab 25 übergewichtig.

Bei der Bulimie ist das Risiko aufgrund des Normalgewichts schwieriger einzuschätzen. Regelmäßige Laboruntersuchungen sind nötig, um die Elektrolytentgleisungen unter Kontrolle zu behalten. Vor allem die Hypokaliämie, ein zu niedriger Kaliumspiegel im Blut, kann zu lebensbedrohlichen Herzrhythmusstörungen und irreversiblen Nierenschädigungen führen.

## 11.6 Behandlung von Essstörungen

Die Schwierigkeit bei der Behandlung von Essstörungen besteht darin, dass die Betroffenen eine Gewichtszunahme und eine Änderung ihrer Essgewohnheiten lange nicht wünschen. Das Dünnsein oder das Erbrechen wird verteidigt, die Definition als Krankheit wird häufig abgelehnt. Meist muss die Symptomatik schon sehr ausgeprägt sein, bis zumindest eine Ambivalenz in Bezug auf Gewicht und Essverhalten entsteht. Andererseits wäre ein früher Behandlungsbeginn sinnvoll, um eine Chronifizierung zu vermeiden und körperliche Folgeschäden gering zu halten. Sowohl bei Anorexie wie auch bei Bulimie ist eine längerfristige Psychotherapie zu empfehlen. Bei Kindern und Jugendlichen sollte die Familie in die Behandlung einbezogen werden. Häufig ist es sinnvoll, Einzel- und Familientherapie zu kombinieren.

Ein wichtiger aufrechterhaltender Faktor ist, dass die Betroffenen ihr Selbstwertgefühl übermäßig stark von ihrer Figur bzw. ihrem Gewicht abhängig machen. Die Kontrolle über die Nahrungsaufnahme ist mit einem Gefühl von Stärke verbunden und macht stolz. Hinter dieser Fassade von Kontrolliertheit und Willensstärke stecken aber oft Ängste vor den Anforderungen des Erwachsenwerdens und die Unfähigkeit, mit Gefühlen umzugehen. All diese Schwierigkeiten können nur psychotherapeutisch bearbeitet werden.

Psychopharmaka spielen in der Behandlung der Essstörungen eine untergeordnete Rolle. Für die medikamentöse Therapie der Bulimie ist Fluoxetin, ein bestimmter Serotonin-Wiederaufnahmehemmer zugelassen, allerdings nur in Kombination mit Psychotherapie. Für die Therapie der Magersucht werden in Einzelfällen atypische Antipsychotika verabreicht, um motorische Unruhe, Spannungszustände oder Gedankenkreisen zu durchbrechen, die Anorexie selbst kann aber psychopharmakologisch nicht behandelt werden.

**Stationäre Therapie**
Bei schweren Verlaufsformen und in besonders belastenden Familiensituationen ist eine stationäre Therapie anzuraten. Bei ausgeprägter bedrohlicher Unterernährung oder bei Nahrungsverweigerung kann in der Anfangsphase die Ernährung über eine Nasensonde nötig sein. Die Erfahrung zeigt, dass ein bestimmtes kritisches Gewicht nicht unterschritten werden sollte, da sonst psychologische Therapieansätze nicht helfen. Bei einem BMI unter 13 befindet sich das Gehirn offensichtlich in einer Art Notzustand, der eine konstruktive Auseinandersetzung mit den anstehenden Problemen verhindert. Erst wenn dieses kritische Gewicht überschritten ist, können die Betroffenen das Therapieangebot nützen. An den spezialisierten Abteilungen kommt dann eine breite Palette von Behandlungen zum Einsatz: Psychoedukation, Ernährungsberatung, Einzel-, Gruppen- und Familientherapie, Elternberatung, körperorientierte Verfahren, kreative Angebote, aber auch Genusstraining, Kochgruppen, therapeutische Restaurantbesuche. Es wird eine durchschnittliche Gewichtszunahme von 500–1000 g pro Woche angestrebt.

**Behandlungsprognose**
In den neueren Studien zeigt sich bei der Anorexie in 70–80 % aller qualifiziert Behandelten ein guter Behandlungserfolg. Wenn die Anorexie lange unbehandelt verläuft und die Behandlung erst im Erwachsenenalter beginnt, ist die Prognose weniger günstig. Besonders schlecht ist die Prognose, wenn mit einem BMI unter 13 extremes Untergewicht erreicht wird. Bei der Behandlungsplanung ist es daher wichtig, dieses Gewicht nie zu unterschreiten und die Behandlung rechtzeitig zu intensivieren.

Bei der Bulimie werden in 50–60 % gute Behandlungserfolge erzielt. Auch hier ist ein frühzeitiger Behandlungsbeginn für die Prognose günstig.

## 11.7 Die Herausforderung für Eltern

Während die Diagnosekriterien für eine Essstörung nur bei ca. 5 % der jungen Mädchen erfüllt sind, beschäftigt die Angst vor einer anorektischen Entwicklung sehr viele Eltern. So verbreitet das Thema Internetkonsum oder

Spielsucht bei den Eltern von Jungen ist, so häufig beschäftigt das Thema Magersucht die Eltern von Mädchen: Kaum eine Mutter, die sich darüber nie Sorgen gemacht hätte. In diesem Kapitel möchte ich mich daher vor allem diesen Mädchen widmen, die die Kalorienzufuhr reduzieren, stark auf das Abnehmen fixiert sind, aber (noch) nicht deutlich untergewichtig sind. Hier besteht noch keine Anorexie, aber das Risiko ist hoch und das Familienklima häufig sehr belastet. In diesen Fällen empfehle ich eine Haltung des „watchful waitings", ein aufmerksames Abwarten. Eltern dürfen ihre Sorge ansprechen, sollten aber Machtkämpfe rund ums Essen vermeiden. Wenn es Ihrer Tochter subjektiv gut geht, sie schulisch und in ihrem Freundeskreis keine Probleme hat, sollten Sie die Gewichtsreduktion im Auge behalten, aber nicht übermäßig problematisieren. Appelle sind erlaubt, Verbote oder Zwangsmaßnahmen aber ungünstig. Sie müssen akzeptieren, dass der Anspruch Ihrer Tochter, Kontrolle über das Aussehen und das Gewicht zu erlangen, eine dem Alter entsprechende Entwicklungsaufgabe in der Pubertät ist. Sie müssen aushalten, hier Kontrolle und Einflussmöglichkeit zu verlieren. Forcierte Diäten gehören zu den Risiken des Erwachsenwerdens – wie Experimente mit Alkohol, Drogen und Sexualität, nur können sie im Unterschied zu diesen nicht so gut verheimlicht werden. Diäten finden vor den Augen der besorgten Eltern statt, sie werden schnell zum dominanten Thema in der Familie. Dies sollte so lange wie möglich verhindert werden.

Meist sind die Jugendlichen in dieser Phase zu keiner Behandlung bereit – und sie ist auch nicht zwingend nötig. Statt über Nahrungsaufnahme und Gewicht zu streiten, sollten Sie möglichst viele Gelegenheiten für unkomplizierte und unbelastete Kontakte nützen – gemeinsame Kino-Abende, Shopping-Ausflüge, Wanderungen, Stadtbesichtigungen. Was auch immer der Einengung auf das Kampfthema Essen entgegenwirkt, ist wertvoll. Das heißt aber nicht, dass diesbezügliche Sorgen tabuisiert werden müssen. Häufig ist es günstig, den Ausdruck elterlicher Sorgen gemeinsam mit einer Zuschreibung von Verantwortung zu formulieren, z. B. „Ich mache mir Sorgen. Du könntest den Zeitpunkt übersehen, wo das Abnehmen zur Sucht wird und du deinen Körper schädigst. Ich will das im Auge behalten, aber ich will nicht dauernd darüber streiten. Ich weiß, dass ich dich nicht zum Essen zwingen und deine Nahrungszufuhr nicht mehr kontrollieren kann. Um unsere Beziehung nicht zu belasten, vertrau ich im Moment darauf, dass du mit dem Abnehmen nicht übertreibst. Wenn ich das Vertrauen verliere, wenn meine Angst um dich zu groß wird, müssen wir uns etwas anderes überlegen."

**Kooperation mit Expert:innen**
Dieses „Andere" ist in der Regel die Einbeziehung einer Expertin. Aus meiner Erfahrung sind hier Kinderärzt:innen, die mit Essstörungen Erfahrung haben, häufig gute erste Ansprechpartner:innen. Im Rahmen eines „Gesundheitschecks" wird die Jugendliche nicht nur gewogen, es können auch über eine Blutuntersuchung Zeichen der Mangelernährung ausgeschlossen oder eben nachgewiesen werden. In vielen Fällen stellt die Einbeziehung eines Arztes, der potentielle Gesundheitsbedrohungen im Auge behält, eine Entlastung der familiären Kommunikation dar. In anderen Fällen, wenn die Jugendliche unter irgendwelchen Aspekten ihres Lebens leidet, kann auch eine Psychotherapie die passende Hilfe darstellen. Allerdings kann hier das Therapieziel der Eltern, nämlich die „Normalisierung des Essverhaltens" – nicht in Auftrag gegeben werden. Eine Psychotherapie ist daher vor allem dann indiziert, wenn die Jugendlichen Themen haben, mit denen sie sich beschäftigen wollen. Selbstwertprobleme, Versagensängste, Enttäuschungen im Freundeskreis, Unsicherheit über den eigenen Lebensweg („Was will ich werden?") oder Liebeskummer – all dies kann dann zur Sprache kommen und es kann versucht werden, auf diese Probleme direkt Einfluss zu nehmen, statt weiter zu versuchen, die Unsicherheiten des Heranwachsens durch Gewichtsabnahme zu bekämpfen. Solange kein besorgniserregendes Untergewicht besteht, kann man darauf vertrauen, dass die therapeutisch unterstützte Auseinandersetzung mit den eigenen Anliegen auch günstige Effekte auf die Essstörung hat – zumindest mittelfristig.

Wenn man davon ausgeht, dass viele Essstörungen im Spannungsfeld von Entwicklungsaufgaben entstehen, ist es nur plausibel, dass auch eine Psychotherapie, die nicht vorrangig das Thema Gewicht fokussiert, positive Auswirkungen hat. Allerdings gibt es dafür keine Garantie. Wenn tatsächlich gesundheitliche Folgeschäden zu befürchten sind, sollten ärztliche Kontrollen etabliert werden. Wenn das Familienklima durch die befürchtete Essstörung massiv belastet ist, empfiehlt sich zumeist eine Familientherapie, um gemeinsam einen konstruktiveren Umgang mit dem Thema zu finden.

Da die Vorstadien einer Essstörung sehr häufig sind und sich bei weitem nicht jedes problematische Essverhalten zu einer Essstörung entwickelt, sollten Sie diese Probleme zwar im Auge behalten und ansprechen, aber tunlichst vermeiden, dass sie sich zum Kampfthema entwickeln. Ihre Tochter kann sich nur selbst wieder zu einer Normalisierung des Essverhaltens entscheiden. Sie müssen abwägen, ob Ihr Drängen diese Entscheidung erleichtert oder erschwert. In einem bestimmten Alter ist die Durchsetzung des eigenen Willens gegen den der Eltern so wichtig, dass elterlicher Widerstand das Beharren nur verstärkt. In diesen Fällen ist große Zurückhaltung geboten, damit sich nicht der vielleicht nur episodische Diätwunsch zu einem identitätsstiftenden Thema auswächst. In den allermeisten Fällen sind Abnehmwünsche selbstlimitiert, das heißt, die Mädchen beginnen wieder zu essen, wenn sie ihr Wunschgewicht erreicht oder die Lust am Diäthalten verloren haben. Massiver elterlicher Widerstand kann dieses Thema zusätzlich aufladen – im Sinne der Selbstbehauptung muss dann an einem Vorhaben festgehalten werden, an dem man vielleicht sonst schon das Interesse verloren hätte.

**Geben Sie Verantwortung ab und holen Sie sich Hilfe**
Anders ist die Situation, wenn sich bei Ihrer Tochter tatsächlich eine Anorexie oder eine Bulimie entwickelt hat. In diesem Fällen ist eine qualifizierte Behandlung nötig. In allen Ballungsräumen finden sich auf Essstörungen spezialisierte Einrichtungen, die entsprechenden Hinweise finden Sie mühelos im Netz, wenn Sie z. B. „Essstörungsambulanz" und Ihren Wohnort eingeben. Hilfreiche Informationen finden Sie auch auf der Homepage der Deutschen Gesellschaft für Essstörungen e.V. sowie in diagnosespezifischen Ratgebern, z. B. von Zeeck und Herpertz (Hrsg) (2016).

Die Entscheidung, ob die Behandlung ambulant oder stationär erfolgen sollte, hängt von vielen Faktoren ab, nicht zuletzt natürlich vom Ausmaß des Untergewichts. Wenn eine Fünfzehnjährige mit einer Körpergröße von 1,60 nur mehr 35 kg wiegt (BMI 13,7), gibt es wohl keinen Zweifel, dass eine stationäre Behandlung nötig ist. Vielfach sind die Eltern allerdings von den alltäglichen Auseinandersetzungen rund ums Essen so erschöpft, dass sie die stationäre Aufnahme auch schon bei weniger gefährlichem Untergewicht als Ausweg aus einer verfahrenen Situation betrachten. Die Betroffenen stehen der Aufnahme zumeist skeptisch gegenüber, daher geht der Entscheidung für eine stationäre Therapie häufig eine längere ambulante Behandlungsphase voraus. In dieser Phase der Behandlung werden üblicherweise auch Gewichtsziele vereinbart und kontrolliert. In aller Regel ist es zur Entlastung der familiären Situation günstig, wenn diese Kontrollen nicht von den Eltern, sondern von den Behandelnden durchgeführt werden.

Da es sich vor allem bei der Anorexie um eine typische Störung des Jugendalters handelt, werden die Eltern in aller Regel in die Behandlung miteinbezogen. Entsprechend der konkreten individuellen und familiären Situation wird ein spezifisches Behandlungsangebot formuliert, das auch die familiären Interaktionen rund ums Essen fokussiert.

Bei schweren Krankheitsverläufen, wenn die Jugendlichen mit allen Mitteln die Gewichtszunahme bekämpfen und es daher zu wiederholten, stationären Behandlungen kommt, oder auch bei chronischen Krankheitsverläufen, die bis ins Erwachsenenalter dauern, ist es meist sinnvoll, dass auch die Eltern therapeutische Unterstützung in Anspruch nehmen. Das heißt nicht, dass sie schuld an der Anorexie sind und daher als „Wurzel des Übels" behandelt werden müssen. Es heißt vielmehr, dass es fast unerträglich ist, miterleben zu müssen, wie sich das eigene Kind fast zu Tode hungert. Kaum eine psychische Störung ist weniger einfühlbar und verständlich. Wut, Angst, Anklagen oder Verleugnung der Gefahr sind bei Eltern völlig normale Reaktionen – aber allesamt nicht günstig. Hier reicht es nicht, einen Ratgeber zu lesen, hier braucht es individualisierte Unterstützung von einer erfahrenen Beraterin, einer Therapeutin oder einer Ärztin, um bei aller Destruktivität der Erkrankung dem Kind als hilfreiche Bezugsperson zur Verfügung stehen zu können.

### Zusammenfassung
- Sowohl Anorexie als auch Bulimie sind ernstzunehmende psychische Störungen mit einer Chronifizierungsrate von 20–30 %.
- Die Anorexie beginnt meist in der Pubertät, die Bulimie etwas später.
- Wenn eine Essstörung diagnostiziert ist, sollte eine qualifizierte Behandlung in Anspruch genommen werden. Betrifft die Essstörung eine Jugendliche, wird meist die Familie in die Behandlung miteinbezogen.
- Nicht jede Diät in der Jugend geht in eine Essstörung über. Es gilt zu vermeiden, dass unvernünftiges Essverhalten zu einem familiären Kampfthema wird, welches das Familienleben völlig beherrscht und über das Bedürfnis nach Selbstbehauptung zur Fixierung des Diäthaltens beiträgt.

## Literatur

Zeeck, A.; Herpertz, S. (Hrsg., 2016): Diagnostik und Behandlung von Essstörungen. Ratgeber für Patienten und Angehörige. Springer

# 12

# Traumafolgestörungen

**Inhaltsverzeichnis**

12.1  Welche Traumafolgestörungen werden unterschieden? – 142
12.2  Wie spezifisch ist der Zusammenhang zwischen Trauma und psychischen Erkrankungen? – 143
12.3  Können nur außergewöhnliche Bedrohungen und katastrophale Belastungen posttraumatische Belastungsstörungen auslösen? – 144
12.4  Erste Hilfe nach einem traumatischen Ereignis – 146
12.5  Die angemessene Unterstützung in den ersten Wochen und Monaten nach dem traumatischen Ereignis – 148
12.6  Die Behandlung der Posttraumatischen Belastungsstörung – 150
12.7  Die Rolle der Angehörigen bei den Anpassungsstörungen – 151
Literatur – 152

---

Welche Rolle spielen traumatische Ereignisse im Leben eines Menschen? Wie häufig führen sie zu psychischen Störungen? Wurden die psychischen Folgen von traumatischen Erfahrungen früher unterschätzt oder werden sie heute überschätzt? Dieses Kapitel soll dabei helfen, die seelischen Auswirkungen belastender Lebensereignisse besser verstehen und einordnen zu können. Sie erfahren, welche Formen der Traumafolgestörungen unterschieden werden, was die typischen Symptome der einfachen und der komplexen posttraumatischen Belastungsstörung sind, wann Zuspruch und Beruhigung ausreichen und wann eine spezifische Behandlung notwendig ist.

Die professionelle Auseinandersetzung mit den psychischen Folgen von dramatischen Lebensereignissen hat erstaunlich spät Einzug in die Psychiatrie gehalten. Obwohl das Phänomen der „Kriegszitterer" im ersten Weltkrieg bereits einer breiten Öffentlichkeit bekannt war, wurde unter Fachleuten kaum die naheliegende Idee der „seelischen Verletzung" diskutiert, sondern man ging davon aus, dass die Druckwellen explodierender Granaten kleine Gehirnerschütterungen verursacht hätten. Je länger der Krieg dauerte, desto öfter gerieten die Betroffenen auch in Verdacht, ihre Symptome vorzutäuschen, um vom Kriegsdienst befreit zu werden. Den traurigen Höhepunkt der Verleugnung seelischer Folgen von psychischer Extrembelastung stellt ein Gesetz aus der NS-Zeit dar, wonach psychische Erkrankungen grundsätzlich nicht mehr als Folge erlittener Kriegstraumata anerkannt wurden, was zu unzähligen Euthanasiemorden an schwer traumatisierten Veteranen des Ersten Weltkrieges führte.

Die grundlegende Anerkennung der seelischen Auswirkungen psychischer Extrembelastung erfolgte erst nach dem Vietnamkrieg. Obwohl posttraumatische Syndrome auch bei 10 % der amerikanischen Soldaten im ersten Weltkrieg zur Kampfunfähigkeit geführt hatten, waren es erst die aus dem Vietnamkrieg zurückkehrenden Soldaten, die zu einer intensiven fachlichen Auseinandersetzung und einer angemessenen psychiatrischen Beschreibung der Traumafolgestörungen veranlasst haben. 1980 wurde die Posttraumatische Belastungsstörung (PTBS) erstmals in das Diagnosemanual DSM-III aufgenommen. Heute wissen wir, dass 30 % aller Vietnamsoldaten, die an Kampfhandlungen beteiligt waren, in der Folge eine PTBS entwickelten. In den USA ist die Posttraumatische Belastungsstörung die vierthäufigste psychische Störung.

## 12.1 Welche Traumafolgestörungen werden unterschieden?

- Als **akute Belastungsreaktion** bezeichnet man jene Symptome, die unmittelbar nach einem schweren traumatischen Erlebnis mit einer ernsthaften Bedrohung oder einem massiven Verlust auftreten. Meist zeigt sich ein wechselndes Bild von Starre, Trauer, Angst und Verzweiflung. Die Beschwerden klingen innerhalb von zwei bis drei Tagen ab.
- Die **Posttraumatische Belastungsstörung** (PTBS) ist die verzögerte Reaktion auf ein ebenso schweres und bedrohliches Erlebnis. Die Symptome treten wenige Wochen, evtl. auch erst einige Monate nach dem traumatisierenden Ereignis auf und bestehen meist ein bis vier Jahre, in

manchen Fällen aber auch viel länger. Typisch für die PTBS sind Symptome aus den drei Bereichen Wiedererleben, Erregung und Vermeidung. In aufdrängenden Erinnerungen oder Träumen kommt es zu einem hochgradig belastenden Wiedererleben des Ereignisses, weshalb alle Aktivitäten, die solche Erinnerungen hervorrufen können, vermieden werden. Darüber hinaus besteht ein Zustand vegetativer Übererregtheit, häufig bei gleichzeitiger emotionaler Leere und Gleichgültigkeit gegenüber der Umgebung.

- Als **Anpassungsstörungen** bezeichnet man Zustände von subjektivem Leid nach belastenden Lebensereignissen, die allerdings nicht extrem bedrohlich sein müssen, sowie nach einschneidenden Lebensveränderungen. Wenn die Bewältigung bzw. Anpassung an die neue Lebenssituation nicht gelingt, können depressive Symptome, Ängste oder Störungen des Sozialverhaltens (z. B. vermehrte Aggressivität) auftreten. In der Regel klingen diese Beschwerden nach einem halben Jahr wieder ab.
- Die **komplexe posttraumatische Belastungsstörung** hat noch keinen Eingang in die internationalen Klassifikationssysteme psychischer Störungen gefunden, nimmt aber in der traumatherapeutischen Fachliteratur einen breiten Raum ein. Neben den Symptomen der PTBS kommt es hier durch eine schwere Störung der Emotionsregulation zu Wutausbrüchen, Selbstverletzungen und Beziehungsabbrüchen. Häufig treten Erinnerungslücken und dissoziatives Erleben auf, fallweise besteht chronische Suizidalität. Die Überlappungen mit der Borderline-Persönlichkeitsstörung (siehe Kap. 14) sind unübersehbar. Ursache der komplexen posttraumatischen Belastungsstörung sind über längere Zeit andauernde oder wiederholte Traumatisierungen, wie sie bei Geiseln, Kriegsgefangenen, bei sexuellem Missbrauch oder körperlicher Gewalt in der Kindheit auftreten.

## 12.2 Wie spezifisch ist der Zusammenhang zwischen Trauma und psychischen Erkrankungen?

Im Bereich der Traumafolgestörungen verlassen die psychiatrischen Klassifikationssysteme einen Grundsatz, den sie sonst konsequent verfolgen. Nur hier wird eine Ursache, nämlich ein Trauma, als Bedingung für die Diagnose gesehen. Eine Traumafolgestörung wird nicht ausschließlich klinisch-deskriptiv, also durch Beschreibung der Symptome, sondern zusätzlich durch die Verknüpfung mit einer bestimmten Ursache definiert. Dabei sollte allerdings nicht übersehen werden, dass schwere psychische Belastungen auch zu anderen psychischen Störungen wie Angsterkrankungen, Depression, Somatisierungsstörungen und Substanzmissbrauch führen können. Man geht heute davon aus, dass mehr als die Hälfte aller psychisch Kranken in ihrem Leben Gewalt und traumatischen Erlebnissen ausgesetzt waren. Auch psychotische Störungen und sogar viele körperliche Störungen wie Bluthochdruck und Asthma treten bei traumatisierten Menschen gehäuft auf. Andererseits darf nicht vergessen werden, dass zumindest einzelne traumatische Erlebnisse von der Mehrheit der Betroffenen unbeschadet und ohne längere Beeinträchtigungen überstanden werden.

In diesem Zusammenhang hat sich die Unterscheidung von zufällig – schicksalhafter und absichtsvoller Traumatisierung als wichtig erwiesen: Wenn eine Traumatisierung durch ein Naturereignis oder ein technisches Unglück geschieht (Lawine, Erdrutsch, Brückeneinsturz, …), kommt es seltener zu einer langwierigen Beeinträchtigung als bei „man-made" Traumata. So führen z. B. Vergewaltigungen deutlich öfter, nämlich in mehr als 50 % der Fälle zu posttraumatischen Belastungsstörungen, schwere Autounfälle hingegen nur in 7 %. Offensichtlich ist es so, dass Unrecht, das einem persönlich angetan wird, schwerer zu verkraften ist als ein Schicksalsschlag, von dem man zufällig getroffen wird. Wiederholte und langandauernde Traumatisierungen, die ja meist „man-made" und absichtsvoll passieren, führen demzufolge regelmäßig zu schwerwiegenden Traumafolgestörungen.

In Westeuropa liegt die Lebenszeitprävalenz der Posttraumatischen Belastungsstörung bei 1–3 %. Das heißt 1–3 % der Bevölkerung leiden einmal in ihrem Leben an dieser Traumafolgestörung. In Deutschland ist die Kriegsgeneration, also die ältere Bevölkerung, dreimal häufiger betroffen als die Jüngeren.

## 12.3 Können nur außergewöhnliche Bedrohungen und katastrophale Belastungen posttraumatische Belastungsstörungen auslösen?

In den psychiatrischen Diagnosesystemen ist das auslösende Ereignis für eine PTBS relativ eng gefasst: Es muss sich um ein bedrohliches Ereignis handeln, in dem man entweder als Betroffener oder als Zeuge unmittelbare Lebensgefahr oder eine schwere Verletzung (mit)erlebt. Verluste wie der erwartbare Tod eines betagten Verwandten im Krankenhaus, Scheidungen, Arbeitsplatzverlust, Kränkungen oder Demütigungen erfüllen diese Kriterien nicht. Die unvorbereitete Information über eine lebensbedrohliche Diagnose oder die plötzliche Nachricht über den Tod einer nahen Bezugsperson, z. B. des eigenen Kindes, hingegen schon. Das Erleben starker Angst und Hilflosigkeit ist daher für die Diagnose ebenso relevant wie die objektive Schwere der Bedrohung. Es gibt allerdings keine lineare Beziehung zwischen der Schwere des Traumas und der Wahrscheinlichkeit und der Schwere einer PTBS. Auch Persönlichkeitsmerkmale, genetische und biologische Auffälligkeiten sowie die Reaktionen des Umfeldes auf die Traumatisierung sind hier von Bedeutung.

Das Spezifische einer Posttraumatischen Belastungsstörung sind die Flashbacks und die wiederkehrenden Träume, die zu einem belastenden Wiedererleben des traumatischen Ereignisses führen. Diese spezielle Form der traumatischen Erinnerung ist darauf zurückzuführen, dass unter Extrembelastung das Gehirn Erfahrungen nicht wie üblich verarbeiten kann. Die Ausschüttung von Stresshormonen während der akuten Belastung verhindert, dass die Erinnerungen als Teil des biographischen Gedächtnisses im Hippocampus abgespeichert werden. Der Hippocampus wird als „kühler Speicher" im Gehirn bezeichnet. Was hier gespeichert wird, kann abgerufen, berichtet und verlässlich einem „dort und damals" zugeordnet werden. Die mit der Erinnerung verbundene emotionale Aktivierung lässt im Laufe der Zeit nach, das belastende Lebensereignis wird zum Teil der eigenen Lebensgeschichte, an das man sich absichtsvoll erinnern kann, das einen aber nicht unerwartet einholen und überfluten kann.

**Besonderheiten der traumatischen Erinnerung**
Im Unterschied dazu wird die traumatische Erfahrung unter dem Einfluss von Stresshormonen nicht im „kühlen Speicher" des Hippocampus abgelegt. Stattdessen bleiben einzelne Erinnerungen isoliert im „heißen Speicher" der Amygdala (Mandelkern) gespeichert und können durch verschiedene Auslösereize (Trigger) aktiviert werden. Ein Geruch, ein Geräusch, ein Bild, das mit dem Erlebten assoziiert ist, kann die Erinnerung wachrufen. Das Typische an diesen traumatischen Erinnerungen ist, dass das Ereignis in weiterer Folge aber nicht einfach erinnert, sondern wiedererlebt wird, genauso bedrohlich wie in der ursprünglichen Situation. Das Wiedererleben ist mit starken Emotionen und hoher Erregung verbunden, es ist mit einem Albtraum vergleichbar, in dem das Geträumte als völlig real empfunden wird.

Eine weitere typische Reaktion auf unerträgliche Ereignisse ist die Dissoziation. Manche Menschen reagieren auf extreme Bedrohungen, Verletzungen oder Demütigungen, indem sie sich innerlich von den realen Ereignissen abspalten. Sie haben dann das Gefühl, die Situation gar nicht selbst zu erleben, außerhalb ihres Körpers zu schweben und alles wie in einem Film zu betrachten. Was in der akuten Situation eine Art Selbstschutz darstellt, kann in weiterer Folge zum Problem werden. Vor allem bei wiederholten Traumatisierungen kann sich dissoziatives Erleben verselbständigen und dann auch in alltäglichen Situationen auftreten. In diesen dissoziativen Zuständen kann nicht mehr bewusst verarbeitet oder gelernt werden, aus der Überlebensstrategie ist ein belastendes Symptom geworden. Besonders häufig treten dissoziative Symptome auch bei der Borderline-Störung (siehe Kap. 13) auf.

## 12.4 Erste Hilfe nach einem traumatischen Ereignis

Unerwartete Todesfälle, das Miterleben von schweren Unfällen oder Gewalthandlungen, tätliche Angriffe auf die eigene Person, ein Vergewaltigungsversuch, die Diagnose einer schweren Krankheit, all dies sind seltene Ereignisse. Je länger die Liste aber wird, desto klarer wird, dass sehr viele Menschen im Laufe ihres Lebens zumindest ein Ereignis dieser Art erleben mussten. Und die meisten überstehen das unbeschadet. Fragen Sie sich selbst, was Ihnen in so einer Situation helfen würde oder geholfen hat: Die meisten Menschen wollen in solchen Situationen nicht alleine sein, sie wünschen sich die Anwesenheit einer nahen Bezugsperson, die sie beruhigt, die Geborgenheit, Trost und Sicherheit spendet. Als Bezugsperson müssen Sie sich die Frage stellen: Trau ich mir die Betreuung der Betroffenen zu? Halte ich die heftigen Gefühle, die Angst, die Verzweiflung, die Wut aus? Oder bin ich selbst zu sehr betroffen, als dass ich verlässlich beruhigen und trösten kann? Die Mutter eines Vergewaltigungsopfers ist vielleicht so sehr mit ihren eigenen Gefühlen beschäftigt, dass sie ihrer Tochter nicht genügend emotionalen Halt geben kann. In solchen Fällen kann die Einbeziehung einer etwas weniger nahestehenden Bezugsperson hilfreich sein. Vielleicht gibt es eine Tante, eine Oma, einen großen Bruder, der jetzt zur Seite stehen kann. In vielen Fällen ist die Kontaktaufnahme mit einem Krisenintentionszentrum zu empfehlen. Die dort beschäftigten Fachleute haben viel Erfahrung darin, den aktuellen Betreuungsbedarf einzuschätzen und die Herstellung eines sicheren Rahmens zu gewährleisten.

Wenn das traumatisierende Ereignis im öffentlichen Raum passiert (z. B. ein Verkehrsunfall) oder sich im Zusammenhang mit einer Straftat ereignet

(Überfall, Geiselnahme, Vergewaltigung), wird die Polizei miteinbezogen. Bei größeren Einsätzen sind zumeist Notfallpsycholog:innen vor Ort, die die Erstversorgung übernehmen und den weiteren Behandlungsbedarf abklären.

Heikel sind in diesem Zusammenhang vor allem Verletzungen, die im privaten Rahmen geschehen sind. Die Opfer scheuen sich zumeist davor, zeitnahe den Übergriff zur Anzeige zu bringen, da sie Angst vor der Befragung, vor dem „Verhör" haben. Im Unterschied zu früher kann man allerdings heute mit einiger Sicherheit davon ausgehen, dass hier traumasensibel vorgegangen wird, dass die Beamt:innen entweder selbst entsprechend geschult sind oder geschultes Personal beiziehen. Für die meisten Betroffenen ist es aber weniger belastend, zunächst einen Arzt oder eine Ambulanz aufzusuchen. Eine ärztliche Untersuchung dient auch der „Beweissicherung" und sollte bei Fremdverschulden unbedingt in Anspruch genommen werden. Als Angehöriger sollten Sie dazu ermutigen und gegebenenfalls die Betroffene begleiten. Fragen Sie dabei immer nach, bei welchen Schritten die Betroffene Ihre Unterstützung und Begleitung braucht und bei welchen Schritten sie lieber alleine ist.

Traumatische Erfahrungen zeichnen sich in hohem Maße durch das Erleben von Hilflosigkeit und Kontrollverlust aus. Nach dieser Erfahrung sollen die Betroffenen vor allem eines erleben: Beruhigung und Sicherheit. Sie müssen erleben, dass sie wieder Kontrolle über die Situation haben. Dazu gehört auch, dass ihre Wünsche respektiert werden. Geben Sie der Betroffenen das Gefühl, dass Sie für sie da sind, aber bestimmen Sie nicht über sie. Fragen Sie: „Fühlst du dich hier sicher?" oder „Was brauchst du, um dich hier sicher zu fühlen, um zur Ruhe zu kommen? Willst du darüber reden, was dir passiert ist oder soll ich dir nur einmal eine Tasse Tee kochen? Soll ich dir eine heiße Badewanne einlassen? Was würde dir jetzt guttun?" Je besser Sie die Betroffene kennen, desto eher werden Sie selbst Ideen haben, was zur Beruhigung beitragen kann – machen Sie entsprechende Vorschläge, aber vergewissern Sie sich, dass das Vorgehen für die Betroffene passt.

Wenn die heftigen Gefühle innerhalb von zwei bis drei Tagen nicht abklingen oder wenn es im Rahmen der akuten Belastungsreaktion zu selbstgefährdendem Verhalten kommt, sollte jedenfalls professionelle Hilfe in Anspruch genommen werden. Telefon-Hotlines, Kriseninterventionszentren oder die Psychosoziale Notfallversorgung bieten schnell, unbürokratisch und verlässlich Hilfe, auf Wunsch auch anonym.

## 12.5 Die angemessene Unterstützung in den ersten Wochen und Monaten nach dem traumatischen Ereignis

Meist klingen die unmittelbar nach einem traumatischen Ereignis auftretenden Beschwerden innerhalb weniger Tage ab. Dies schließt aber nicht aus, dass sich in weiterer Folge Symptome einer Posttraumatischen Belastungsstörung entwickeln. Da es andererseits keine spezifische Behandlungsmaßnahme gibt, die mit großer Sicherheit präventiv wirksam ist, das heißt die Entwicklung einer PTBS verlässlich verhindert, empfehlen die meisten Fachleute ein „watchful waiting", das heißt aufmerksames Abwarten.

Wenn die Betroffenen eine professionelle Unterstützung wünschen, werden sie ihrem Zustand entsprechend in regelmäßigen Abständen betreut. Inwiefern können solche Gespräche hilfreich sein? Was sollen sie bewirken? „Was geschehen ist, ist geschehen", meinen viele und können sich wenig darunter vorstellen, wie Gespräche mit Unbeteiligten bei der Bewältigung helfen können. Ein dramatisches Lebensereignis, vor allem, wenn es mit großer Angst und Hilflosigkeit verbunden war, beherrscht für einige Zeit die gesamte psychische Aktivität. Bilder drängen sich auf, quälende Fragen wie „Warum ich?", das Gefühl der Hoffnungslosigkeit, „nichts ist mehr wie es war". Professionelle Begleitung kann dazu beitragen, dass das Gedankenkreisen unterbrochen, die Fixierung auf das traumatische Ereignis gelockert wird. Die Betroffenen erleben menschliche Anteilnahme und wohlwollende Zuwendung, sie haben die Gelegenheit, ihre Gedanken, Gefühle und Erinnerungen in Worte zu fassen und mitzuteilen, werden aber nicht genötigt, das Geschehene im Detail zu erzählen. Gefühle sollen zugelassen, der Gefühlsausdruck aber keineswegs forciert werden. Fachleute haben Erfahrung damit, den Gesprächsfokus und damit die Aufmerksamkeit so zu steuern, dass es nicht zu Überflutungen mit traumatischen Erinnerungen kommt. Gleichzeitig werden allfällige ungünstige Einstellungen wie „Es geschieht mir recht" hinterfragt und abgeschwächt. So tragen diese Gespräche dazu bei, dass sich die Betroffenen nicht mehr als hilflose Opfer sondern als aktiv Bewältigende erfahren.

Vertraute Bezugspersonen sind zweifelsohne ebenfalls wichtige Gesprächspartner. Für ein tieferes Verständnis der Traumatisierung können auch für Angehörige qualifizierte Sachbücher hilfreich sein (z. B. Herman 2006). Allerdings ist man als Mutter, Vater, Ehemann, Partnerin von einem traumatischen Ereignis immer auch mitbetroffen. Es werden auch bei den Angehörigen heftige Gefühle ausgelöst, Angst um die Betroffenen, Wut auf die Täter. Diese

Gefühle können verhindern, dass sich Angehörige gut auf die Bedürfnisse der Betroffenen einstellen können. Vielfach sind Angehörige durch ihre eigenen Gefühle so belastet, dass sie sich ein Gespräch über das traumatisierende Ereignis gar nicht zutrauen. Vielfach wissen auch die Betroffenen um die Belastung der nahen Bezugsperson und vermeiden daher das Gespräch. Das heißt aber nicht, dass der Kontakt vermieden werden muss. Gerade in diesen Fällen können Angehörige sehr wichtig sein, indem sie Angebote der Beschäftigung, der Ablenkung machen, die Betroffenen bei dem begleiten, was ihnen guttut, was ihnen Kraft gibt, was sie sich aber alleine noch nicht zutrauen. Alles, was die Aufmerksamkeit der Betroffenen in der Gegenwart verankert, ist hilfreich.

> **Beispiel**
>
> Frau Müller kommt zu einem ersten Beratungsgespräch, nachdem ihre Tochter Tanja auf dem Heimweg vom Bahnhof vor zehn Tagen vergewaltigt worden ist. Tanja sei körperlich unverletzt aber massiv verängstigt, sie habe seither die Wohnung nicht mehr verlassen. Sie ist mit niemandem in Kontakt und verweigert auch jede therapeutische Hilfe. Eine Anzeige gegen Unbekannt wurde noch in derselben Nacht gemacht, eine gynäkologische Untersuchung hat stattgefunden, danach versank Tanja in tiefes Schweigen. „Sie brütet vor sich hin, sie dröhnt sich mit Musik zu, unterbrochen nur durch heftige Weinattacken". Frau Müller hat mehrfach versucht, ins Gespräch zu kommen und Tanja zu motivieren, über das Vorgefallene zu sprechen. Neben den Vorwürfen, die sie sich macht („Wenn ich sie vom Bahnhof abgeholt hätte, wäre das nicht passiert"), ist der Rückzug der Tochter für sie das Schlimmste. „Wenn sie doch nur mit mir reden würde", klagt sie immer wieder. Ich versuche Frau Müller zu erklären, dass Tanja vielleicht ganz gut abschätzen kann, dass sie im Moment dazu noch nicht in der Lage ist. Im Gespräch entsteht das Bild einer „Giftwelle", die ihre Tochter überflutet, wenn die Erinnerung sie einholt. Das passiert – unkontrollierbar – mehrmals täglich. Es würde wahrscheinlich auch bei einem Gespräch passieren. Frau Müller könnte daher versuchen, Tanja Beschäftigungsangebote zu machen, die nicht mit Reden und Erinnern verbunden sind. „Giftfreie Zeit" zu ermöglichen, scheint Frau Müller sinnvoll. Und sie hat dazu auch eine Idee: Gemeinsam kochen, nicht nur das Alltägliche, sondern Chutneys, Granola, Fonds. Bereits zum nächsten Gespräch bringt Frau Müller Fotos von allen gemeinsam zubereiteten Köstlichkeiten. Durch das gemeinsame Tun kommt es zu einer deutlichen Entspannung. Frau Müller ist jetzt zuversichtlicher, dass ihre Tochter das Ereignis verkraften wird. „Und irgendwann wird sie auch die Worte dazu finden. Und das richtige Gegenüber dafür. Dass ich es nicht bin, heißt nicht, dass ich nicht für sie da sein kann."

**Weitere Behandlungsoptionen**
Psychopharmakologisch sollte in dieser Phase zurückhaltend reagiert werden. Vor allem die auf den ersten Blick naheliegende Verschreibung von Beruhigungsmitteln hat sich nicht bewährt, weil sie eher zu einem vermehrten

Auftreten einer posttraumatischen Belastungsstörung führen dürfte. Auch das Besprechen des traumatischen Ereignisses in Gruppen (Debriefing), wie es manchmal Personen angeboten wird, die an einem Großereignis mit mehreren Opfern beteiligt waren, dürfte zwar subjektiv entlastend wirken, aber das Auftreten einer PTBS eher wahrscheinlicher machen. Bei Vorliegen einer Schlafstörung kann der Einsatz eines sedierenden Antidepressivums, das den REM-Schlaf und damit die Traumtätigkeit unterdrückt, sinnvoll sein. Die psychopharmakologische Behandlung gehört in diesen Fällen eher in die Hand von Fachärzt:innen für Psychiatrie.

## 12.6 Die Behandlung der Posttraumatischen Belastungsstörung

Wenn sich eine PTBS entwickelt hat, wenn also Flashbacks, Albträume, vegetative Übererregung und vermeidungsbedingter Rückzug auftreten, ist eine spezifische Behandlung nötig. Die medikamentöse Therapie mit einem Serotonin-Wiederaufnahmehemmer kann sinnvoll sein, sollte aber durch eine Psychotherapie ergänzt werden. In der Regel kann die Psychotherapie ambulant erfolgen, sollte aber von Psychotherapeut:innen mit spezifischer traumatherapeutischer Qualifikation durchgeführt werden. Bei einzelnen traumatischen Erlebnissen ist die Behandlung mit EMDR (Eye-Movement-Desensitization-and-Reprocessing-Therapy) nachweislich wirksam. Hier werden oft in wenigen Sitzungen deutliche positive Effekt erzielt, weil die Verarbeitung der traumatischen Erinnerung gezielt gefördert wird. Für Personen mit komplexerer Traumatisierung ist meist eine umfassendere psychotherapeutische Behandlung nötig, wobei es in der ersten Phase vor allem um Stabilisierung geht. Dieser Prozess kann auch durch Selbsthilfebücher unterstützt werden, die Anregungen zur Selbstberuhigung und Distanzierung bieten (z. B. Reddemann und Dehner-Rau 2007).

Erst wenn auf diesem Wege eine erste Stabilisierung des psychischen Zustandes erreicht wurde, kann in einer Traumatherapie die Traumakonfrontation erfolgen. Durch die therapeutisch begleitete detaillierte Wiedererinnerung und Erzählung des Traumas soll die Integration ins biographische Gedächtnis („kalter Speicher") gefördert werden. Auf diese Weise sollen die durch Trigger ausgelösten Überflutungen mit traumatischer Erinnerung reduziert und dadurch dem Rückzugs- und Vermeidungsverhalten entgegengewirkt werden.

Komplexe posttraumatische Belastungsstörungen mit selbstverletzendem Verhalten, dissoziativen Symptomen oder Substanzmissbrauch bedürfen meist einer intensiven, phasenweise auch stationären psychiatrisch-psychotherapeutischen Behandlung.

## 12.7 Die Rolle der Angehörigen bei den Anpassungsstörungen

Jedes Ereignis, das im Moment zu einer subjektiven Überforderung führt, kann unsere Stimmung, unsere Befindlichkeit, unseren Blick auf die Welt und auf unsere Stellung in dieser Welt beeinflussen. Belastende Ereignisse wie Kündigungen, Demütigungen, schwere Krankheiten, Verletzungen, Verlassenwerden oder Todesfälle führen oft zu Angst und Verunsicherung. Wie soll das weitergehen? Wie übersteh ich das? Nur wenige Menschen sind in der Lage, jeden Verlust, jeden Rückschlag, jedes Scheitern als Herausforderung anzunehmen, die Ärmel hochzukrempeln und mit der Bewältigung zu beginnen. Die meisten reagieren zuerst verzagt oder verzweifelt. Wenn diese ängstliche oder depressive Reaktion länger als einige Wochen bestehen bleibt und eine konstruktive Auseinandersetzung mit der Belastung verhindert, spricht man von einer Anpassungsstörung. In dieser Situation brauchen die Betroffenen Beruhigung und Ermutigung. Angehörige sind gefordert, die Gefühle der Betroffenen ernst zu nehmen, ohne die Sorgen zu verstärken. Weder Bagatellisierung („Ist doch nicht so schlimm, komm hilf mir bei der Gartenarbeit, das wird dich ablenken") noch Dramatisierung („Oh Gott, das ist ja ein traumatisierendes Ereignis. Hoffentlich bekommst du keine Posttraumatische Belastungsstörung") sind hilfreich.

Interessieren Sie sich für das Erleben, für die Sorgen, für die Gefühle und beobachten Sie, wie der Betroffene auf Anregungen und Vorschläge reagiert. Manche Menschen sind dankbar, wenn ihnen etwas geraten wird, andere fühlen sich schnell bevormundet. In diesen Fällen ist Zurückhaltung gefragt, damit der gut gemeinte Rat nicht zur Besserwisserei wird. Zurückhaltung heißt aber nicht Rückzug. Manche Bewältigungsleistungen brauchen Zeit. Verluste zu verkraften, Kränkungen oder Misserfolge zu überwinden, mit einer Krankheit fertig zu werden, sich aus einer Beziehung zu lösen, die einem nicht guttut – all das sind keine Probleme, die man durch heftiges Nachdenken lösen kann, sondern es sind Wachstums- und Entwicklungsprozesse – und diese kann man nur bedingt beschleunigen. „Das Gras wächst nicht schneller, wenn man daran zieht", sagt ein afrikanisches Sprichwort. Allerdings kann eine ressourcenorientierte Haltung, die Fokussierung von Stärken und Kompetenzen, aber auch Einladungen zu gemeinsamen positiven Erlebnissen („Komm, gönn dir einmal eine Pause von deinen Grübeleien, lass uns spazieren gehen") die Bewältigung fördern.

> **Zusammenfassung**
>
> - Je nach Art des traumatischen Ereignisses sind mehr oder weniger häufig Traumafolgestörungen zu erwarten. Bedrohungen, die von Menschen ausgeübt werden (man-made Traumata) führen häufiger zu Traumafolgestörungen als Naturkatastrophen, Unfälle, etc.
> - Voraussetzung für die Diagnose einer akuten Belastungsreaktion und einer PTBS ist das Vorliegen einer außergewöhnlich bedrohlichen Situation katastrophenartigen Ausmaßes, „die bei fast jedem eine tiefe Verstörung hervorrufen würde". Bei Vorliegen einer PTBS ist eine spezifische psychotherapeutische Behandlung sinnvoll. Antidepressiva können unterstützend eingesetzt werden, auf Beruhigungsmittel sollte eher verzichtet werden.
> - Belastende Lebensereignisse wie Trennungen, Kränkungen, Kündigungen oder andere Veränderungen der Lebensumstände (Umzug, Jobwechsel, …) können zu Anpassungsstörungen führen. Diese müssen nicht zwingend professionell behandelt werden. Auch unterstützende Gespräche mit Angehörigen, die eine verständnisvolle und ermunternde Haltung einnehmen, können hier hilfreich sein.

# Literatur

Herman, J. L. (2006) Die Narben der Gewalt. Traumatische Erfahrungen verstehen und überwinden. Junfermann, Paderborn

Reddemann, L.; Dehner-Rau, C. (2007) Trauma. Folgen erkennen, überwinden und an ihnen wachsen: Ein Übungsbuch für Körper und Seele. Trias, Stuttgart

# 13

# Borderline-Störung

**Inhaltsverzeichnis**

13.1 Wann spricht man von einer Borderline-Störung? – 154
13.2 Verlauf und Prognose der Borderline-Störung – 155
13.3 Entstehungsbedingungen – 155
13.4 Behandlung der Borderline-Störung – 158
13.5 Was bedeuten Selbstverletzungen im Jugendalter? – 159
13.6 Die Herausforderungen für Angehörige – 161
Literatur – 164

> Den Begriff „Borderline-Störung" haben viele Menschen schon einmal gehört. Aber was ist damit wirklich gemeint? Außer dass Borderline-Patient:innen sich häufig selbst verletzen und oft massive Wutanfälle haben, ist in der breiten Öffentlichkeit wenig über diese Störung bekannt. In diesem Kapitel erfahren Sie nicht nur Genaueres über die Symptome einer Borderline-Störung sondern auch über die Bedingungen, die zur Entwicklung dieser Störung beitragen. Vor allem soll das Kapitel dabei helfen, die Betroffenen besser zu verstehen, auch wenn sie uneinfühlbare Dinge tun, aber auch dazu ermutigen, die nötige Distanz zu finden, wenn die Beziehung zu destruktiv wird.

Der Begriff Borderline-Störung bezeichnete ursprünglich eine Störung an der Grenze zwischen Neurose und Psychose. Heute gehen nur mehr manche psychoanalytischen Theorien von einer Verwandtschaft zu den psychotischen Störungen aus, in der psychiatrischen Klassifikation gehört die Borderline-Störung zur Gruppe der Persönlichkeitsstörungen. Von einer Persönlichkeitsstörung spricht man, wenn in verschiedenen Lebensbereichen persontypische Fühl-, Denk- und Verhaltensmuster auftreten, die sozial wenig angepasst sind und die zwischenmenschlichen Beziehungen sowie die berufliche und private Leistungsfähigkeit erheblich beeinträchtigen. Entsprechend der vorherrschenden Merkmale werden verschiedene Persönlichkeitsstörungen unterschieden: z. B. die ängstlich-vermeidende, die zwanghafte, die dissoziale und eben die emotional-instabile Persönlichkeitsstörung, wovon wiederum ein Subtyp die Borderline-Störung ist.

## 13.1 Wann spricht man von einer Borderline-Störung?

Die Borderline-Störung ist im Wesentlichen eine Emotionsregulationsstörung. Die wichtigsten Merkmale der Borderline-Störung sind massive Spannungszustände, starke emotionale Schwankungen mit einer Neigung zu Wutausbrüchen und impulsiven Verhaltensweisen und ein häufig quälendes Gefühl der inneren Leere. Die meisten Borderline-Patient:innen leiden unter sehr intensiven Gefühlen von Scham und Selbstverachtung. Heftige negative Gefühle können nicht kontrolliert werden, sondern werden unmittelbar in Verhalten umgesetzt. Menschen mit einer Borderline-Störung sind selten ausgeglichen und „in ihrer Mitte", dementsprechend instabil sind auch ihre Beziehungen. Sie leiden meist unter einer starken Angst vor Einsamkeit und dem Verlassenwerden und erleben schon kleinste Unaufmerksamkeiten als sehr bedrohlich. Besonders irritierend für die Bezugspersonen sind die bei der Borderline-Störung häufig auftretenden Selbstverletzungen. Mit diesen werden die Spannungszustände aber auch das Gefühl von Leere bekämpft. Neben den Selbstverletzungen, die üblicherweise nicht in suizidaler Absicht geschehen, leiden manche Betroffene unter chronischer Suizidalität. Fast 10 % der Borderline-Patient:innen sterben durch Suizid.

**Dissoziative Zustände**
Ein weiteres häufig auftretendes Symptom sind dissoziative Zustände. In solchen Momenten fühlen sich die Betroffenen abgespalten von den eigenen Gefühlen und Gedanken, sie erleben die Situation als irreal, als wäre die Welt um sie herum nicht echt. „Ich stehe neben mir und kann nichts mehr empfinden" oder „Es ist wie ein Nebel, ich kann nicht mehr klar denken". Häufig können Handlungen, die in dissoziativen Zuständen verrichtet werden, nicht erinnert werden: Personen finden sich an einem Platz wieder und wissen nicht, wie sie dahin gekommen sind, finden Dinge in ihrem Besitz, an deren

Erwerb sie sich nicht erinnern können. Die Dissoziation kann auch die Kontrolle über den Körper betreffen: Es können Lähmungen, Krampfanfälle, Sprech- oder Sehstörungen auftreten.

Unproblematisch Alltagsdissoziationen kennen viele Menschen: Sie versinken in eigene Gedanken und nehmen die Umgebung nicht mehr wahr. Im Unterschied dazu werden dissoziative Symptome als sehr belastend erlebt. Oft dienen Selbstverletzungen auch dazu, dieses unerträgliche Gefühl von Leere und Unwirklichkeit zu beenden. Wenn dissoziative Zustände häufig auftreten, stellen sie eine extreme Behinderung im Alltag dar: Die Betroffenen können Erfahrungen nicht bewusst verarbeiten, sie können nicht lernen, keine Ausbildungen absolvieren.

## 13.2 Verlauf und Prognose der Borderline-Störung

Borderline-Störungen können sehr unterschiedlich stark ausgeprägt sein und sehr unterschiedlich verlaufen. Bei einigen Patient:innen betrifft die Emotionsregulationsstörung vor allem nahe Beziehungen, in denen es immer wieder zu heftigen Krisen kommt, während sie in der Öffentlichkeit, im Berufsalltag weniger beeinträchtigt sind. Bei anderen kommt es zu so häufigen Selbstverletzungen, dass sie oft mehrmals wöchentlich psychiatrisch aufgenommen oder chirurgisch versorgt werden müssen. Besonders ungünstig ist die Prognose, wenn sich zusätzlich eine Essstörung, eine Alkohol- oder Drogenabhängigkeit entwickelt, was in 50–60 % der Fälle passiert. Bei leichteren Formen ist die Prognose günstig: Zwei Jahre nach der Diagnosestellung erfüllen nur mehr 35 % die Diagnosekriterien, bei 65 % haben sich die Symptome soweit reduziert, dass keine Borderline-Störung mehr diagnostiziert werden kann. Entscheidend für die Prognose ist nicht zuletzt ein rechtzeitiges adäquates Behandlungsangebot.

## 13.3 Entstehungsbedingungen

Auch für die Borderline-Störung dürften sowohl genetisch festgelegte Temperamentsmerkmale wie heftige Emotionen, schlechte Selbstberuhigungsfähigkeiten und eine hohe Dissoziationsneigung wie auch negative frühe Beziehungserfahrungen von Bedeutung sein. Bereits Babys und Kleinkinder unterscheiden sich darin, wie stark negative Gefühle wie Angst oder Ärger ausgeprägt sind und wie leicht sie sich beruhigen lassen. Es ist ganz leicht nachzuvollziehen, dass „schwierige" Kinder für ihre Eltern eine größere

Herausforderung darstellen. Wenn die Eltern nun überfordert sind, ihre Kinder nicht verlässlich genug beruhigen können, kann eine dauerhafte Emotionsregulationsstörung entstehen. Auch im Kindes- und Jugendalter sind die Eltern als „Emotionscoaches" wichtig: sie müssen Kinder dabei unterstützen, ihre Emotionen zu verstehen und sozial angemessen auszudrücken. Wenn Eltern unberechenbar, lieblos oder strafend auf die Emotionen des Kindes reagieren, wenn sie die Gefühle des Kindes nicht akzeptieren, lernt auch das Kind nicht, diese als wichtige Informationsquelle zu nützen („Ich bin jetzt traurig weil, … Ich bin jetzt wütend, weil …"). Die eigenen Gefühle werden für das Kind bedrohlich, es reagiert immer hilfloser und verzweifelter auf die emotionale Überforderung. Selbstverletzungen, Essanfälle und Drogenkonsum stellen Bewältigungsversuche dar, die zwar kurzfristig Erleichterung verschaffen, mittelfristig aber zwangsläufig zu zusätzlichen Problemen führen.

**Die Bedeutung (sexueller) Traumatisierung für die Entstehung der Borderline-Störung**
Ca. zwei Drittel der Borderline-Patient:innen waren in ihrer frühen Entwicklung tiefgreifenden traumatisierenden Erfahrungen eines sexuellen, körperlichen oder emotionalen Missbrauchs ausgesetzt. Meist handelt es sich um Übergriffe von engsten Familienmitgliedern. Da aber zumindest ein Drittel der Betroffenen keine relevante Traumatisierung erlebt hat, ist ein Rückschluss von der klinischen Symptomatik auf eine (sexuelle) Traumatisierung nicht zulässig. Das war nicht immer so klar.

Immer wieder hört man von Therapeut:innen, die das Vorliegen einer Borderline-Symptomatik als Beweis für eine Traumatisierung betrachteten und, wenn diese von den Betroffenen nicht berichtet wurde, von einer Verdrängung des traumatischen Ereignisses ausgingen. In der Annahme, dass nur bewusste Erfahrungen verarbeitet werden können, dass also Erinnern eine Voraussetzung für Bewältigung ist, wurde, zum Teil unter Nutzung von Hypnose, das Erinnern forciert. Diese Suggestionen führten aber immer wieder zu falschen Erinnerungen, zum sogenannten „False-memory-Syndrom". Die solcherart Behandelten „erinnerten" sich plötzlich an Traumatisierungen, die nie stattgefunden haben. Nun soll nicht bezweifelt werden, dass traumatische Ereignisse so gut verdrängt werden können, dass sie tatsächlich der Erinnerung nicht mehr zugänglich sind. Die Unterstellung einer Traumatisierung, wenn sie nicht erinnert werden kann, ist dennoch problematisch. Immer wieder gerieten dadurch Angehörige unschuldig unter Verdacht und Familien wurden zerstört.

## 13 Borderline-Störung

**Beispiel**

Karin Huber hatte seit ihrem 14. Lebensjahr immer wieder dissoziative Dämmerzustände und heftige Wutausbrüche, die auch zu gewalttätigem Verhalten führten. Sie musste mehrmals Schule wechseln, nach Erfüllung der Schulpflicht konnte sie in keinen Ausbildungskontext integriert werden. Später kamen Selbstverletzungen und gefährliche Drogenexperimente hinzu. Bei einer stationären kinder-jugendpsychiatrischen Aufnahme im 17. Lebensjahr wurde eine Borderline-Persönlichkeitsentwicklungsstörung diagnostiziert und der Verdacht einer sexuellen Traumatisierung ausgesprochen. Obwohl Karin daran keinerlei Erinnerung hatte, schien ihr diese Erklärung für ihre unerträglichen Spannungszustände plausibel, ihre bislang ungerichtete Wut richtete sich nun gegen die Eltern, sie brach die Beziehung ab und zog mit Unterstützung der Kinder- und Jugendpsychiatrischen Abteilung in eine betreute Wohngemeinschaft. Dort kam es aber zu einer weiteren Verschlechterung der Gewaltausbrüche, der Selbstverletzungen und des Drogenkonsums, sodass die Betreuung beendet wurde. Karin, in der Zwischenzeit volljährig, lebte zunächst bei wechselnden Bekannten, dann auf der Straße, prostituierte sich und konsumierte regelmäßig Drogen. Ich lernte Frau Huber fünf Jahre später kennen – nach 112 Aufnahmen auf der Psychiatrie, teils aufgrund von Selbstverletzungen, teils nach Suizidversuchen, teils nach Drogenüberdosierungen. Jede Behandlung war nach wenigen Tagen abgebrochen worden.

Überraschenderweise gelang es bei diesem Aufenthalt, eine gewisse Stabilisierung zu erreichen und ein intensives ambulantes Behandlungssetting zu etablieren. Eine wichtige Voraussetzung dafür war, dass der Kontakt zu den Eltern wiederhergestellt wurde. Die Eltern stellten eine kleine Wohnung zur Verfügung, tagsüber besuchte die Patientin eine therapeutische Werkstätte (ein Beschäftigungsangebot für psychisch Kranke). In der Psychotherapie entstand folgendes Verständnis für die Entwicklung der Störung: Karins Eltern waren einfache, fleißige Menschen, die wenig gewohnt waren, über Gefühle zu sprechen. Als Karin drei Jahre war, starb ihr jüngerer Bruder im Alter von sieben Monaten an plötzlichem Kindstod. Diese Erfahrung – die vorher übrigens nie berichtet worden war – dürfte die Eltern völlig zum Verstummen gebracht haben. Statt sich vermehrt um Karin und ihre Bedürfnisse zu kümmern, zog sich der Vater in seinen Bastelkeller zurück und die Mutter nutzte ihre gesamte Freizeit für Gartenarbeit. Karins früheste Erinnerung bestand darin, dass sie stundenlang im Kreis um den Küchentisch gegangen sei – immer und immer wieder, bis ihre Eltern wiederkamen. Ihre Eltern hätten davon nichts mitbekommen, sie waren zu sehr damit beschäftigt, sich von ihrer eigenen Trauer abzulenken. Ich fragte Karin, was passiert wäre, wenn sie zur Mutter in den Garten oder zum Vater in den Bastelkeller gegangen wäre – sie wusste es nicht, sie hätte es nie probiert. Wahrscheinlich gab es eine intuitive Überzeugung, dort keine emotionale Unterstützung, keine wohlwollende Aufmerksamkeit zu bekommen. In Zusammenhang mit einer hohen Dissoziationsneigung (andere Kinder würden vielleicht zeichnen oder mit Puppen spielen) etablierte sich diese verstörenden Tischumkreisungen. Eine Traumatisierung in Form von Alleingelassenwerden und emotionaler Vernachlässigung dürfte damit zweifellos bestanden haben, der Verdacht auf eine sexuelle Traumatisierung erhärtete sich hingegen nicht. Genau dieser Verdacht hatte aber zum Beziehungsabbruch und zu einer weiteren sozialen Desintegration geführt. Der Drogenkonsum hatte sich intensiviert, das Leben auf der Straße ging mit mehreren Vergewaltigungen einher.

Sexuelle Traumatisierung ist weder eine notwendige noch eine hinreichende Bedingung für die Entwicklung einer Borderline-Störung. Die früher weit verbreitete Annahme, dass es sich bei der Borderline-Störung immer um eine komplexe Traumafolgestörung handelt, wurde durch wissenschaftliche Untersuchungen nicht bestätigt (vgl. Bohus und Schmahl 2006). Neben sexuellen und anderen elterlichen Gewalterfahrungen stellen auch emotionale Vernachlässigung, eine feindselige Familienatmosphäre sowie ein entwürdigendes Erziehungsverhalten bedeutsame Risikofaktoren dar. Emotionsregulation und Selbststeuerung als Bedingung für das Erreichen langfristiger Ziele und befriedigender Beziehungen muss gelernt werden. Wenn dies von Eltern nicht ausreichend unterstützt wird, können sich bei entsprechender biologischer Disposition hochproblematische Muster wie Wutanfälle, Dissoziation, Selbstverletzungen etc. entwickeln, die letztlich zum Vollbild der Borderline-Störung führen.

## 13.4 Behandlung der Borderline-Störung

Ähnlich wie bei den Traumafolgestörungen ist eine qualifizierte psychotherapeutische Behandlung unverzichtbar. Borderline-Patient:innen verursachen immense Behandlungskosten: Die jährlichen Behandlungskosten belaufen sich in Deutschland auf 3,5 Milliarden Euro, das entspricht etwa 15 % der Gesamtkosten, die für psychische Störungen ausgegeben werden. Ein Großteil dieser Kosten wird allerdings durch unspezifische Versorgungsleistungen, nämlich durch die unzähligen kurzen Aufenthalte auf akutpsychiatrischen Abteilungen nach Selbstverletzungen oder bei akuter Suizidalität verursacht, die auf den Langzeitverlauf der Störung keinen Einfluss nehmen. Spezialisierte Behandlungen mit psychotherapeutischem Schwerpunkt hingegen reduzieren die gesamtgesellschaftlichen Kosten (vgl. Bohus und Schmahl 2006), auch wenn sie lange dauern und in einer hohen Intensität durchgeführt werden müssen, da damit auch die indirekten Kosten der Arbeitslosigkeit und Frühverrentung durch Borderline-Störungen reduziert werden.

Da die Behandlung von selbstverletzenden und chronisch suizidalen Borderline-Patient:innen sehr fordernd ist, wurden verschiedene störungsspezifische Ansätze entwickelt. Am besten untersucht sind die Dialektisch-behaviorale Therapie (DBT), die Mentalisierungsbasierte Therapie, die Übertragungsfokussierte Psychotherapie und die Schematherapie. Bei starker Selbstgefährdung muss die Behandlung stationär begonnen und dann ambulant fortgesetzt werden. Durchschnittlich ist mit einer Gesamtbehandlungsdauer von ca. drei Jahren zu rechnen.

Zunächst müssen Strategien der Selbstberuhigung erlernt werden, um Suizidalität, Selbstverletzungen und Aggressionsdurchbrüche zu überwinden. Häufig brauchen die Betroffenen anfänglich auch sozialarbeiterische Hilfe bei der Sicherung der Lebensgrundlagen (Behördengänge, etc.). In einer nächsten Phase geht es um eine Verbesserung der Selbststeuerungsfähigkeit, damit die Betroffenen sich auch längerfristigen Zielen betreffend Ausbildung, Beruf und Partnerschaft annähern können. Erst nach erreichter Stabilisierung im psychischen wie im sozialen Bereich können die belastenden Lebenserfahrungen bearbeitet werden.

**Der Stellenwert von Psychopharmaka in der Behandlung der Borderline-Störung**
Eine pharmakologische Behandlung der Borderline-Störung gibt es nicht. Wohl aber können einzelne Symptome der Borderline-Störung psychopharmakologisch behandelt werden. Depression und Angst, die bei über 90 % der Betroffenen auftreten, sind durch Serotonin-Wiederaufnahmehemmer beeinflussbar, manchmal kann durch bestimmte Antiepileptika (z. B. Lamotrigin und Valproinsäure) und atypische Antipsychotika eine Stimmungsstabilisierung und eine Reduktion der Impulsivität erreicht werden. Benzodiazepine sollten aufgrund ihres Abhängigkeitspotentials nur sehr zurückhaltend eingesetzt werden. Jedenfalls gehört die psychopharmakologische Behandlung der Borderline-Störung in fachärztliche Hand.

## 13.5 Was bedeuten Selbstverletzungen im Jugendalter?

Im Leben von Jugendlichen gibt es viele Herausforderungen: Sorgen um die Schulnoten, Ärger mit Eltern oder Lehrpersonen, Ausgrenzung durch Mitschüler:innen. Manchen Jugendlichen gelingt es nicht, diese Belastungen konstruktiv zu verarbeiten, sondern sie geraten in diffuse Spannungszustände oder negatives Gedankenkreisen. Um sich aus solchen Zuständen zu befreien, greifen sie zu Messer, Schere oder Rasierklinge und verletzen sich selbst. Andere verbrennen Zigaretten auf der Haut oder halten die Hand über offenes Feuer. Der körperliche Schmerz dient dazu, einen seelischen Schmerz zu beenden.

Vereinzelte Selbstverletzungen sind im Jugendalter ein ziemlich verbreitetes Phänomen und verweisen nicht zwingend auf die Entwicklung einer Borderline-Störung. Ca. 20 % der Jugendlichen in Deutschland dürften sich schon einmal absichtlich verletzt haben. Zu wiederholten Selbstverletzungen kommt es bei ca. 4 % der Jugendlichen. Selbstverletzendes Verhalten beginnt meist um das 13. Lebensjahr, also in der Pubertät. Zwei Drittel der Betroffenen sind weiblich.

Risikofaktoren sind familiäre Konflikte, Selbstwertprobleme und Zurückweisungen in der Peergruppe. Gute soziale Integration, mit Freude betriebene Freizeitaktivitäten, vor allem wenn sie in Gesellschaft ausgeübt werden, sind schützende Faktoren. Fallweise kann aber auch der Gruppendruck zur Selbstverletzung verführen: Immer wieder finden sich Gruppen von Jugendlichen zusammen, die mit Selbstverletzungen experimentieren. In diesen Fällen kann sich selbstverletzendes Verhalten z. B. innerhalb einer Klassengemeinschaft wie eine ansteckende Krankheit verbreiten.

**Wie sollten Eltern auf Selbstverletzungen des Kindes reagieren?**
Für die meisten Eltern ist die Information, dass sich ein Kind selbst Verletzungen zufügt, zunächst ein Schock. Es ist nun wichtig, nicht die Nerven zu verlieren. Wenn Eltern überschießend reagieren („Bist du verrückt?", „Wie kannst du mir das antun?"), wenn sie strafen oder drohen, wenn sie Messer und Scheren verstecken, kann dies die Situation noch verschärfen. Eltern sollten ihrem Kind in dieser Situation keine Vorwürfe machen, sie sollten ihre Sorge ausdrücken, Interesse für die Beweggründe zeigen und das Gespräch suchen. Sie müssen dem Kind das Gefühl geben, dass sie es ernst nehmen und ihm helfen wollen. Sie dürfen dabei allerdings auch ihre Ratlosigkeit ausdrücken. Häufig reagieren die Jugendlichen zunächst ablehnend und abwehrend, sie fühlen sich ertappt und wollen keine Rechenschaft ablegen. Dennoch ist es sinnvoll, „dranzubleiben", weiterhin Gespräche, gemeinsame Zeit und Freizeitaktivitäten anzubieten. Wichtig ist es, das Selbstbewusstsein und Selbstvertrauen zu stärken und neben allen Sorgen eine optimistische Position einzunehmen: „Du kannst das in den Griff bekommen. Überlegen wir, wie ich dir dabei helfen kann". In den meisten Fällen wünschen sich die betroffenen Jugendlichen mehr Aufmerksamkeit, Zeit, Anteilnahme und Anerkennung von den Eltern, auch wenn sie das nicht angemessen zum Ausdruck bringen.

Bei wiederholten Selbstverletzungen ist es sicher sinnvoll, die Jugendlichen zu einer Psychotherapie zu motivieren. Bei rechtzeitigem Behandlungsbeginn ist die Wahrscheinlichkeit groß, dass die Emotionsregulation nachreifen kann, dass die Wahrnehmung eigener Bedürfnisse und ein sozial verträglicher Ausdruck derselben sowie die Selbststeuerung gefördert werden. Bleiben die Betroffenen unbehandelt, können die Selbstverletzungen immer mehr zur Gewohnheit werden, sodass schon minimale Anspannungen als Auslöser ausreichen.

Aber auch für viele Eltern ist eine individuelle Beratung unverzichtbar. Zu groß ist die Gefahr, dass durch die bei den Eltern ausgelöste Angst und Wut der Druck auf das Kind weiter steigt. Stattdessen sollten Eltern lernen, sich für die Gefühle ihrer Kinder zu interessieren, bei der Spannungsregulation zu helfen, bei erfolgter Selbstverletzung aber eher gelassen zu reagieren. Im besten Fall gelingt es, mit den Betroffenen zu vereinbaren, wie sie sich verhalten sollen, wenn der Druck, sich selbst zu verletzen, ansteigt. Wenn familiäre Konflikte für das selbstverletzende Verhalten von Bedeutung sind, kann auch eine Familientherapie oder eine sozialpädagogische Familienhilfe zur Entlastung hilfreich sein.

Informationen über Beratungsangebote finden Sie auf der Homepage der Deutschen Arbeitsgemeinschaft für Jugend- und Eheberatung www.dajeb.de (06.03.2021) sowie im Fachportal für selbstverletzendes Verhalten www.rotelinien.de. (06.03.2021) Telefonische Hilfe finden Sie in Deutschland bei der Nummer gegen Kummer (Jugendtelefon 116 111, Elterntelefon 0800 111 0550, in Österreich bei „Rat auf Draht", der Notrufnummer für Kinder- und Jugendliche und in der Schweiz beim Sorgentelefon für Kinder, beides unter der Kurzwahl 147).

## 13.6 Die Herausforderungen für Angehörige

Von den schweren Verlaufsformen der Borderline-Störung sind aufgrund des frühen Beginns und der massiven Beeinträchtigung der psychosozialen Entwicklung fast nur Eltern und evtl. Geschwister als Angehörige betroffen. Oft sind aber auch hier die Beziehungen so zerrüttet, dass kaum oder gar kein Kontakt mehr besteht. Dies ist nicht weiter verwunderlich, weil doch in ca. zwei Drittel der Fälle Traumatisierungen in der Familie einen wesentlichen Beitrag zur Entwicklung der Borderline-Störung leisteten. Im Vergleich zu schizophrenen Psychosen findet man bei schweren Borderline-Störungen daher seltener wohlmeinende und unterstützende Angehörige.

Aber natürlich gibt es sie immer wieder – und ihre Situation ist unvorstellbar schwierig. Wie kann man verstehen, dass man gerade noch gut gelaunt mit seiner Tochter Kekse backt oder eine Yoga-Stunde besucht und sie sich eine Stunde später so tief schneidet, dass sie chirurgisch versorgt werden muss? Wie ist es auszuhalten, dass sich das eigene Kind ohne konkreten Anlass so stark verletzt, dass aufwändige Hauttransplantationen und Blutkonserven nötig sind? Den wenigsten Eltern gelingt es, hier verständnisvoll zu bleiben und die Beziehung aufrechtzuerhalten. Wann immer ich mit diesen Eltern zu tun habe, ist es mir wichtig, Respekt und Mitgefühl auszudrücken, keine verdeckten Beschuldigungen. Antworten auf die Frage: „Was haben wir falsch gemacht?" bleibe ich ihnen oft schuldig, nicht aber Unterstützung und Ermutigung dazu, es jetzt „möglichst richtig" zu machen, nämlich in Beziehung zu bleiben ohne die Verantwortung für die „Heilung" zu übernehmen. Manchmal wirkt hier der Krankheitsbegriff als Entlastung: Eltern machen ihr Beziehungsangebot ja auch nicht davon abhängig, ob sie mit ihrer Zuwendung eine Epilepsie oder eine Krebserkrankung heilen können – und sie messen auch die Liebe ihrer Kinder nicht daran, ob sie ihnen zuliebe gesund werden.

Dennoch geht es bei diesen Beziehungen immer auch darum, die nötige (innere) Distanz zu den Selbstverletzungen und Suizidversuchen zu finden, um nicht von den eigenen Gefühlen überwältigt zu werden. Die Mutter einer chronisch suizidalen und selbstverletzenden Tochter hat es einmal so ausgedrückt: „Meine Tochter tut mir unendlich leid und ich habe fürchterliche Angst um sie. Gleichzeitig habe ich eine enorme Wut auf sie: Immerhin ist sie auch diejenige, die mein Kind, mein Fleisch und Blut, verletzt und gefährdet, manchmal sogar töten will. In diesen Momenten empfinde ich einen unglaublichen Hass – da ist sie mein größter Feind". Wenn es nicht gelingt, diesen Hass zu überwinden, ist tatsächlich Distanz die einzige verbleibende Lösung. Um die Möglichkeiten einer Fortsetzung der Beziehung auszuloten ohne destruktive und eskalierende Dynamiken zu riskieren, ist eine individuelle Therapie oder Beratung für Eltern dringend anzuraten.

**Borderline-Störungen in Partnerschaften**
Leichtere Formen der Borderline-Störung können sehr viel unauffälliger verlaufen. Statt chronischer schwerer Selbstverletzungen mit vielen Psychiatrieaufenthalten äußert sich die emotionale Instabilität hier weniger offensichtlich zerstörerisch: Selbstverletzungen passieren gar nicht oder so selten, dass sie verheimlicht werden können. Fallweise kommt es zu Trinkexzessen oder zu Essattacken, manche Lebensbereiche, z. B. die Arbeit, sind gar nicht betroffen. In diesen Fällen manifestiert sich die emotionale Instabilität vor allem in nahen Beziehungen. Typischerweise ist die Beziehung zu den Eltern belastet, oft gab es einen Beziehungsabbruch, meist finden sich keine langjährigen, nahen Freundschaften und ein häufiger Wechsel der Paarbeziehungen. In der Honeymoon-Phase einer Partnerschaft treten die Probleme oft gar nicht auf, sodass die Partner völlig überrascht sind, wenn in weiterer Folge aus nichtigen Anlässen massive Konflikte entstehen. Typisch ist eine hohe Empfindlichkeit gegenüber dem Gefühl des Alleingelassen- oder Verlassenwerdens, was zu überschießenden Reaktionen bei kleinen Unaufmerksamkeiten oder Versäumnissen führt.

> **Beispiel**
>
> Hr. Maier kommt zu einem Beratungsgespräch, weil er nicht mehr weiß, ob er die Beziehung zu Julia, seiner Lebensgefährtin, weiterführen kann. Die beiden kennen sich seit drei Jahren, im ersten Jahr war alles bestens. „Sie war meine Traumfrau: attraktiv, geistreich, energiegeladen, leidenschaftlich". Den ersten groben Konflikt gab es rund um den zweiten Jahrestag. Während Herr Maier für den ersten Jahrestag einen exklusiven Wochenendausflug organisiert hatte, war er beim zweiten Jahrestag beruflich verhindert. Er teilte dies seiner Freundin zwei Wochen vorher mit, schlug ein Ersatzwochenende vor und konnte gar nicht fassen, wie heftig Julia darauf reagierte. Sie brüllte herum, warf mit Dingen nach ihm, verschanzte sich zuletzt mit einer Flasche Wodka im Schlafzimmer und hörte so laut Musik, dass die Nachbarn die Polizei riefen. Die Situation eskalierte: Die Polizei kam, Julia reagierte nicht, die Türe zum Schlafzimmer wurde aufgebrochen, da man nicht ausschließen konnte, dass sich Julia etwas angetan hatte. Julia lag sturzbetrunken im Bett, wurde zur Beobachtung ins Krankenhaus gebracht. Hr. Maier, ein sehr kontrollierter und ausgeglichener Mann wusste nicht, wie ihm geschah. „Es war wie in einem Film. Ich konnte nicht fassen, dass mir das passiert." In dieser Nacht war Hr. Maier zur Trennung entschlossen, doch es kam anders. Julia zeigte sich schuldbewusst und tief verzweifelt, sie flehte ihn an, der Beziehung noch eine Chance zu geben, erzählte erstmals von heftigen Konflikten mit ihrem Vater, der ihr nie die Aufmerksamkeit gab, die sie sich gewünscht hätte und von schweren Enttäuschungen durch frühere Partner. Hr. Maier ließ sich umstimmen, war berührt von ihrer Offenheit und ihrem Vertrauen. Auch wenn sich eine Eskalation dieser Art nicht wiederholte, blieb die Beziehung störanfällig. Wann immer er länger arbeiten musste als angekündigt, wann immer er Zeit für sich beanspruchte, reagierte Julia entweder vorwurfsvoll aggressiv oder selbstabwertend verzweifelt. Gleichzeitig beteuerte sie ihre Liebe und kündigte an, eine Trennung nicht zu überstehen. Hr. Maier wurde immer hilfloser und fühlte sich immer mehr gefangen in diesem Kreuzfeuer der Gefühlsausbrüche. Da Julia jede Form der Beratung oder Behandlung ablehnte, unterstützte ich Hrn. Maier dabei, unbeschadet seinen Weg aus dieser Beziehung heraus zu finden.

Ob eine Partnerschaft mit einem oder einer Borderline-Betroffenen fortgesetzt werden kann, hängt von vielen Faktoren ab – vor allem vom Ausmaß der nach außen gerichteten Aggression. Auch wenn Menschen mit Borderline-Störungen nicht grundsätzlich böse sind, können sie viel Böses und Verletzendes tun. In diesen Fällen sind Trennungen zum Schutz der eigenen Person sinnvoll. Das Verbleiben in der Beziehung sollte nicht dazu führen, dass man aus lauter Angst vor dem nächsten Gefühlsausbruch immer zurückhaltender und ängstlicher bei der Äußerung seiner Bedürfnisse wird. Individuelle Beratung oder spezifische Ratgeber können in diesem Zusammenhang hilfreich sein (z. B. Mason und Kreger 2009 oder Bohus und Reicherzer 2012).

> **Zusammenfassung**
>
> - Die Symptomatik der Borderline-Störung ist im Wesentlichen als Emotionsregulationsstörung zu verstehen. Die Betroffenen leiden unter heftigen Spannungszuständen oder quälenden Gefühlen der Leere, die sie häufig mit Selbstverletzungen, Alkohol- und Drogenkonsum oder Ess-Brechanfällen zu bekämpfen suchen.
> - Immer wieder kommt es zu Beziehungsabbrüchen durch impulsives, aggressives Verhalten. Gleichzeitig haben die Betroffenen große Angst vor dem Verlassenwerden.
> - Häufig, aber nicht immer finden sich in der Kindheit oder Jugend traumatisierende Erfahrungen wie emotionale Vernachlässigung, Gewalt oder sexuellen Missbrauch.
> - Da in einem Drittel der Fälle keine relevante frühe Traumatisierung nachgewiesen werden kann, sollten die Eltern nicht unter Generalverdacht gestellt werden.

# Literatur

Bohus, M., Reicherzer, M.; (2012): Ratgeber Borderline-Störung. Informationen für Betroffene und Angehörige. Hogrefe

Bohus, M.; Schmahl, C. (2006): Psychopathologie und Therapie der Borderline-Persönlichkeitsstörung. Dtsch. Ärzteblatt 49/2006;

Mason, P.Z.; Kreger, R. (2009): Schluss mit dem Eiertanz. Für Angehörige von Menschen mit Borderline. BALANCE-Ratgeber

# 14

# Der Umgang mit Suizidgefahr

**Inhaltsverzeichnis**

14.1 Wie lässt sich die Suizidgefahr einschätzen? .................................................. 166
14.2 Das An- und Aussprechen von Suizidgedanken .............................................. 167
14.3 Suizidversuche von Kindern und Jugendlichen ............................................... 168
14.4 Beziehungsaufnahme nach einem Selbstmordversuch ................................... 169
14.5 Chronische Suizidalität ..................................................................................... 171
Literatur ..................................................................................................................... 171

> Eine nahestehende Person durch Selbstmord zu verlieren ist für jeden Menschen eine unvorstellbare Belastung. Da fast alle psychischen Störungen mit einem deutlich erhöhten Suizidrisiko verbunden sind, sind Angehörige psychisch Kranker häufig mit dieser Angst konfrontiert. Hinzu kommt oft eine große Unsicherheit, wie mit dieser Sorge umgegangen werden soll: ansprechen oder für sich behalten? Und was ist nach einem Selbstmordversuch zu tun? In diesem Kapitel erfahren Sie, wie Sie sich als Angehörige oder nahestehende Bezugspersonen zugewandt und verantwortungsvoll verhalten können und welche Art der professionellen Hilfe Sie im Akutfall in Anspruch nehmen sollten, um die Suizidgefahr abschätzen zu lassen und die notwendige Behandlung einzuleiten.

In Deutschland versterben nach Angaben des Statistischen Bundesamtes täglich (Link s.u.) ca. 25 Personen durch Suizid, insgesamt sind das knapp 10.000 Menschen pro Jahr. Das sind mehr Menschen, als im Verkehr (ca. 3500), durch Drogen (ca. 1200) und durch AIDS (ca. 400) zu Tode kommen. 2018 starben in Deutschland 11 von 100.000 Einwohnern durch

Suizid, in Österreich und der Schweiz waren es sogar 14. Die Zahl der Suizidversuche ist schätzungsweise 15- bis 20mal so hoch.

Zwei von drei Suiziden werden von Männern verübt. Insbesondere ältere Männer haben ein erhöhtes Suizidrisiko. Bei den Suizidversuchen sind hingegen junge Frauen überrepräsentiert. Durch gezielte Präventions- und Aufklärungsmaßnahmen konnte die Suizidrate seit den 90er-Jahren in Deutschland, Österreich und der Schweiz halbiert werden, 1995 nahmen sich in Deutschland noch fast 50 Personen täglich das Leben.

Über 50 % der Suizide werden im Rahmen einer akuten depressiven Störung verübt. Aber auch andere psychische Störungen gehen mit einer erhöhten Suizidrate einher: 10 % aller Menschen mit einer Schizophrenie oder Anorexie, 7 % aller Alkoholabhängigen sterben durch Suizid.

Die Suizidrate steigt mit dem Alter kontinuierlich an: Ab dem 75. Lebensjahr ist das Suizidrisiko etwa doppelt, ab dem 85. Lebensjahr mehr als dreimal so hoch wie jenes der Durchschnittsbevölkerung. Doch auch junge Menschen bringen sich um – zwischen dem 15. und dem 29. Lebensjahr ist Suizid die zweithäufigste Todesursache.

## 14.1 Wie lässt sich die Suizidgefahr einschätzen?

Die Einschätzung der Suizidgefahr bzw. der Suizidalität ist psychiatrische Kernkompetenz. In den Ballungsräumen gibt es Kriseninterventionszentren, die zeitnah entlastende Gespräche und medikamentöse Behandlung anbieten und auf die Einschätzung des Suizidrisikos spezialisiert sind. Aber auch diverse Hotlines und Telefonberatungen bieten die Möglichkeit, in psychischen Krisen anonym und kostenlos beraten und unterstützt zu werden. Diese Angebote sollten im Zweifelsfall rasch in Anspruch genommen werden. Unter dem Stichwort Krisenintervention oder Psychosoziale Notfallversorgung werden Sie im Netz schnell auf entsprechende Angebote in Ihrer Region hingewiesen. Wenn Menschen nicht nur vereinzelt, sondern wiederholt Selbstmordgedanken äußern, sollte eine regelmäßige professionelle Behandlung, am besten bei einem Facharzt für Psychiatrie, etabliert werden. Bei erheblicher Selbstmordgefährdung kann eine stationäre Aufnahme auf einer psychiatrischen Abteilung notwendig sein, dies wird im Krankenhaus entschieden. Im Ernstfall kann die Aufnahme auch gegen den Willen des Betroffenen erfolgen (siehe Kap. 15).

## 14.2 Das An- und Aussprechen von Suizidgedanken

Zwei häufig anzutreffende Überzeugungen hinsichtlich Suizidhandlungen sind falsch und gefährlich: Häufig glauben Menschen, dass Personen, die ihre Suizidgedanken äußern, gar nicht wirklich gefährdet sind. „Wenn sie wirklich sterben wollte, würde sie es nicht ankündigen". Diese Annahme ist grundlegend falsch. Aus umfassenden Untersuchungen weiß man, dass die meisten Suizidhandlungen zumindest andeutungsweise angekündigt worden sind. Auch die Annahme, dass man durch ein konkretes Nachfragen die Betroffenen erst auf die Idee bringen könnte, sich umzubringen, ist unzutreffend. Alle Fachleute sind sich einig, dass es sinnvoll ist, mögliche Selbstmordabsichten anzusprechen. Allerdings ist es nicht einfach, die angemessene Reaktion auf geäußerte Suizidgedanken zu finden. Weder reflexartige Beschwichtigung („Du hast doch gar keinen Grund dich umzubringen") noch Panik („Du musst sofort in eine Klinik") sind angebracht. Eher sollte man sich nach Häufigkeit und Intensität der Selbstmordgedanken erkundigen. Als Faustregel gilt, dass einzelne flüchtige Selbstmordgedanken zwar auf hohe Belastung verweisen, aber nicht unbedingt gefährlich sind und daher nicht zwingend behandelt werden müssen. Für viele Menschen ist der Gedanke „Und wenn das nicht besser wird, kann ich mich immer noch umbringen" auch eine Art Erleichterung. Wirklich gefährlich werden Selbstmordideen dann, wenn sie häufig und drängend sind und wenn über die konkrete Umsetzung nachgedacht wird, wenn z. B. Tabletten gesammelt oder der Balken zum Aufhängen gesucht wird. Da es Angehörigen aufgrund ihrer Beteiligung meist nicht möglich ist, in aller Ruhe die Konkretheit des Suizidrisikos abzuschätzen, empfiehlt sich hier die Inanspruchnahme von professioneller Hilfe. Erste Anregungen für den Umgang mit Suizidgedanken von nahestehenden Personen finden sich im Internet, z. B. unter ifight.depression der european alliance against depression.

**Drohmoment Suizid**
In den meisten Fällen wird die Selbstmordankündigung nicht als Druckmittel in Beziehungen eingesetzt und sollte daher als Ausdruck der Verzweiflung betrachtet werden. Mitfühlende, besorgte und unterstützende Reaktionen sind dann angebracht. Wenn Selbstmorddrohungen hingegen als Drohmittel eingesetzt werden („Wenn Du mich verlässt, bringe ich mich um"), ist ein Überdenken der Beziehung dringend nötig. Einen Partner oder eine Partnerin in Geiselhaft zu nehmen, mag zwar auch aus Verzweiflung geschehen, ist aber

gleichzeitig ein ungemein aggressiver Akt, gegen den man sich – zumindest mittelfristig – zur Wehr setzen muss. In solchen Fällen ist es legitim und sinnvoll, die zuständige Ärztin oder Therapeutin zu informieren. Fast immer ist die Inanspruchnahme einer spezifischen Beratung nötig, um einen verantwortungsvollen Umgang mit dieser Art von Selbstmorddrohung zu finden.

## 14.3 Suizidversuche von Kindern und Jugendlichen

Während vereinzelte Suizidgedanken bei 30 % aller Kinder und Jugendlichen auftreten, also sehr häufig sind, sind vollendete Suizide bei Jugendlichen glücklicherweise selten. In Deutschland werden Selbstmorde durch das Statistische Bundesamt erfasst: In der Altersgruppe der 10- bis 15-Jährigen werden jedes Jahr 18–20 Suizide erfasst, in der Altersgruppe der 15- bis 20-Jährigen sind Suizide mit 170–190 Todesfällen die zweithäufigste Todesursache nach Verkehrsunfällen (zitiert nach Rotthaus 2020). Suizidversuche sind in beiden Altersgruppen sehr viel häufiger, werden aber nicht systematisch erhoben. Bei vielen dieser Suizidversuche scheint kein fester Entschluss zur Beendigung des Lebens vorzuliegen, sie werden daher eher als „cry for help" in einer unerträglichen Lebenssituation verstanden. Wilhelm Rotthaus, ein erfahrener Kinder- und Jugendpsychiater, fordert dennoch dazu auf, bei jedem Suizidversuch den Anteil des Todeswunsches anzuerkennen. Wenn ein Suizidversuch nur als Schrei nach Aufmerksamkeit verstanden wird, weil „objektiv nachvollziehbare Gründe" fehlen, fühlen sich die Jugendlichen wieder alleingelassen und unverstanden, was die Verzweiflung verstärken kann. Es gilt anzuerkennen: Unter den gegebenen Umständen, die der Jugendliche als nicht veränderbar erlebt, will er nicht weiterleben. Gleichzeitig gilt es, Zugang zum Wunsch nach einem anderen Leben zu finden. Dies gelingt mit Fragen wie: „Was müsste anders sein, damit du das Leben wieder als lebenswert empfindest?"

Für Eltern sind Suizidgedanken oder gar Suizidversuche eines Kindes eine nahezu unbewältigbare Bedrohung. Die meisten reagieren mit Panik oder Wut oder sie blenden das Geschehen aus („Er war halt betrunken, er wollte gar nicht sterben"). Den wenigsten ist es möglich, sich zugewandt und unterstützend zu verhalten und darüber mit dem Kind oder der Jugendlichen ins Gespräch zu kommen. Wilhelm Rotthaus hat einen lesenswerten Elternratgeber zu Suizidhandlungen von Kindern und Jugendlichen geschrieben, in dem er den Eltern empfiehlt, auf beschwichtigende Kommentare wie „Ist ja alles nicht so schlimm, das wird schon wieder" zu verzichten und das Kind in seinem subjektiven Erleben radikal ernst zu nehmen. Er empfiehlt auch, Betroffene auf mögliche Suizidgedanken anzusprechen und versichert, dass die Befürchtung, den Jugendlichen damit erst auf die Idee eines Suizids zu bringen, ungerechtfertigt ist. Darüber hinaus hält er es für nötig, dass Eltern ihre eigenen Gefühle „in Schach halten", um wirklich hilfreich mit dem Kind in Kontakt treten zu können. Da dies wohl nur in den wenigsten Fällen gelingen wird, empfehle ich bei Suizidankündigungen von Kindern und Jugendlichen dringend, lieber früher als später professionelle Hilfe in Anspruch zu nehmen. Je jünger das Kind, desto wichtiger ist die Einbindung der Eltern – nicht weil sie „schuld" an der Suizidalität sind, sondern weil sie die wichtigsten Ansprechpersonen für Veränderung sind. Sie brauchen Hilfe, um zu verhindern, dass ihre Angst und Verzweiflung, vielleicht auch ihre Wut, sie daran hindert, sich ihrem Kind unterstützend zuzuwenden.

## 14.4 Beziehungsaufnahme nach einem Selbstmordversuch

Wie man nach einem Selbstmordversuch mit der Betroffenen in Kontakt tritt, hängt natürlich von der Art der Beziehung ab. Nahe Angehörige sollen und müssen ihre Betroffenheit zeigen, sie aber nicht in den Vordergrund stellen. „Wie konntest du mir das antun?" ist nicht die richtige Frage. „Wie konnte das geschehen?" oder „Was hättest du von mir gebraucht?" sind nicht grundsätzlich unangemessen, aber oft überfordernd. „Du bist nicht alleine. Ich will für dich da sein" oder „Sag mir, wie ich gut für dich da sein kann" ist da oft viel passender.

Wenn Sie spüren, dass ein Selbstmordversuch Ihnen große Angst macht oder sie auch wütend macht, sollten Sie Hilfe in Anspruch nehmen. Dabei geht es nicht zwangsläufig um eine längere psychotherapeutische Behandlung, sondern um Unterstützung beim Sortieren der Gefühle und die Ermöglichung eines konstruktiven, unterstützenden Beziehungsangebotes an den Betroffenen. Ein Selbstmordversuch einer nahen Angehörigen löst starke Gefühle und drängende Fragen bei den Bezugspersonen aus. Die Person, die gerade versucht hat, sich das Leben zu nehmen, ist aber meist nicht die richtige Ansprechperson dafür. In dieser Situation neigen viele Menschen dazu, zur „Tagesordnung überzugehen", das Vorgefallene nicht anzusprechen. „Wir müssen jetzt in die Zukunft schauen", ist zwar eine sinnvolle Haltung, sollte aber nicht zu einer Tabuisierung des Suizidversuches führen. Wie soll die Betroffene glauben, dass sie sich bei künftigen Suizidgedanken an Sie wenden kann, wenn sie gerade erlebt, dass Sie nicht in der Lage sind, über den Suizidversuch zu sprechen?

Die Kontaktaufnahme nach einem Selbstmordversuch soll daher folgende Botschaften enthalten:

- „Ich bin so froh, dass du überlebt hast."
- „Es tut mir leid, dass es dir so schlecht gegangen ist, dass du keinen Ausweg mehr gesehen hast."
- „Du bist wichtig für mich. Ich will für dich da sein."

**Wie oft werden Suizidversuche wiederholt?**
Die meisten Suizidversuche sind einmalige Ereignisse. 75 % aller Menschen, die einen Suizidversuch überlebt haben, wiederholen dies nicht. Immerhin 25 % unternehmen allerdings innerhalb von 10 Jahren einen weiteren Suizidversuch. Bei etwa 10 % kommt es in den 10 Jahren nach dem ersten Selbstmordversuch zu einer Suizidhandlung mit tödlichem Ausgang. Die größte Suizidgefährdung besteht im ersten halben Jahr nach dem Suizidversuch. Das Ausmaß der objektiven Lebensbedrohung durch den Suizidversuch ist dabei kein Maß für die weitere Gefährdung. Eine achtsame Art der Beziehungsgestaltung durch die nahen Angehörigen sind damit nach einem Suizidversuch ein notwendiger Beitrag zur Suizidprävention. Die „Nachbehandlung" nach einem Suizidversuch sowohl von Betroffenen wie auch von nahen Angehörigen, sollte daher, ähnlich wie bei einer Krebserkrankung, die Regel sein. Die Intensität dieser Nachbehandlung ist allerdings individuell zu gestalten. Oft geht es vor allem darum, wieder das Gefühl von Sicherheit zu geben und eine Anlaufstelle für evtl. auftretende künftige Krisen zu bieten. Manchmal ist allerdings auch eine intensive psychiatrische und/oder psychotherapeutische Betreuung notwendig.

**Der Umgang mit Selbstmordversuchen im Freundes- und Bekanntenkreis**
Bei weniger engen Beziehungen muss individuell entschieden werden, wie die Kontaktaufnahme nach einem Suizidversuch zu gestalten ist. Das Überleben eines Selbstmordversuches ist kein freudiges Ereignis wie die Geburt eines Kindes, über die ein großer Kreis an Bekannten informiert wird. Über Selbstmordversuche wird üblicherweise nicht berichtet. Wenn Sie dennoch über Dritte davon erfahren, sollten Sie mit dieser Information diskret umgehen und sie nicht weiterverbreiten. Nur in sehr engen Freundschaften kann man erwägen, dieses Thema direkt anzusprechen. In der Regel sollte man es den Betroffenen überlassen, mit wem sie darüber sprechen wollen. Das ist keine Frage von Heimlichtuerei sondern zeugt von Respekt vor der Intimsphäre der Betroffenen.

## 14.5 Chronische Suizidalität

Nur wenige Menschen leiden unter chronischer Suizidalität, das heißt, sie werden monate- oder jahrelang von Suizidgedanken geplagt, geraten immer wieder in suizidale Krisen und wiederholen Suizidversuche. Die meisten dieser Patientinnen sind weiblich und leiden unter einer Borderline-Persönlichkeitsstörung (siehe Kap. 13). Die vielen Suizidversuche führen häufig zu einer emotionalen Erschöpfung aller Beteiligten. Vielfach stellt sich bei den Angehörigen eine hoffnungslos-resignative Haltung ein. Das Gefühl der Hilflosigkeit ist nachvollziehbar und gerechtfertigt. Angehörige haben tatsächlich kaum Einfluss auf den Verlauf. Dies anzuerkennen und dennoch die Lebensbedrohung ernst zu nehmen – immerhin stirbt die Hälfte aller chronisch Suizidalen im Laufe eines Jahrzehnts – ist eine große Herausforderung. Eine qualifizierte Behandlung der Betroffenen ist unverzichtbar, ebenso eine professionelle Unterstützung der Angehörigen.

**Zusammenfassung**

- Die Selbstmordrate ist durch Aufklärung, Prävention, ein breites psychiatrisches Versorgungsnetz und die Einrichtung von Kriseninterventionszentren in den letzten fünfzig Jahren halbiert worden.
- Noch immer sterben aber durch Suizide zwei bis dreimal so viele Menschen wie im Straßenverkehr.
- Wenn Sie sich Sorgen machen, dass ein naher Angehöriger über Selbstmord nachdenkt – sprechen Sie das an.
- Das Ansprechen von Selbstmordgedanken bringt den Betroffenen nicht auf die Idee, sich das Leben zu nehmen, sondern ist oft ein erster wichtiger Schritt zur Einleitung einer professionellen Hilfe.
- Wiederholt auftretende und drängende Suizidgedanken sollten unbedingt psychiatrisch abgeklärt und psychiatrisch oder psychotherapeutisch behandelt werden.
- Bei Suizidgedanken von Kindern und Jugendlichen ist eine psychotherapeutische Behandlung dringend anzuraten. In den meisten Fällen empfiehlt sich – zumindest begleitend – eine Familientherapie, um die Familie wieder als Ressource nutzbar machen zu können.
- Telefon-Hotlines und Krisenassistenzzentren bzw. die Psychosoziale Notfallversorgung bieten zeitnahe und kostenlos, auf Wunsch auch anonym, Unterstützung.

## Literatur

Rotthaus, W. (2020): Suizidhandlungen von Kindern und Jugendlichen. Erkennen, verstehen, vorbeugen. Carl Auer

https://www.destatis.de/DE/Themen/Gesellschaft-Umwelt/Gesundheit/Todesursachen/Tabellen/suizide.html, Zugegriffen: 2.1.2021

# 15

# Psychiatrische Behandlung gegen den Willen des/der Betroffenen

**Inhaltsverzeichnis**

15.1 Die gesetzlichen Grundlagen .................................................................. 174
15.2 Wie häufig sind unfreiwillige Behandlungen in der Psychiatrie? .......... 176
15.3 Maßnahmen zur Prävention von Zwangsausübung in der Psychiatrie ................................................................................................ 176
15.4 Belastung von Angehörigen durch die Veranlassung einer unfreiwilligen psychiatrischen Behandlung ........................................... 177
15.5 Belastung von Angehörigen durch die gesetzlichen Einschränkungen unfreiwilliger Behandlungen .................................................................. 178
Literatur .............................................................................................................. 180

> In den Köpfen mancher Menschen ist die Psychiatrie noch immer mit Bildern des „Wegsperrens" und „Niederspritzens" verbunden. „Komm ich da wieder raus? Kann ich gegen meinen Willen behandelt werden?" Diese Sorgen verhindern fallweise eine angemessene Inanspruchnahme psychiatrischer Hilfe. In diesem Kapitel erfahren Sie, wann eine psychiatrische Behandlung gegen den Willen des Betroffenen möglich ist und wie sie gesetzlich geregelt ist. Sowohl die inhaltlichen Bedingungen als auch die Kontrolle durch unabhängige Gerichte werden beschrieben. Die Belastungen für Angehörige, die mit Zwangsbehandlungen aber auch mit der restriktiven rechtlichen Regelung von Zwangsbehandlungen verbunden sind, werden dargestellt.

In allen liberalen Demokratien Europas wurden in den letzten dreißig Jahren strenge gesetzliche Regelungen für die unfreiwillige psychiatrische Behandlung entwickelt. Eine psychiatrische Behandlung *gegen* den Willen des Patienten ist heute nur möglich, wenn aufgrund einer schweren psychischen Störung eine akute und erhebliche Selbst- oder Fremdgefährdung vorliegt und keine andere Möglichkeit mehr besteht, den Erkrankten oder seine Umgebung durch weniger einschneidende Maßnahmen zu schützen. In diesen Fällen ist sie allerdings zwingend erforderlich, um Selbsttötungen, schwere Aggressionstaten oder lebensbedrohliche Erschöpfungszustände zu verhindern. Immerhin: 50 % aller Suizide werden im Rahmen einer akuten depressiven Episode verübt und von Menschen mit unbehandelten, psychotischen Erkrankungen kann ein erhebliches Gefahrenpotential ausgehen. Sie können sich verfolgt fühlen und vermeintliche Feinde angreifen, sie können unter einem „Erlösungswahn" leiden und sich verpflichtet fühlen, ein Menschenopfer zu bringen oder Angehörige verletzen, von denen sie sich in einem wichtigen Vorhaben behindert fühlen. Gewalttaten von psychisch Kranken sind glücklicherweise selten – nicht zuletzt deshalb, weil es möglich ist, bei konkreter Selbst- oder Fremdgefährdung die Betroffenen auch gegen ihren Willen zu behandeln. Neben der konkreten ernsten Fremdgefährdung rechtfertigt auch eine erhebliche Selbstgefährdung die psychiatrische Behandlung gegen den Willen der Betroffenen. Allerdings ist auch hier die Gefährdung sehr eng gefasst: neben der Selbstmordgefahr sind nur schwere Selbstschädigungen (z. B. im Rahmen einer Schizophrenie oder einer Borderline-Störung), lebensbedrohliche Verhaltensstörungen (z. B. im Rahmen einer Demenz), schwere Erschöpfungszustände (z. B. im Rahmen einer Manie) oder extreme Unterernährung (z. B. im Rahmen einer Anorexie) Grund für eine unfreiwillige Aufnahme im psychiatrischen Krankenhaus. Schädlicher Drogen- oder Alkoholkonsum, exzessives Spielverhalten im Rahmen einer Spielsucht oder selbstschädigende Geschäfte im Rahmen einer Manie hingegen rechtfertigen in der Regel keine Behandlung gegen den Willen des Betroffenen.

## 15.1 Die gesetzlichen Grundlagen

Die gesetzlichen Grundlagen der psychiatrischen Zwangsbehandlung sind in Deutschland Ländersache: In Bayern, Baden-Württemberg und Saarland legt das Unterbringungsgesetz, in den restlichen Bundesländern das Gesetz für psychisch Kranke (PsychKG) die Abläufe fest. Zwischen den Ländern bestehen erhebliche Unterschiede in Hinblick auf die vorgesehenen Fristen und

Verfahrenswege, die auch zu sehr unterschiedlichen Zahlen an Unterbringungen in den einzelnen Ländern führen.

In der Schweiz wird die Unterbringung gegen den Willen der Betroffenen seit Inkrafttreten des neuen Erwachsenenschutzrechts am 1. Januar 2013 als „fürsorgerische Unterbringung" (FU) bezeichnet. Eine höchst lesenswerte Diskussion aus grundrechtlicher Sicht finden Sie online (humanrights.ch 2014).

Die grundlegenden Kontrollmechanismen sind im gesamten deutschen Sprachraum ähnlich und sollen am Beispiel Österreichs genauer dargestellt werden, weil hier die psychiatrische Zwangsbehandlung bundesweit einheitlich durch das Unterbringungsgesetz (UbG) geregelt ist. Das UbG ist über das RIS (Rechtsinformationssystem des Bundes) abrufbar.

Wenn ein Patient von der Rettung oder der Polizei gegen seinen Willen auf die Psychiatrie gebracht wird, muss er umgehend von einem Facharzt untersucht werden. Wenn dieser schriftlich bestätigt, dass die Voraussetzungen einer Unterbringung erfüllt sind, darf der Patient angehalten werden. In diesem Moment muss das zuständige Bezirksgericht verständigt werden, das die Aufgabe hat, die Rechtmäßigkeit der Unterbringung zu untersuchen. Sobald die Selbst- oder Fremdgefährlichkeit nicht mehr vorliegt, muss die Unterbringung aufgehoben werden. Innerhalb von vier Tagen muss ein Richter den Betroffenen in der Krankenanstalt besuchen, ihn über Grund und Zweck des Verfahrens informieren und sich einen persönlichen Eindruck von dessen Gesundheitszustand verschaffen. Nach Einsicht in die Krankengeschichte sowie Anhörung (Einholung einer Stellungnahme) des Abteilungsleiters bzw. seines Vertreters, des Kranken selbst und des Patientenanwaltes entscheidet der Richter, ob die Unterbringung vorläufig für zulässig erklärt wird. Wenn dies der Fall ist, muss ein externer Gutachter, also ein nicht an der Abteilung beschäftigter Facharzt für Psychiatrie als Sachverständiger beigezogen werden. Spätestens vierzehn Tage nach Anhörung des Patienten findet eine Verhandlung statt, in der anhand des Sachverständigengutachtens, aber auch auf Grund des aktuellen Gesundheitszustandes des Patienten geprüft wird, ob die Unterbringungsvoraussetzungen immer noch erfüllt sind. Auch an dieser Verhandlung nehmen die Abteilungsleiterin bzw. ihre Stellvertreterin, die Patientin, die Patientenanwältin oder eine sonstige Vertreterin der Patientin und die Sachverständige teil. Am Ende der Verhandlung hat das Gericht über die Zulässigkeit und Dauer der Unterbringung (maximal drei Monate) zu entscheiden. Wenn sich der Gesundheitszustand der Patientin vor Fristende verbessert und damit die Unterbringungsbedingungen nicht mehr erfüllt sind, muss die Unterbringung aufgehoben werden. Andernfalls muss vor Ende der Frist eine neuerliche Verhandlung stattfinden.

## 15.2 Wie häufig sind unfreiwillige Behandlungen in der Psychiatrie?

Eine Analyse der Unterbringungen nach UBG in Österreich (GOEG 2016) ergab, dass ca. 25 % aller Aufnahmen in psychiatrischen Abteilungen unfreiwillig erfolgten. Die Hälfte dieser Unterbringungen wird allerdings bereits in den ersten vier Tagen aufgehoben, weil sich der Zustand der Patient:innen bessert. Sehr häufig handelt es sich dabei um Gefährdungsmomente, die nach massiven Alkoholkonsum aufgetreten sind und nach der Ausnüchterung wieder abklingen. Ein weiteres Drittel wird zwischen gerichtlicher Anhörung und mündlicher Verhandlung, also in den folgenden 10 Tagen aufgehoben. Das heißt, dass zu diesem Zeitpunkt die Patient:innen entweder entlassen sind oder freiwillig ihre Behandlung fortsetzen. Nur bei ca. einem Sechstel der bei der Aufnahme Untergebrachten erstreckt sich die Unterbringung über die gerichtliche Verhandlung hinaus.

Auch in der Schweiz bewegen sich die Zahlen in einer ähnlichen Größenordnung.

Für Deutschland liegen aufgrund der unterschiedlichen gesetzlichen Regelungen und der verschiedenen Erhebungsmethoden keine bundesweit gültigen Zahlen vor.

## 15.3 Maßnahmen zur Prävention von Zwangsausübung in der Psychiatrie

2018 wurde von der DGPPN (Deutsche Gesellschaft für Psychiatrie und Psychotherapie) unter Beteiligung von Betroffenen- und Angehörigenverbänden eine Leitlinie „Verhinderung von Zwang: Prävention und Therapie aggressiven Verhaltens bei Erwachsenen" veröffentlicht, in der ein hohes Problembewusstsein für die Ausübung von Zwang in der Psychiatrie ausgedrückt wird. In dieser Leitlinie werden Behandlungsvereinbarungen empfohlen, in denen der Patient mit Arzt, Pflegern und einer Vertrauensperson aushandelt, wie bei einer erneuten Aufnahme in derselben Klinik vorgegangen werden soll. Das in Deutschland rechtsverbindliche Dokument enthält Angaben dazu, welche Zwangsmaßnahmen jemand für den Ernstfall akzeptieren würde oder ausschließen möchte. Es regelt zudem, was im eigenen Umfeld zu organisieren ist, etwa Finanzen, Versorgung von Wohnung, Haustieren oder Kindern. Vordrucke für Krisenpass und Vereinbarung gibt es unter dem Stichwort „Papiere für den Krisenfall" beim Psychiatrie-Verlag. Notfallpläne dieser Art können einiges zur Reduktion von Zwangsbehandlungen beitragen, auch wenn sie, wie z. B. in Österreich nicht rechtlich bindend sind.

## 15.4 Belastung von Angehörigen durch die Veranlassung einer unfreiwilligen psychiatrischen Behandlung

Bei der Behandlung gegen den Willen der Betroffenen kommt oft den Angehörigen die schwierige Aufgabe zu, Polizei, Rettung oder Notfallpsychiater zu informieren. Der Transport auf die Psychiatrie wird in Österreich vorwiegend von Amtsärzt:innen oder von der Polizei veranlasst werden, in der Schweiz darf dies grundsätzlich jeder Arzt, üblicherweise ist es der diensthabende Notfallpsychiater. In Deutschland dürfen Zwangseinweisungen nur von Ärzt:innen ausgestellt werden, die auf dem Gebiet der Psychiatrie erfahren bzw. weitergebildet sind. Voraussetzung ist, dass aufgrund der psychischen Erkrankung die Selbstbestimmungsfähigkeit eingeschränkt ist und eine akute Gefährdung besteht. Solche „Zwangseinweisungen" belasten natürlich das Vertrauensverhältnis zwischen den Kranken und ihren Angehörigen. Dennoch dürfen Angehörige nicht tatenlos zusehen, wenn eine Gefahr für andere oder eine konkrete Selbstmordgefahr besteht.

- Bei nicht akuter Selbst- oder Fremdgefährdung ist es oft schonender, den Notarzt zu rufen. Wenn Sie die Situation am Telefon schildern, werden die weiteren Maßnahmen eingeleitet, bzw. werden Sie bezüglich der weiteren Vorgehensweise beraten.
- Versuchen Sie, bis zum Eintreffen der Hilfe mit der Patientin in Kontakt zu bleiben, sie zu beruhigen und abzulenken.
- Wenn akute Gefahr besteht, rufen Sie unverzüglich Polizei und Rettung.

Der Rat lautet ganz eindeutig, lieber früher als später Rettung, Polizei oder Notfallpsychiater zu rufen, wenn Auseinandersetzungen mit krankheitsuneinsichtigen psychotischen Angehörigen eskalieren oder die Situation aus welchen Gründen auch immer gefährlich zu werden scheint. Auch wenn es sich wie Verrat anfühlen mag und wenn der Betroffene es im Moment so erleben dürfte, es ist in Wirklichkeit erste Hilfe und zwar die Einzige, die Angehörige in manchen Fällen leisten können. Außerdem sollte nicht übersehen werden: Angehörige können nie die Behandlung oder Unterbringung gegen den Willen der Betroffenen veranlassen, nicht einmal den Transport bzw. die Vorstellung an einer psychiatrischen Abteilung können sie veranlassen. Sie können nur die Rettung, die Polizei, den Notfallpsychiater rufen, die dann das weitere Vorgehen bestimmen. Nur so weit reicht ihr Einfluss, nur das haben sie zu verantworten.

Die Auslösung einer Unterbringung gegen den Willen der Betroffenen hinterlässt zweifelsohne Spuren. Viele Angehörige berichten von Schuldgefühlen und Scham, dass sie die Situation nicht anders bewältigen konnten. In diesen Fällen führe ich gerne andere medizinische Notfälle als Vergleich ein: Niemand hat Schuldgefühle, weil er wegen eines Herzinfarktes oder eines Schlaganfalles die Rettung ruft. Auch der psychiatrische Notfall ist ein medizinischer Notfall und muss als solcher behandelt werden.

Häufig ist es zur Verarbeitung dieser Erfahrung nützlich, die Unterstützung professioneller Angehörigenberatung in Anspruch nehmen. Wenn zum richtigen Zeitpunkt das Gespräch mit dem Betroffenen gelingt, kann verständlich gemacht werden, dass man aus Sorge und Liebe gehandelt hat und man kann nach Wegen suchen, wie solche Situationen in Zukunft vermieden werden können. In vielen Fällen gelingt es, in stabilen Phasen gemeinsam mit den Betroffenen einen Notfallplan erarbeiten. Das gibt allen Beteiligten das Gefühl, im Fall des Falles das Richtige zu tun.

## 15.5 Belastung von Angehörigen durch die gesetzlichen Einschränkungen unfreiwilliger Behandlungen

Wie bereits dargestellt ist die psychiatrische Behandlung gegen den Willen der Betroffenen sehr restriktiv geregelt und durch viele Kontrollmechanismen gegen Missbrauch abgesichert. Während die externe Kontrolle durch ein Gericht zwar einen hohen administrativen Aufwand darstellt, aber aus rechtsstaatlicher Sicht völlig unstrittig ist, ist die inhaltliche Einschränkung auf Gefahren, die sich gegen Leib und Leben richten durchaus kritisch zu diskutieren. Freilich ist diese restriktive Handhabung der Behandlung gegen den Willen der Betroffenen historisch gut begründet – zu lange gab es in der Psychiatrie eine Praxis des Wegsperrens und des Ignorierens von Patientenrechten – und daher gesamtgesellschaftlich wünschenswert. Die „Öffnung" der Psychiatrie hat zu einer Entstigmatisierung psychiatrischer Störungen beigetragen und das Bewusstsein für die Notwendigkeit einer kooperativen respektvollen Haltung gegenüber Betroffenen geschärft. „Informed Consent" und „Shared decision-making", das gemeinsame Aushandeln der konkreten Behandlungsmaßnahmen sind nun auch in der Psychiatrie State of the Art.

## 15 Psychiatrische Behandlung gegen den Willen des/der Betroffenen

Dass Behandlungen gegen den Willen des Betroffenen nur mehr angesichts konkreter erheblicher Gefährdungsmomente durchgeführt werden können, hat die Psychiatrie zu einem sympathischeren Ort gemacht, wälzt aber einiges an Belastungen auf Angehörige ab. Diese erleben die krankheitsbedingten Beeinträchtigungen aus nächster Nähe, teilen sie vielleicht sogar der Ärztin mit, erfahren aber häufig keine Entlastung und Unterstützung, weil bei fehlender konkreter Gefährdung eine Behandlung ohne Zustimmung des Betroffenen gesetzlich nicht erlaubt ist. Es klingt fast zynisch, ist aber unter den gegebenen rechtlichen Voraussetzungen tatsächlich oft zutreffend: Man muss die Katastrophe eintreten lassen, bevor man gegen den Willen der Betroffenen behandeln darf. Häufig haben mich Angehörige gefragt: „Muss denn wirklich zuerst etwas passieren, bevor mein Sohn/meine Frau/mein Vater behandelt wird?" Und so unbefriedigend es ist – die Antwort lautet in vielen Fällen „Wenn es gegen den Willen des Betroffenen ist – ja". Allerdings ist es durch eine entsprechende Ermutigung und Unterstützung der Angehörigen oft möglich, das Ausmaß der „Katastrophe" gering zu halten. Auch die bereits erwähnten Notfallpläne können hier hilfreich sein.

Nichtsdestotrotz lässt sich eindeutig nachweisen, dass die Öffnung der Psychiatrie, der Abbau von stationären psychiatrischen Behandlungsplätzen und die gesetzliche Einschränkung der Zwangsbehandlung zu einem Anstieg der Einweisungen in den Maßregel- bzw. Maßnahmenvollzug geführt haben. In den Maßregel- bzw. Maßnahmenvollzug wird eingewiesen, wer unter dem Einfluss einer psychischen Krankheit eine Straftat begangen hat. Immer häufiger kommt es also dazu, dass der Schutz des Patientenrechtes auf Selbstbestimmung eine angemessene Behandlung gegen den Willen des Kranken verhindert und daher Gewalthandlungen, die sich häufig gegen Angehörige richten, geschehen.

### Zusammenfassung
- Die psychiatrische Behandlung gegen den Willen der Betroffenen unterliegt strengen gesetzlichen Regeln und wird in jedem Einzelfall durch ein unabhängiges Gericht kontrolliert.
- Nur konkrete Gefährdung von Leib und Leben rechtfertigen die Behandlung gegen den Willen der Betroffenen.
- Dieser restriktive Umgang mit Zwangsmaßnahmen hat zur Entstigmatisierung und Vertrauensbildung beigetragen, die überwiegende Mehrheit aller psychiatrischer Behandlungen wird freiwillig und in einem Informed Consent durchgeführt.
- Die Kosten dieser „Öffnung" der Psychiatrie tragen vielfach die Angehörigen. Sie werden durch unbehandelte Krankheitsverläufe häufig massiv belastet und fühlen sich unter den gegebenen gesetzlichen Bestimmungen oft allein gelassen.

## Literatur

DGPPN (2018): Ethik in der Psychiatrie: Ansätze zur Vermeidung von Gewalt und Aggression in der psychiatrischen Versorgung; https://www.dgppn.de/_Resources/Persistent/2932747713c75b408bb3cf759a6a13ed1d47c6b6/Pressemappe_PK_Ethik.pdf, Zugegriffen: 11.1.2021

Gesundheit Österreich GmbH: Analyse der Unterbringungen nach UbG in Österreich (2016) https://goeg.at/sites/goeg.at/files/2017-10/UbG-2016_Final_0F.pdf, Zugegriffen: 11.1.2021

https://www.humanrights.ch/de/ipf/menschenrechte/freiheitsentzug/zwangseinweisungen-psychiatrie-grundrechtlicher-sicht, 2014; Zugegriffen: 11.1.2021

# 16

# Psychische Störungen in spezifischen Beziehungskonstellationen

**Inhaltsverzeichnis**

16.1 Wenn Jugendliche oder junge Erwachsene psychisch erkranken .......... 182
16.2 Die Probleme von Erwachsenen mit ihren betagten Eltern ................... 184
16.3 Psychische Störungen in der Partnerschaft ............................................. 186
16.4 Ein Gesprächsangebot für nahestehende Menschen mit psychischen Problemen ................................................................................ 188

---

Die Belastungen durch eine psychische Störung bei einer nahen Bezugsperson sind nicht nur durch Spezifika der Krankheit sondern auch durch die Art der Beziehung bestimmt. Wenn die eigenen Kinder psychisch erkranken, sind Eltern anders betroffen, als wenn ihre betagten Eltern erkranken. Betrifft die psychische Störung den (Ehe)Partner oder die (Ehe)Partnerin, wird die Auseinandersetzung häufig durch typische Schwierigkeiten der Paardynamik überlagert. In diesem Kapitel werden die spezifischen Herausforderungen einer psychischen Störung in den verschiedenen Beziehungskonstellationen dargestellt und Vorschläge für einen konstruktiven Umgang formuliert.

---

In den Kap. 6, 7, 8, 9, 10, 11, 12, 13 wurden die häufigsten psychischen Störungen nicht nur bezüglich Vorkommen, Verlauf und Behandlung sondern auch hinsichtlich der spezifischen Herausforderungen für die Angehörigen beschrieben. Psychosen sind typischerweise mit anderen Belastungen für die Angehörigen verbunden als Depressionen, Angst- oder Zwangsstörungen. Allerdings sind nicht alle Belastungen für Angehörige durch die Spezifika der konkreten psychischen Störung bestimmt, in vielen Fällen ist auch die Art der Beziehung entscheidend. Einer alten Mutter gegenüber verhält man sich, wenn sie von einer psychischen Störung betroffen ist, anders, als gegenüber dem heranwachsenden Sohn, dem Ehepartner, der Schwester oder der besten Freundin. Besondere Aufmerksamkeit würde die Situation von Kindern psychisch kranker Eltern verdienen. Hier bedarf es allerdings einer altersadäquat aufbereiteten Information, wie sie vor allem professionelle Angehörigeninstitutionen leisten können. Deshalb sei hier beispielhaft auf die von der HPE (Hilfe für Angehörige psychisch Erkrankter) erstellte Homepage www.verrueckte-kindheit.at (06.03.2021) verwiesen.

## 16.1 Wenn Jugendliche oder junge Erwachsene psychisch erkranken

Psychische Erkrankungen in der Adoleszenz und im jungen Erwachsenenalter bringen Eltern in eine besonders schwierige Position. In dieser Lebensphase werden Unterstützungsangebote der Eltern häufig nicht mehr angenommen. Die Eltern bleiben mit ihrer Sorge allein, verstärken vielleicht ihre Bemühungen oder ziehen sich zurück. Wenn die Jugendlichen ihren Platz im Leben nicht finden, wenn sie keine (Berufs)Ausbildung schaffen, wenn sie evtl. sogar einen Selbstmordversuch begehen, fühlen sich Eltern unweigerlich schuldig: Haben sie zu viel getan oder zu wenig? Haben sie ihren Sohn, ihre Tochter zu sehr bedrängt, sich zu viel eingemischt oder haben sie sich zu wenig gekümmert, haben sie ihn oder sie alleine gelassen? Und was alles haben sie schon früher falsch gemacht? Haben Sie zu viel gefordert oder zu wenig? Waren sie zu streng oder zu nachgiebig? Haben sie zu viel verwöhnt und zu viele Hindernisse aus dem Weg geräumt oder zu wenig unterstützt, zu viel Aufmerksamkeit geschenkt oder zu wenig?

Was ich mit dieser Aufzählung deutlich machen will: Es gibt kein normiertes Verhalten, das mit großer Sicherheit dazu führt, dass aus Kindern gesunde, zufriedene Erwachsene werden. Wenn Sie Ihrem Kind zweimal täglich die Zähne putzen, keine gesüßten Getränke anbieten und den Zuckerkonsum zwischen den Mahlzeiten beschränken, können Sie davon ausgehen, dass es keine Karies bekommt. Und wenn es dennoch Karies bekommt, wird man Ihnen versichern: Sie sind nicht schuld, Sie haben alles richtig gemacht. Und Sie werden es glauben, weil Sie wissen, dass Sie sich an die offiziellen Empfehlungen gehalten haben. Die Tragik der Eltern-Kind-Beziehung besteht darin, dass es diesen „Freispruch" bei der Entwicklung einer psychischen Störung nicht gibt – nicht geben kann. Es gibt unendlich viele

Möglichkeiten, etwas falsch zu machen, die Idealnorm ist hingegen nicht genau definiert. Was für das eine Kind passt, kann für das andere Überforderung oder Unterforderung darstellen, zu viel Freiheit bieten oder zu wenig, zu viel Eigenverantwortung abverlangen oder zu wenig. Mit dieser Unsicherheit müssen Eltern leben – und das wird umso schwerer, je unglücklicher die Kinder werden.

**Der Umgang mit Schuldzuschreibungen**
Schuldgefühle werden noch verstärkt, wenn es entsprechende Vorwürfe seitens des betroffenen Kindes gibt. „Ich war nie gut genug", „Du hast meinen Bruder immer mehr geliebt als mich", „Du warst immer so sehr mit deinen Problemen beschäftigt, dass du dich um mich nie gekümmert hast." Es ist sinnvoll, sich mit diesen Vorwürfen auseinanderzusetzen, das heißt: zuhören, nachdenken, antworten, Position beziehen. Dabei sollten die Gefühle des Betroffenen anerkannt werden: „Ich kann mir vorstellen, dass es für dich schwierig war, dass ...", „Es tut mir leid, dass du das so erlebt hast, ...", „Es kann sein, dass ich damals zu wenig darauf geachtet habe, dass ..."

Die Anerkennung von Gefühlen, die Übernahme von Verantwortung für das, was man selbst zur Entstehung von Problemen beigetragen hat, fällt leichter, wenn man sich nicht für den „Gesamtschaden" verantwortlich fühlt. Abgesehen von schwersten Demütigungen, massivsten Abwertungen, Misshandlungen oder Missbrauch ist der Einfluss von Eltern oft geringer, als sie annehmen. Auch wenn sie den einen oder anderen Vorwurf gelten lassen und Versäumnisse oder Fehler eingestehen, heißt das nicht, dass sie daran schuld sind, dass ihre Kinder depressiv, drogenabhängig oder schizophren geworden sind. Eine differenzierte Auseinandersetzung mit dem eigenen Verhalten und damit, wie sich das auf die Lebenswelt des Kindes ausgewirkt hat, ist sinnvoll und kann notwendig sein, um trotz bestehender Vorwürfe wieder ins Gespräch zu kommen. Dabei wird allerdings nicht die Verursachung einer psychischen Störung verhandelt, sondern *ein* Einflussfaktor auf deren Entwicklung.

Mein Rat an die Eltern psychisch kranker Söhne oder Töchter lautet daher – suchen Sie das Gespräch, interessieren Sie sich für die Sichtweise Ihres Kindes, hören Sie zu und beziehen Sie Position. Einfachen Ursachenzuschreibungen („Du bist schuld, ...") müssen Sie aber nicht zustimmen. Scheuen Sie sich aber auch nicht, gegebenenfalls Fehler einzugestehen.

Wenn in Familiengesprächen Eltern beschuldigt werden, frage ich immer nach der Aufteilung der Verantwortung: „Zu wieviel Prozent, glauben Sie, tragen Ihre Eltern Verantwortung an Ihrem Zustand und zu wieviel Prozent sind andere Faktoren relevant: die Biologie oder Genetik, missglückte Freundschaften oder Liebesbeziehungen, gesellschaftliche Einflüsse, … oder Sie selbst?" Meist verbleiben nicht 100 % Verantwortung bei den Eltern. In Bezug auf deren Verantwortung frage ich dann weiter: „Was wäre denn in diesem Zusammenhang wichtig für Sie? Wollen Sie eine Anerkennung Ihrer Sichtweisen, eine Entschuldigung, eine Wiedergutmachung oder Schmerzensgeld? Was wäre aus Ihrer heutigen Sicht die passende Reaktion Ihrer Eltern? Gibt es etwas, was sie tun oder sagen könnten, was Ihnen Erleichterung verschafft? Oder geht es jetzt nur mehr darum, sie zu bestrafen – durch Vorwürfe oder durch Kontaktabbruch?"

Wahrscheinlich können Sie nicht alle diese Fragen selbst stellen, wahrscheinlich braucht es dafür eine zugewandte unbeteiligte Person, aber es könnte trotzdem hilfreich sein, wenn Sie mit dieser Haltung ein Gespräch anbieten – oder Ihre Bereitschaft zu einem Familiengespräch mit einer Expertin bekunden. In den meisten Fällen ist schon mit dem „Gehörtwerden" eine gewisse Entlastung verbunden. Die Gesprächsverweigerung und die reflexartige Abwehr von Vorwürfen sind jedenfalls genauso ungünstig wie das erschrockene Herunterschlucken von unangemessenen Vorwürfen.

## 16.2 Die Probleme von Erwachsenen mit ihren betagten Eltern

Ein häufiges Thema in Psychotherapien ist der Umgang mit fordernden depressiven hochbetagten Eltern. Während viele alte Menschen ihren erwachsenen Kindern nicht zur Last fallen wollen und daher recht bescheidene Ansprüche stellen, gibt es andere, die völlig ungehemmt Aufmerksamkeit, Unterstützung und Zuwendung fordern. Interessanterweise sind das nicht zwingend diejenigen, die sich für ihre Kinder aufgeopfert haben, als sie heranwuchsen. Und noch erstaunlicher ist, dass es das den mittlerweile erwachsenen Söhnen und Töchtern nicht unbedingt einfacher macht, die an sie gestellten Erwartungen nicht zu erfüllen.

Für die meisten Menschen, die eine gute Beziehung zu ihren Eltern haben, ist es selbstverständlich, dass ihre Eltern im höheren Alter Zuwendung und Unterstützung brauchen. Manche drücken sich vor ihrer Verantwortung, vor allem wenn es Geschwister gibt, die diese bereitwillig übernehmen. In diesem Fall sollte zwischen den Geschwistern besprochen werden, welche Art des Ausgleichs mittelfristig geschaffen werden kann. Häufig entstehen massive Erbstreitereien, wenn erst bei der Testamentseröffnung klar wird, wie der oder diejenige, die am meisten in die Pflege eingebunden war, dafür belohnt wird.

Wenn Sie also beobachten, dass Betreuungsaufgaben zwischen den Geschwistern sehr unterschiedlich verteilt sind – suchen Sie das Gespräch.

Wenn die Beziehung zu einem jetzt unterstützungsbedürftigen Elternteil immer schon schwierig und konflikthaft war und im Alter unerfüllbare Forderungen gestellt werden, hilft kein Ratgeber, da braucht es meiner Erfahrung nach ein mittelfristiges psychotherapeutisches Angebot. Es ist oft erschütternd, wie schlecht sich Erwachsene von ihren missmutigen, vielleicht depressiven Eltern behandeln lassen, in der Hoffnung, irgendwann doch noch Anerkennung und Dank zu ernten. Diese Rechnung geht in den seltensten Fällen auf. Meist kann eine qualifizierte Psychotherapie dabei helfen, die destruktive Dynamik zu unterbrechen.

Aber nicht immer ist die Beziehung zu den depressiven Eltern so destruktiv. Verwitwet, vereinsamt, nicht mehr ganz gesund besteht die Kommunikation häufig überwiegend aus Klagen. Eher nebenbei werden dabei auch Vorwürfe geäußert: „Und du hast auch keine Zeit", „Und du kümmerst dich auch nicht". Hier sind zwei Strategien möglich. Im Idealfall kann gemeinsam mit den Betroffenen geklärt werden, was ihm oder ihr besonders wichtig ist: „Papa, ich will für dich da sein. Aber du weißt, ich habe Familie und Beruf, ich kann nicht unbegrenzt Zeit mit dir verbringen. Was wäre dir denn besonders wichtig? Was sollte ich mir auf jeden Fall einteilen, damit du dich nicht alleingelassen fühlst?" Dem einen geht es um einen täglichen kurzen Anruf, der anderen um häufige kurze Besuche oder um regelmäßige gemeinsame Aktivitäten. Ein gemeinsamer Aushandlungsprozess erhöht die Wahrscheinlichkeit, dass man keine Pflichtübungen absolviert, die für den anderen gar nicht so bedeutungsvoll sind, dass die zur Verfügung gestellte Zeit „richtig" investiert ist. In vielen Fällen ist dieser Aushandlungsprozess aber nicht mehr möglich, z. B. weil der betroffene Elternteil bereits dement ist und keine klaren Willensäußerungen mehr formulieren kann. In diesen Fällen empfehle ich den Angehörigen immer, für sich selbst sehr genau zu überlegen, zu welcher Intensität der Beziehung sie bereit sind. „Was glauben Sie, würde sich Ihre Mutter wünschen? Was davon können Sie erfüllen? Wie ist das mit Ihrem Leben, mit Ihren anderen Verpflichtungen vereinbar, ohne Ihre Lebensqualität zu stark zu beeinträchtigen?" Dabei spielen Vorstellungen von Moral und Verpflichtung sehr wohl eine Rolle und sollten auch berücksichtigt werden. Stellen Sie sich ruhig die Frage: Was tu ich meiner Mutter zuliebe, das heißt aus Verbundenheit und Zuneigung und was tu ich, weil es sich gehört, weil ich keine rücksichtslose Egoistin sein will? Beide Motive sind zulässig. Auch die Frage, was Sie sich in einer vergleichbaren Situation von Ihren Kindern erwarten würden, kann hilfreich sein.

## 16.3 Psychische Störungen in der Partnerschaft

Bei einer Scheidungsrate von 40 bis 50 % in modernen westlichen Gesellschaften kann heute kein Zweifel daran bestehen, dass Partnerschaften und Ehen prinzipiell „kündbar" sind. Und tatsächlich sind psychische Störungen eines Partners häufig der Grund für das Scheitern einer Beziehung. Dabei geht es aber meistens nicht nur und auch nicht vorrangig um die Beeinträchtigungen, die die Krankheit schicksalhaft mit sich bringt, sondern um den Umgang mit der Erkrankung. Wenn der Mann erlebt, dass seine Frau alles in ihrer Macht stehende unternimmt, um zu verhindern, dass sie psychotische Episoden erlebt, wird er auf die fallweise dennoch auftretenden psychotischen Symptome anders reagieren, als wenn seine Frau die Behandlung verweigert und damit dauerhaft wahnhaft bleibt. Ebenso wird die Frau auf die bipolare Störung ihres Mannes anders reagieren, wenn er seine Medikation konsequent einnimmt und damit die auftretenden Schwankungen nur wenig Schaden anrichten, als wenn er in unbehandelten manischen Episoden das Familienvermögen verspekuliert oder im Bordell verprasst. Auch wenn nicht jede psychische Störung so wirkungsvoll behandelt werden kann, dass keinerlei Belastungen oder Einschränkungen für die Angehörigen entstehen, so lassen sich doch in den allermeisten Fällen durch eine adäquate Behandlung der Krankheitsverlauf positiv beeinflussen und die Auswirkungen auf die Angehörigen reduzieren.

Meiner Erfahrung nach können die Einschränkungen, die mit psychischen Störungen verbunden sind, von den Partner:innen gut toleriert werden, wenn es eine Übereinstimmung im Umgang mit der Erkrankung gibt. Die meisten Angehörigen sind eher bereit, schicksalhafte Belastungen zu tolerieren als solche, die auf Behandlungsverweigerung zurückzuführen sind. Einen Partner aufgrund seiner Erkrankung zu verlassen, kommt für viele Menschen aus moralischen Gründen nicht in Frage. „In guten wie in schlechten Zeiten" lautet das Eheversprechen, an das sich viele Menschen gebunden fühlen. Bei Belastungen, die durch die Verweigerung einer angemessenen Behandlung begründet sind, würde ich dieses Prinzip in Frage stellen. Wenn der Betroffene für sich das Recht beansprucht, seine Erkrankung unbehandelt zu lassen, darf oder muss die Partnerin für sich die Entscheidung treffen, ob sie bereit ist, diesen Schaden mitzutragen. Häufig ist für solche Entscheidungen eine professionelle Beratung sinnvoll.

**Vermeiden Sie Kämpfe um Definitionsgewalt**
Aber auch wenn die Betroffenen grundsätzlich zur Behandlung bereit sind, entstehen häufig Konflikte rund um die Frage, was als Hinweis auf eine psychische Störung, z. B. eine Depression, bewertet werden kann. Übertriebene

Sorge bei Angehörigen im Gefolge einer depressiven Episode kann zu einer Abwehrhaltung der Betroffenen führen. Wenn jede kurzfristige Übellaunigkeit, jeder Moment der Lustlosigkeit als Zeichen für die herannahende Depression gewertet wird, schränkt dies die Selbstbestimmung der Betroffenen ein. Menschen reagieren in der Regel empfindlich darauf, wenn ihnen andere mitteilen, wie sie sich „in Wirklichkeit" fühlen. „Du bist schon wieder depressiv" kann damit zum Totschlagargument für jede Äußerung der Unzufriedenheit werden. Der einmal depressiv Gewesene verliert das Recht, Unzufriedenheit zu äußern bzw. Veränderungen anzuregen, da diese Willensäußerungen nicht der Person, sondern der Krankheit zugeschrieben werden. „Du willst nicht mit mir ausgehen, weil du schon wieder depressiv wirst." Wenn sich diese Konfliktlinie verhärtet, entsteht beim Betroffenen der Eindruck, nicht mehr als Mensch mit berechtigten Bedürfnissen und Ansprüchen wahrgenommen, sondern auf seine Krankheit reduziert zu werden.

Für dieses Problem gibt es keine einfache Lösung, da in vielen Fällen einzelne Verhaltensweisen nicht zweifelsfrei auf eine psychische Störung zurückgeführt werden können. Ist das Zuhausebleiben eine berechtigte Willensäußerung oder Anzeichen einer Depression? Auch eine evtl. zugezogene Expertin wird dies nicht mit Sicherheit beurteilen können. Vor allem wenn sich rund um dieses Thema schon ein Kampf um die Definitionsgewalt entwickelt hat, wird die Situation schwer zu klären sein. Diese Kämpfe gilt es daher zu vermeiden. Statt ungefragter Du-Botschaften („Du bist schon wieder depressiv") sollten Beobachtungen zur Verfügung gestellt werden: „Ich mach mir Sorgen, …", „Ich denke darüber nach, ob, …" „Ich weiß nicht, wie ich damit umgehen soll, dass …" – und daran anschließend nach der Sichtweise des Betroffenen gefragt werden. „Wie erlebst du das?" „Wie erklärst du dir das?" „Was wünschst du dir, wie ich damit umgehen soll?" Diese letzte Frage zielt nicht darauf ab, eine Anweisung zu erhalten, die dann befolgt werden muss, sondern dient der Information. Ich möchte wissen, welchen Umgang mein Partner sich wünschen würde. Vielleicht weiß er es selbst nicht und beginnt erst in dieser Situation darüber nachzudenken, in welches Dilemma er mich bringt.

Eine Unterhaltung dieser Art führt zwar auch nicht regelmäßig zu einem raschen Konsens, verhindert aber zumeist, dass sich die unterschiedlichen Sichtweisen zu einem eskalierenden Konflikt entwickeln. Wenn Paare mit diesem Thema in Therapie kommen, werden in einem ersten Schritt die unterschiedlichen Sichtweisen erfragt und diese Unterschiede deutlich gemacht – in den meisten Fällen ohne „Schiedsspruch", das heißt ohne Urteil darüber, wer Recht hat. „Wenn ich Sie richtig verstehe, Frau Kurz, fürchten Sie, dass Ihr Mann wieder depressiv ist, weil er sich zurückzieht, mehr Ruhe braucht und keine Lust mehr hat, mit Ihnen auszugehen. Sie Herr Kurz erleben sich aber nicht als depressiv, sondern halten das, was Ihre Frau als Rückzug bezeichnet, für eine gesundes Ruhebedürfnis in einer anstrengenden Zeit." In einem nächsten Schritt interessiere ich mich dafür, woran die Beteiligten erkennen würden, dass sie sich getäuscht haben. Ich frage dann z. B. den Mann, woran er erkennen würde, dass sich doch eine Depression entwickelt und die Frau, was ihr die Sicherheit geben würde, dass ihr Mann nur einfach ein bisschen Ruhe braucht, aber trotzdem nicht depressiv ist. In unbelasteten Partnerschaften gelingt dieser Prozess oft auch ohne Therapeutin. Versuchen Sie es! Und wenn es nicht funktioniert, scheuen Sie sich nicht, als Paar Unterstützung in Anspruch zu nehmen.

## 16.4 Ein Gesprächsangebot für nahestehende Menschen mit psychischen Problemen

Wenn in Ihrem Umfeld Menschen unter einer schwierigen Lebenssituation leiden und darüber sprechen wollen, sollten Sie für sich überprüfen, ob Sie genügend Wohlwollen und Energie empfinden, um sich dieser Sorgen anzunehmen. Nicht für jedes Gespräch mit einem psychisch belasteten Menschen braucht man eine Ausbildung, aber immer braucht es eine zugewandte, interessierte Haltung. Wenn Ihnen diese möglich ist, reicht es oft, zuzuhören, nachzufragen, zu beruhigen und vielleicht auf der Basis eigener Lebenserfahrung andere Sichtweisen einzubringen oder Vorschläge für einen anderen Umgang mit dem Problem zu formulieren. Ein reflexartiger Verweis auf professionelle Behandlungssettings ist nicht nötig, oft auch nicht hilfreich, da sich die Betroffenen dadurch weggeschickt bzw. abgelehnt fühlen könnten. Wenn die Funktionsfähigkeit der Betroffenen deutlich eingeschränkt ist, wenn Selbstmordgedanken geäußert werden oder wenn sich die Situation über viele Wochen nicht verbessert, sollte allerdings eine professionelle Unterstützung empfohlen werden.

## 16 Psychische Störungen in spezifischen Beziehungskonstellationen

**Beispiel**

Frau Lang, die wegen einer Angststörung bei mir in Behandlung ist, berichtet immer wieder von Sorgen um ihre Freundin Ruth. Diese würde sich zurückziehen, habe mehrfach das gemeinsame Programm kurzfristig abgesagt und auf ihre Fragen ausweichend geantwortet. Frau Lang ist besorgt, dass Ruth unter einer Depression leide, sie kenne das von sich selbst. Wenn sie depressiv ist, verhalte sie sich genauso. Daher hat sie ihrer Freundin „versteckte Hinweise" gegeben. Sie hat ihr erzählt, wie hilfreich sie die Behandlung bei mir erlebt und immer wieder erwähnt, dass man keine Scheu haben sollte, professionelle Hilfe in Anspruch zu nehmen, wenn es einem schlecht geht, es gäbe ja auch moderne Medikamente, die wirken. Darauf habe Ruth aber nicht reagiert und daher habe sie aufgehört, ihre Sorge auszudrücken. Genaueres Nachfragen ergibt, dass die beiden Freundinnen bislang keine Gelegenheit für ein ausführliches Gespräch gefunden haben. Ich ermutige Frau Lang daher, zunächst das Gespräch zu suchen, bevor sie ihre Freundin in eine Behandlung drängt. Frau Lang schreibt Ruth daraufhin eine Nachricht, in der sie ihr Bedauern ausdrückt, dass es in letzter Zeit so wenig „Mädelszeit" gegeben hat und lädt sie zu einem längeren Spaziergang an den bevorstehenden Feiertagen ein. Bei diesem Spaziergang berichtet ihre Freundin von ihrem Kummer. Sie hat sich in einen Arbeitskollegen verliebt und weiß nicht, wie sie mit diesen Gefühlen umgehen soll. Eigentlich sei sie ja glücklich verheiratet und will ihre Ehe nicht gefährden, … Das vertrauliche Gespräch mit ihrer Freundin wirkt entlastend, Frau Lang ist beruhigt. Sie weiß jetzt, dass Ruth keine Depression hat, sondern mit einer Entscheidung ringt und sie weiß, dass sie ihr als Vertrauensperson zur Seite steht. Auch die Möglichkeit einer Psychotherapie, die bei der Klärung der verschiedenen Gefühle hilfreich sein könnte, wurde angesprochen.

**Zusammenfassung**

- Psychische Störungen eines Familienmitgliedes bedeuten für die Angehörigen nicht nur Sorgen, Belastungen und Einschränkungen, sondern werfen auch Fragen der Verantwortung und der Verursachung auf.
- Speziell Eltern erleben die psychische Störung eines Kindes oft als Hinweis auf persönliches Versagen. Die damit verbundenen Schuldgefühle behindern oft einen konstruktiven Umgang mit den Bedürfnissen der Betroffenen.
- Wenn die eigenen Eltern im Alter psychisch erkranken, werden oft destruktive Beziehungsmuster aus der Jugend wiederholt, bei der Erkrankung des Partners oder der Partnerin überlagern oft Merkmale der Paardynamik den Umgang mit der Symptomatik.
- In all diesen Fällen kann eine individuelle Beratung oder Psychotherapie hilfreich sein, um eine verantwortungsvolle Beziehungsgestaltung zu fördern.

# 17

# Zwischen Selbstaufopferung und Beziehungsabbruch

**Inhaltsverzeichnis**

17.1 Suchen Sie das Gespräch............................................................ 192
17.2 Rücksichtnehmen ist nötig – eigene Interessen sind dennoch berechtigt............................................................ 192
17.3 Die Grenzen der Verantwortung............................................................ 194
17.4 Selbstfürsorge............................................................ 198
17.5 Aushalten oder verändern?............................................................ 199

> Wenn eine nahe Bezugsperson von einer psychischen Störung betroffen ist, löst das bei den Angehörigen oft widersprüchliche Gefühle aus: neben Sorge und Mitgefühl kann sich auch Ärger über die Einschränkungen und Belastungen einstellen. Angehörige müssen sich mit vielen Fragen beschäftigen: Was ist jetzt meine Aufgabe? Wie kann ich helfen? Wieviel Abgrenzung ist erlaubt? Wieviel Unterstützung ist nötig? In vielen Fällen geht es um den Umgang mit Schuldgefühlen, um die Grenzen der Verantwortung, die man übernehmen kann und will oder um das Erleben und Aushalten von Hilflosigkeit und Ärger. Dieses Kapitel soll Sie dabei unterstützen, die Verantwortung für den Anderen und die Verantwortung für sich selbst oder für andere Familienmitglieder gegeneinander abzuwägen und dabei nicht die eigenen Bedürfnisse zu vergessen.

Psychische Störungen führen bei den Betroffenen zu Veränderungen des Erlebens, der Gefühle, des Denkens und Verhaltens. „Sie hat sich so verändert", „Er ist nicht mehr der Alte" beschreiben es die nahen Bezugspersonen. Die Diagnose einer psychischen Störung wirkt dann oft entlastend, weil „das Ding jetzt einen Namen hat". Dennoch bleibt die Beziehung, der Umgang mit den

Betroffenen verändert. Angehörige sollten das Gespräch darüber suchen, wie sich die Veränderungen auf die Beziehungen und auf ihr Leben auswirken. Im besten Fall ist es möglich, diese Veränderungen ohne Vorwürfe anzusprechen: An einer psychischen Störung ist niemand schuld – sie hat sich unter dem Einfluss unterschiedlichster Faktoren entwickelt. Erbanlage, Kindheitserlebnisse, frühe Beziehungen, späte Beziehungen, Persönlichkeitseigenschaften, aktuelle Belastungen – all dies und noch vielmehr nimmt Einfluss darauf, ob sich eine psychische Störung entwickelt.

## 17.1 Suchen Sie das Gespräch

In einem Gespräch kann versucht werden, einen konstruktiven Umgang mit den Einschränkungen zu finden. „Ich verstehe, dass deine Depression es dir derzeit unmöglich macht, Einladungen anzunehmen und zu genießen, aber ich möchte nicht die ganze Zeit zu Hause sitzen. Lass uns darüber sprechen, was du dir erwartest, was für dich hilfreich wäre und wie ich dennoch meine wichtigsten Aktivitäten weiterführen kann". Viele Menschen scheuen sich davor, das Gegenüber nach konkreten Erwartungen zu fragen, weil sie sich dann umso mehr verpflichtet fühlen, diesen Erwartungen zu entsprechen. Das halte ich für ein Missverständnis. Interesse für die Erwartungen des Anderen zu zeigen bedeutet nicht Bereitschaft, sie umfassend zu erfüllen. Vielleicht müssen Sie das vor dem Gespräch klären. „Mich beschäftigt die Frage, wie wir als Paar diese Depression gut überstehen. Dafür ist es nötig, Rücksicht zu nehmen, dir zur Seite zu stehen, das ist mir klar. Aber es ist auch wichtig, dass dabei mein Leben nicht völlig verarmt. Deswegen will ich verstehen, welche Art von Unterstützung dir zurzeit besonders wichtig ist, damit ich das bei meinen Entscheidungen berücksichtigen kann. Ich möchte wissen, was für dich wichtig ist, aber das heißt nicht, dass ich dir verspreche, alle deine Erwartungen zu erfüllen".

## 17.2 Rücksichtnehmen ist nötig – eigene Interessen sind dennoch berechtigt

Wenn eine nahe Bezugsperson psychisch erkrankt und diese Erkrankung die Beziehungen belastet, erleben Angehörige oft sehr unterschiedliche Gefühle. Einerseits machen sie sich Sorgen und wollen helfen, andererseits kann es sein, dass sie die Störungssymptome als Zumutung empfinden und sich ärgern. Demensprechend müssen sich Angehörige zwischen Unterstützung bzw. Rücksichtnahme und Abgrenzung bzw. Vertreten eigener Interessen positionieren. Das müssen Menschen, wenn sie in nahen Beziehungen leben, natürlich immer. Familienleben ist immer auch mit der Notwendigkeit des Interessensausgleiches verbunden – wer darf was für sich tun, wer muss zurückstecken und wieviel für andere tun? Bei jeder Krankheit werden Aufgaben neu aufgeteilt, von den meisten Krankheiten werden auch Familienmitglieder tangiert. Wenn Mama eine Lungenentzündung hat, muss Papa einige ihrer Aufgaben übernehmen und Rücksicht nehmen. Ein Urlaub muss vielleicht abgesagt, auf das Gartenfest bei Freunden verzichtet werden. Im Falle einer psychischen Störung ist die Situation aber oft schwieriger, weil die Beeinträchtigungen nicht so eindeutig auf ein „Nicht-können" zurückzuführen sind und weil sie häufig länger andauern. Gerade bei längerfristigen Beeinträchtigungen durch eine psychische Störung muss daher abgewogen werden, ob das, was für den Betroffenen getan wird, zu einer positiven Entwicklung beiträgt. Wenn die Unterstützung, das Aushalten und Zur-Verfügung-Stehen die Situation nicht verbessert, oder zumindest die Verschlechterung verhindert, sollte dieser Aufwand überdacht werden. Viele Angehörige nehmen massive Belastungen in Kauf, treiben einen großen Betreuungsaufwand, nicht weil dies zu einer Verbesserung der Situation führt, sondern weil sie sich dazu verpflichtet fühlen.

**Schuldgefühle und Verantwortung**
Die psychischen Probleme des Betroffenen lösen bei Angehörigen nicht nur Sorge und Angst sondern zumeist auch ein Gefühl von Verantwortung oder Verpflichtung aus. Manchmal spielen dabei auch Schuldgefühle eine Rolle. Zu dieser Gemengelage aus Sorge, Verpflichtung und Schuldgefühlen gesellt sich dann oft noch Ärger über die Einschränkungen und Belastungen, die man erlebt. Viele Angehörige schwanken daher zwischen verständnisvoller Rücksichtnahme und Ausbrüchen von Ärger oder Vorwürfen, die dann möglicherweise wieder die Schuldgefühle verstärken. Diese verwirrende Mischung von belastenden Gefühlen ist nicht nur sehr anstrengend, sondern führt manchmal auch zu ungünstigen Lösungsversuchen: Manche Angehörige übernehmen zu viel Verantwortung, nehmen den Betroffenen alles ab, versuchen sie vollständig zu kontrollieren und überfordern sich damit. Andere wiederum ziehen sich zurück, reduzieren den Kontakt und vermeiden die aktive Beschäftigung mit der Situation.

Aus meiner therapeutischen Arbeit mit Angehörigen psychisch Kranker weiß ich, dass die bewusste Auseinandersetzung mit der erlebten Verantwortung meist zu größerem Bewegungsspielraum führt und dass Angehörige dann zunehmend reflektierte und selbstbestimmte Entscheidungen darüber treffen können, zu welcher Art von Unterstützung und Rücksichtnahme sie bereit sind. Wenn ich Angehörige bei diesem Reflexionsprozess begleite, geht es häufig um die Unterscheidung von „an etwas schuld sein" und „jemandem etwas schuldig sein". Es ist ein Unterschied, ob ich mich für die Wiedergutmachung eines Schadens verantwortlich fühle, den ich verursacht habe oder ob ich mich – meinen Anforderungen an mich selbst entsprechend – zu bestimmten Unterstützungsleistungen verpflichtet fühle. „Das bin ich ihr schuldig" heißt dann vielleicht auch „Das bin ich mir schuldig" – in dem Sinne, dass diese Anforderungen dem Bild entsprechen, das ich von mir habe. „So ein Mensch will ich sein, in diesem Ausmaß will ich für andere da sein. Alles andere wäre rücksichtslos und egoistisch – und das will ich nicht sein."

Was im Kap. 16 über Schuldzuschreibungen an Eltern erläutert wurde, gilt in abgeschwächter Form auch für andere Beziehungen: auch dem Partner oder der Partnerin, auch Geschwistern oder den eigenen Kindern können die Betroffenen Vorwürfe machen und ihnen – mehr oder weniger explizit – die Verantwortung für ihr psychisches Leiden zuschreiben. Auch hier gilt: Die Auseinandersetzung mit den Vorwürfen, das Zuhören und Nachdenken darüber kann nötig und hilfreich sein. Ganz sicher wird dabei aber nicht die Ursache bzw. Schuld an einer psychischen Störung verhandelt, sondern *ein* Einflussfaktor auf deren Entwicklung.

## 17.3 Die Grenzen der Verantwortung

Viele Angehörige fühlen sich zu einem Engagement für den Betroffenen verpflichtet, weil sie befürchten, dass ohne ihre Unterstützung etwas Tragisches passiert. Da gibt es die Mutter, die seit fünfzehn Jahren keinen Urlaub gemacht hat, weil sie die Medikamenteneinnahme ihres schizophrenen Sohnes kontrollieren, seinen Haushalt führen und für den Krisenfall bereitstehen „muss", dafür aber nicht liebevolle Dankbarkeit sondern immer wieder Wut- und Gewaltausbrüche erlebt. Oder die Ehefrau des depressiven Mannes, die alle ihre Freizeitaktivitäten aufgegeben hat, um ihrem verstummten Mann Gesellschaft zu leisten. Oder den Mann, der seit Jahren seiner Frau, die aufgrund einer Angststörung alleine das Haus nicht mehr verlässt, alle Wege abnimmt und sie zu jedem Arztbesuch begleitet.

In meiner Arbeit mit Angehörigen ist es mir wichtig, ein Verständnis dafür zu schaffen, dass die aktuelle Verantwortung nicht weiter reichen kann als der Einfluss, den man auf die erkrankte Person oder die Krankheit hat. Der Fokus auf die Fragen „Worauf haben Sie Einfluss? Was genau bewirkt Ihre Unterstützung?" hilft dabei, verantwortungsvolle Entscheidungen zu treffen. Dabei soll keineswegs für eine übertriebene, egoistische Abgrenzung argumentiert werden. Viele Beziehungen, vor allem die zu den eigenen Kindern, teilweise auch die zu den leiblichen Eltern oder dem Vater, der Mutter der eigenen Kinder, sind nicht „kündbar". Es gibt für alle Zeit eine Verbundenheit, eine Art von Zuständigkeit. Nichtsdestotrotz gibt es auch Raum für Entscheidungen, es gibt Ansprüche, die man berechtigt von sich weisen kann, Wünsche und Erwartungen, die man mit gutem Grund nicht erfüllt. Zur radikalen Selbstaufopferung ist niemand verpflichtet.

Beratung durch Angehörigeneinrichtungen, Selbsthilfegruppen von Angehörigen und Psychotherapie kann bei wichtigen Entscheidungen unterstützen und dazu beitragen, den Betroffenen zu helfen ohne dabei die Verantwortung für das eigene Leben zu vergessen. Informieren Sie sich über Unterstützungsangebote beim Bundesverband für Angehörige psychisch erkrankter Menschen e.V. in Deutschland, bei der HPE (Hilfe für Angehörige psychisch Erkrankter) in Österreich sowie beim Dachverband der Vereinigungen von Angehörigen psychisch Kranker in der Schweiz. Erfahrene Berater:innen, teilweise selbst Angehörige psychisch Kranker, helfen Ihnen dabei, Ihre Gefühle zu sortieren, Ihre Einflussmöglichkeiten richtig einzuschätzen und überzogene Kontrollerwartungen abzulegen ohne dabei die Hoffnung auf eine positive Entwicklung zu verlieren.

**Die Kosten der Selbstaufopferung**
Wenn Angehörige auf alles verzichten, was ihnen Freude macht, um an der Seite des Kranken auszuharren, hat das oft einen hohen Preis. Durch den Verzicht auf Aktivitäten, die Freude machen, verarmt das eigene Leben und man wird zwangsläufig unzufrieden. Man sollte sich durch die Krankheit des Partners, der Partnerin, eines Kindes oder eines Elternteils nicht „in Geiselhaft" nehmen lassen. Wer auf zu viel verzichtet, wer zu viel opfert, wird früher oder später vorwurfsvoll. Auch für den Betroffenen kann sich Aufopferung als Danaergeschenk, als Unheil bringende Gabe, erweisen. Denn auch wenn er oder sie den Beistand, die Anwesenheit und Verfügbarkeit der Bezugsperson genießt und als unterstützend erlebt, vielleicht sogar nachdrücklich einfordert, bedeutet es doch andererseits „Schuldigkeit". Je länger Angehörige Verzicht leisten, desto tiefer stehen die Betroffenen in ihrer Schuld, was zu einer zusätzlichen Belastung führen kann. Das Gefühl, allen zur Last zu fallen, ist noch schlimmer als die Überzeugung, nichts bieten zu können.

Häufig geht es hier gar nicht um die Entscheidung Trennung oder Zusammenbleiben, sondern darum, sich von den krankheitsbezogenen Bedürfnissen des Betroffenen nicht vollständig vereinnahmen zu lassen. Was macht der Ehemann, wenn seine Frau aufgrund ihrer Panikstörung nicht alleine zu Hause sein kann? Soll er auf jedes Abendprogramm mit Freunden und Kollegen verzichten? Was macht die Ehefrau, wenn ihr Mann wegen einer Depression jedes Freizeitprogramm ablehnt – verharrt sie an seiner Seite und verzichtet auf Wanderungen, Grillfeste und Theaterbesuche?

Aus meiner Erfahrung sind solche Verzicht sleistungen nur in der Akutphase einer Erkrankung sinnvoll. Beim ersten Auftreten einer Panikstörung, in der akuten depressiven Episode wird man vor allem Rücksicht nehmen und helfen. Es gilt, da zu sein, zu beruhigen und Mut zu machen. Häufig müssen die Betroffenen auch dabei unterstützt werden, die richtige Behandlung zu finden, und zwar nicht, weil sie diese grundsätzlich ablehnen, sondern weil Ängstlichkeit, Hoffnungslosigkeit und Ratlosigkeit sie daran hindern, die Initiative zu ergreifen. Auch Menschen, die mühelos dazu in der Lage sind, bei Zahnschmerzen zum Zahnarzt und bei Atembeschwerden zur Lungenfachärztin zu gehen, reagieren auf die Symptome einer psychischen Störung nicht verlässlich mit einem adäquaten Hilfesuchverhalten. Den Betroffenen dabei zu helfen, eine erste passende Anlaufstelle zu finden, sie oder ihn evtl. auch dorthin zu begleiten, ist daher nicht übergriffig sondern eine sinnvolle Unterstützungsleistung. Gerade in der Anfangsphase einer psychiatrischen Behandlung können Angehörige oft wichtige Informationen zur Verfügung stellen, wie im Kap. 3 bereits ausgeführt wurde. Vor allem aber können sie Veränderungsmotivation, Hoffnung und Initiative anbieten, wenn die psychische Störung diese bei den Betroffenen lähmt. In weiterer Folge, wenn eine Behandlung etabliert ist, aber auch wenn sie abgelehnt wird, geht es zunehmend darum, auch wieder auf die eigene Lebensqualität zu achten. Viele psychische Störungen sind mit sozialem Rückzug und reduzierter Aktivität verbunden. Es ist in der Regel nicht sinnvoll, dass Angehörige sich langfristig auf diesen eingeschränkten Aktionsradius reduzieren lassen und zwar nicht nur, weil diese langdauernden Opfer die Beziehung belasten sondern weil sie evtl. auch den Krankheitsverlauf negativ beeinflussen.

Menschen tendieren sehr häufig dazu, die einfachsten und bequemsten Lösungen zu bevorzugen. Das gilt auch für Menschen mit psychischen Störungen. Sich gegen die depressive Symptomatik, gegen die Angst oder gegen den Zwang zur Wehr zu setzten, trotz Antriebsstörung oder Angstgefühlen das Haus zu verlassen und am sozialen Leben teilzunehmen, erfordert eine große Anstrengung. Es ist wie das Aufbautraining nach einer verletzungsbedingten Ruhigstellung. Wenn von den Betroffenen alle Anforderungen ferngehalten werden, wenn sie von den Angehörigen zu Hause versorgt und unterhalten werden, kann das die Bereitschaft reduzieren, diesen Aufwand auf sich zu nehmen.

Die Aufgabe von Angehörigen ist daher, in der Akutphase der Erkrankung zu trösten, zu beruhigen, zur Seite zu stehen und bei der Inanspruchnahme einer angemessenen Behandlung zu unterstützen, bei längerdauernden Beeinträchtigungen aber nicht allzu viele Beschränkungen in Kauf zu nehmen und die Verantwortung für die eigene Lebensqualität nicht zu übersehen.

**Das Ertragen von Hilflosigkeit**
Wenn die Behandlung nicht zum gewünschten Erfolg führt, vor allem aber wenn die Behandlung verweigert wird, erleben sich Angehörige oft hilflos. Dieser Zustand ist umso schwerer auszuhalten, je sicherer man erwarten könnte, dass eine angemessene Behandlung wirkungsvoll wäre. Hier befinden sich die Angehörigen grundsätzlich in der gleichen Position wie die Behandelnden, deren Behandlungsangebot zurückgewiesen wird. Es ist auch für die zuständigen psychiatrischen Abteilungen höchst unangenehm, immer wieder dieselben tobenden Maniker oder fremdgefährlichen Psychotiker aufzunehmen und akut gegen deren Willen behandeln zu müssen, weil diese nicht bereit sind, die Medikation fortzuführen, die sie stabilisieren würde. Aber zweifelsohne ist die Belastung für Angehörige noch ungleich größer.

Andererseits ist das Ertragen von Hilflosigkeit kein Spezifikum unbehandelter psychischer Störungen. Wenn Jugendliche mit Drogen und Alkohol experimentieren, wenn sie die Schule abbrechen, wenn eine Tochter sich in den falschen Mann verliebt und daher ihre Karriere aufgibt, oder der eigene Mann wegen einer Affäre mit einer Jüngeren die Familie verlässt – immer wieder gilt es Belastungen auszuhalten, die man sich nicht ausgesucht hat und für die man nicht verantwortlich ist. Hilflosigkeit entsteht, wenn man das Gefühl hat, nur aushalten zu müssen und auf die unerwünschten Entwicklungen keinen Einfluss zu haben. Das Anerkennen der Hilflosigkeit kann aber auch den Beginn einer neuen Freiheit beinhalten: Wenn ich einsehe, dass ich keinen Einfluss auf den weiteren Verlauf habe, dass meine Bemühungen beim anderen nicht den gewünschten Erfolg zeigen, dass ich möglicherweise sogar Abwehr und Beharren hervorrufe, kann auch Verantwortung abgegeben werden. Auch hier gilt: Die Verantwortung kann nicht weiter reichen als der Einfluss.

## 17.4 Selbstfürsorge

Gerade Angehörigen, die sehr viel Verantwortung übernehmen, muss immer wieder geraten werden: „Schauen Sie auf sich". Das heißt keinesfalls immer Trennung oder Beziehungsabbruch sondern gilt sogar besonders dann, wenn die Beziehung trotz der Einschränkungen, die mit der psychischen Störung des oder der Angehörigen verbunden sind, aufrechterhalten wird. Wenn Angehörige in so einer Situation Rat suchen, frage ich immer: „Was tut Ihnen gut? In welchen Situationen erleben Sie sich am ehesten zufrieden, kraftvoll, zuversichtlich?" Für den einen ist es das Fitnesstraining, für die andere ein Malkurs, für den einen der wöchentliche Männerabend mit Freunden, für die andere Chorsingen, ein Schaumbad oder eine Yoga-Stunde. Der eine braucht sportliche Aktivität oder soziale Events, die andere Momente der Ruhe oder der kreativen Tätigkeit. Es mag trivial klingen, aber vielen Menschen geht zwischen all den Anforderungen von Beruf, Haushalt und Familie die Aufmerksamkeit für das eigene Wohlbefinden verloren. Sie werden erst durch Krankheiten darauf aufmerksam, dass sie die Balance verloren haben. Vielleicht ist das ja auch Ihrem Angehörigen passiert, bevor er seine Angststörung oder seine Depression entwickelt hat. Vielleicht passiert das jetzt gerade Ihnen, weil Sie zu viel Verantwortung für andere übernehmen, zu viel opfern und dabei ihre eigenen Bedürfnisse aus den Augen verlieren. Versuchen Sie, sich selbst einmal das zu raten, was Sie einer guten Freundin in Ihrer Situation raten würden. Wenn es Ihnen nicht gelingt, diesen Rat anzunehmen und umzusetzen, vor allem aber, wenn Sie das Gefühl haben, dass Ihnen das nicht zusteht, sollten Sie Hilfe in Anspruch nehmen. Dieses Buch sollte dazu dienen, nützliche Informationen über psychische Störungen und einen konstruktiven Umgang damit zur Verfügung zu stellen, es kann aber keine individuelle Beratung oder Therapie ersetzen.

Im gesamten deutschen Sprachraum gibt es ein dichtes Netz von Angehörigenberatungsstellen und psychotherapeutischen Versorgungsangeboten. Sie haben aber wahrscheinlich auch Freunde und Freundinnen, bzw. andere Familienangehörige, die Sie ins Vertrauen ziehen können. Es gibt keinen Grund, Ihre Belastung durch die psychische Störung eines Angehörigen zu verschweigen – es ist nichts, wofür Sie sich schämen müssen. Sprechen Sie darüber, holen Sie sich Rat und Unterstützung, wenn Sie sich ratlos fühlen. Oft sind hier wenige Gespräche schon sehr entlastend und ermöglichen einen konstruktiveren Umgang mit den Schwierigkeiten, die sich auch auf die Betroffenen positiv auswirken.

## 17.5 Aushalten oder verändern?

Ein Menschenleben kann nicht frei von Belastungen sein. Manche Belastungen wie Krankheiten und Verluste müssen ausgehalten werden. Bei anderen Belastungen kann versucht werden, die Situation zu verändern. Die wichtigste Frage in diesem Zusammenhang lautet: „Worauf haben Sie Einfluss?" Das Einzige, worauf man immer Einfluss hat, ist die eigene Einstellung, der Umgang mit einer Situation. In belastenden Lebenssituationen, die als nicht veränderbar erlebt werden, frage ich die Betroffenen daher: „Wie müssten Sie mit dieser belastenden und unbefriedigenden Situation umgehen, dass Sie mit sich zufrieden sein können, dass Sie am Ende des Tages sagen: Ich hab mir diese Situation zwar nicht ausgesucht, ich finde es entsetzlich schwer, mich damit abzufinden, aber ich habe mir nichts vorzuwerfen, ich mache es gut – ich verhalte mich verantwortungsvoll, achte aber auch auf mich, sorge dafür, dass die Situation erträglich bleibt und dass ich sie unbeschadet überstehe."

In unserer modernen Wohlstandsgesellschaft mit dem allgegenwärtigen Anspruch auf Selbstverwirklichung und den verbreiteten Glücksverheißungen sind Menschen immer schlechter darauf vorbereitet, Schicksalsschläge selbstwertschonend zu verarbeiten. Wenn jeder „seines Glückes Schmied" ist, muss Unglück als persönliches Scheitern betrachtet werden, als Hinweis darauf, dass man etwas falsch gemacht, dass man versagt hat. Wie bei vielen Schicksalsschlägen hängt auch die Bewältigung einer psychischen Störung im nahen Umfeld davon ab, ob man zu einer angemessenen Einschätzung kommt, was auszuhalten und was zu verändern ist. Eine wichtige Voraussetzung dafür ist eine adäquate Einschätzung psychischer Störungen, ihrer Entstehungsbedingungen und ihrer Prognose. Ich hoffe, dass ich mit diesem Buch einen Beitrag dazu leisten und Angehörige dabei unterstützen kann, statt hilfloser Ratlosigkeit, ungebremster Selbstaufopferung oder verzweifelten Kontrollversuchen einen konstruktiven Umgang mit den Anforderungen, Zumutungen und Restriktionen zu finden, die mit psychischen Störungen einhergehen.

> **Zusammenfassung**
> - Während in der Akutphase einer psychischen Störung die Angehörigen viel Unterstützung leisten müssen, sollte bei längerfristigen Beeinträchtigungen der Betreuungsaufwand kritisch überdacht werden.
> - Angehörige aufgrund ihrer psychischen Störung zu unterstützen sollte nicht zur Selbstaufopferung führen.
> - Wenn die angemessene Selbstfürsorge schwerfällt oder der konstruktive Umgang mit der psychischen Störung durch Angst, Schuldgefühle oder Ärger behindert wird, sollte Rat und Unterstützung bei Freunden oder in spezialisierten Beratungsstellen gesucht oder Psychotherapie in Anspruch genommen werden.

# Stichwortverzeichnis

**A**

Abhängigkeitspotential 49, 110
administrative Daten 7
Ätiologie 9
Agoraphobie 109
akustische Halluzinationen 64
akute Belastungsreaktion 142
Angehörigengespräche 13, 53, 57
Angstbewältigung 114
Anorexie 130
Anpassungsstörung 80, 86, 143, 151
Antidepressiva 8, 46, 47, 89
    duale Antidepressiva 48
Antipsychotika 50, 69
Außenanamnese 13

**B**

Bahnung 32
Benzodiazepine 48, 110
Beziehungsideen 7, 64
Binge-eating-Störung 131
biologische Psychiatrie 68
Biomarker 4
bipolare Störung 95
    Bipolar-II Störung 96

Blutspiegelmessung 53
Body-Mass-Index 134
Borderline-Störung 153
Bulimie 131
Burnout 82

**C**

Case-management 70
COVID 19 8

**D**

Depotmedikation 70
depressive Störungen 84
    endogene Depression 86
    neurotische Depression 86
    postpartale Depression 85
    saisonale Depression 85
    Suizidgefahr bei depressiven
        Störungen 85
Dialektisch-behaviorale Therapie 158
Dissoziation 145
dissoziative Zustände 154
Dopamin 46, 68
Dopamin-Antagonisten 50

Drehtürpsychiatrie 59
drogeninduzierte psychotische
 Störung 67
DSM 9
Dysthymie 79, 85

E
Elektrokonvulsionstherapie 90
EMDR 150
epidemiologische Studien 7
Epigenetik 34
Essstörungen 129

F
False-memory-Syndrom 156
Familienanamnese 5
Filterstörung 68
Flashback 145
Fluoxetin 47
formale Denkstörung 64

G
Generalisierte Angststörung 109
Geschlechts-Inkongruenz 11
gesellschaftliche Dimension psychischer
 Störungen 6

I
ICD-10 9
Informed Consent 69, 178

K
Klassifikation psychischer Störungen 8
 diagnostisches
 Klassifikationssystem 11

L
Lithium 97

M
Manie 96
manisch-depressive Erkrankung 95
Maßregel- bzw.
 Maßnahmenvollzug 179
Medikalisierung 6
Medikamentenabhängigkeit 47
„mehrdimensionales
 Störungsverständnis" 10
Mentalisierungsbasierte Therapie 158
Mikrobiom 31
Minus-Symptomatik 64
Mood Stabilizer 50

N
neuronale Plastizität 32
Neurotransmitter 30, 46
Noradrenalin 46, 48, 86, 87
Notfallplan 101

O
Orthorexie 131

P
Panikstörung 109
Pathogenese 9
Pathophysiologie 9
Persönlichkeitsstörung 154
Phasenprophylaxe 97
Phobie 109
Plus-Symptomatik 64
postpsychotische Depression 66
Posttraumatische Belastungsstörung 142
Prämenstruelles Syndrom 85
Prodromalphase 65
produktive Symptomatik 64
psychopathologischer Status 5
Psychopharmakologische
 Behandlung 45
 - in der Schwangerschaft 51

Psychose 63, 64
Psychotherapie 54
    allgemeine Wirkfaktoren 56
    Wirksamkeit von Psychotherapie 55

**R**

Recovery 71
Residualzustand 66
Resilienz 40

**S**

Schematherapie 158
Schizophrenie 63
Schulangst 116
Selbst- oder Fremdgefährdung 59, 73
Selbstverletzungen 154
    Selbstverletzungen im Jugendalter 159
Selbstwirksamkeitserwartungen 35
selektive Serotonin-Wiederaufnahmehemmer 47, 111, 122, 150, 159
Serotonin 47, 86, 87
    Serotoninmangel 87
Shared decision-making 52, 178
Sozialphobie 109
Sozialpsychiatrie 69
stationäre Behandlung 58
Suizidalität 166
    chronische Suizidalität 171
    Suizidrisiko 85
    Suizidversuche von Kindern und Jugendlichen 168
Synapsen 30

**T**

Toleranzentwicklung 47, 49
Tranquilizer 48
Traumafolgestörungen 141
Traumakonfrontation 150
traumatische Erinnerung 145
Traumatisierung 36, 144, 148
    Traumatisierung bei Borderline-Störung 156
Trialog 70
Trigger 145

**U**

Übertragungsfokussierte Psychotherapie 158

**V**

Vermeidungsverhalten 112, 114
vorübergehende akute psychotische Störung 65
Vulnerabilitäts-Stress-Modell 38, 40, 68

**W**

Wahngedanken 64
watchful waiting 73, 136, 148

**Z**

zirkuläre Zusammenhänge 39
Z-Substanzen 49
Zwangsstörung 119
    Zwangsgedanken 120
    Zwangshandlungen 120

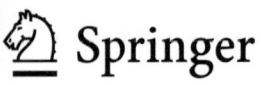

# Jenseits der Masken

**Oliver Florig**

Ideen und Übungen für ein authentisches und selbstbestimmtes Leben

RATGEBER

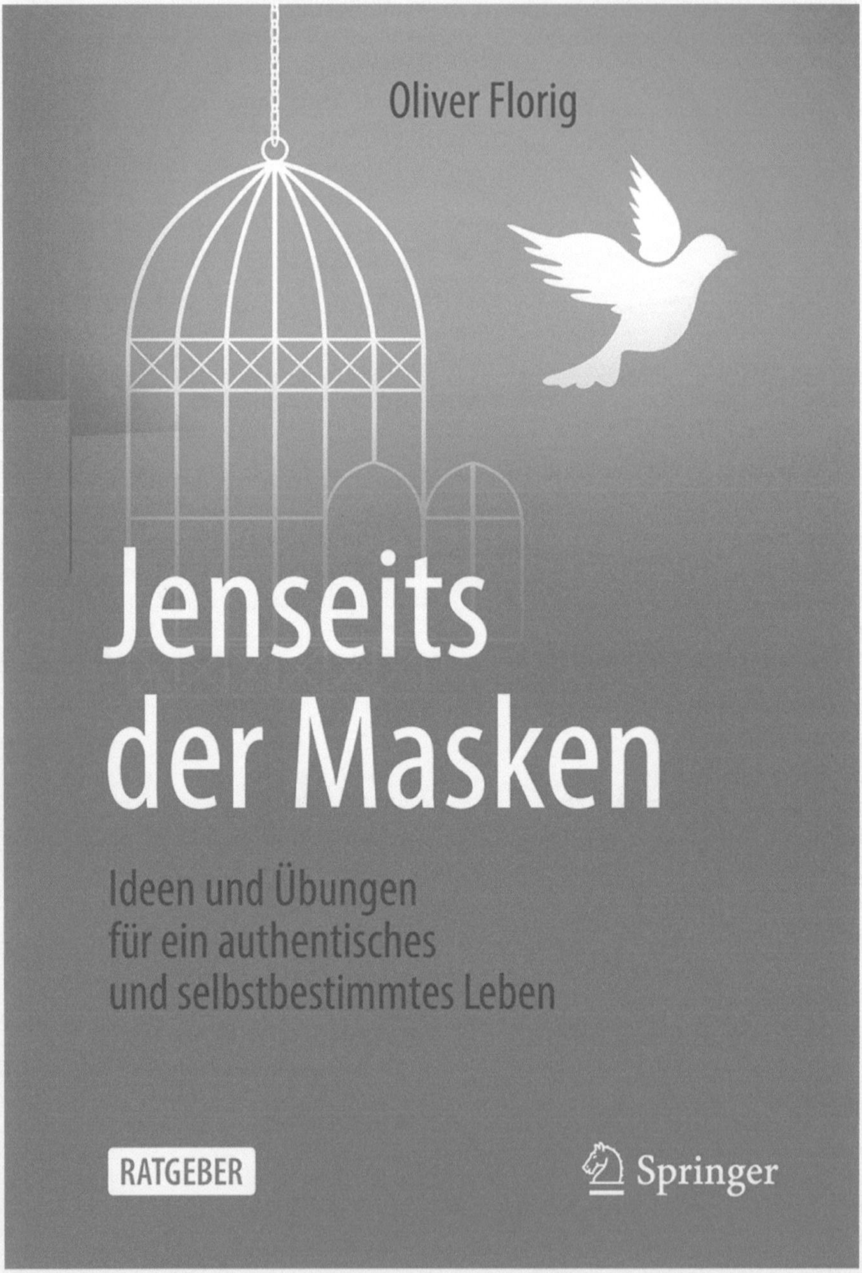

**Jetzt im Springer-Shop bestellen:**
springer.com/978-3-662-61306-1

MIX
Papier aus verantwortungsvollen Quellen
Paper from responsible sources
FSC® C105338

If you have any concerns about our products,
you can contact us on
**ProductSafety@springernature.com**

In case Publisher is established outside the EU,
the EU authorized representative is:
**Springer Nature Customer Service Center GmbH
Europaplatz 3, 69115 Heidelberg, Germany**

Printed by Libri Plureos GmbH
in Hamburg, Germany